U0165979

产科重症治疗学(第一卷)

Principles of Critical Care in Obstetrics（Volume Ⅰ）

原著主编:(印)阿佩思·甘地　那仁达·马宏达　雅迪普·马宏达

尼地·古朴塔　尼哈利卡·马宏达·宝拉

主　　译:朱建华　阮列敏

副 主 译:丁慧青　叶继辉　王娟娟

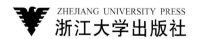
ZHEJIANG UNIVERSITY PRESS
浙江大学出版社

图书在版编目（CIP）数据

产科重症治疗学. 第一卷 / （印）阿佩思·甘地等主
编；朱建华，阮列敏主译. — 杭州：浙江大学出版社，
2018.3
 书名原文：Principles of Critical Care in
Obstetrics（Volume Ⅰ）
 ISBN 978-7-308-17995-9

 Ⅰ.①产⋯ Ⅱ.①阿⋯ ②朱⋯ ③阮⋯ Ⅲ.①产科病
－险症－诊疗 Ⅳ.①R714.059.7
 中国版本图书馆CIP数据核字（2018）第031208号

浙江省版权局著作权合同登记图字：11-2018-272号
 Translation from the English language edition: Principles of Critical Care
in Obstetrics（Volume Ⅰ）edited by Alpesh Gandhi, Narendra Malhotra, Jaideep
Malhotra, Nidhi Gupta and Neharika Malhotra Bora. Copyright ©Springer India
2016. This Springer imprint is published by Springer Nature. The registered
company is Springer（India）Private Ltd. All rights Reserved.

产科重症治疗学（第一卷）
Principles of Critical Care in Obstetrics（Volume Ⅰ）
原著主编：（印）阿佩思·甘地　　那仁达·马宏达　　雅迪普·马宏达
　　　　　　　尼地·古朴塔　　尼哈利卡·马宏达·宝拉
主　　译：朱建华　　阮列敏
副 主 译：丁慧青　　叶继辉　　王娟娟

策划编辑　张　鸽
责任编辑　张　鸽
责任校对　季　峥
封面设计　黄晓意
出版发行　浙江大学出版社
　　　　　（杭州市天目山路148号　邮政编码310007）
　　　　　（网址：http://www.zjupress.com）
排　　版　杭州兴邦电子印务有限公司
印　　刷　浙江印刷集团有限公司
开　　本　787mm×1092mm　1/16
印　　张　27
字　　数　513千
版 印 次　2018年3月第1版　2018年3月第1次印刷
书　　号　ISBN 978-7-308-17995-9
定　　价　298.00元

《产科重症治疗学(第一卷)》
译委会

主　译　朱建华　阮列敏

副主译　丁慧青　叶继辉　王娟娟

译　者　(按姓氏笔画排序)

丁慧青　王　磊　王志宇　王郁丹　王娟娟

孔　红　叶继辉　乐健伟　朱永定　朱建华

阮列敏　孙　敏　李　洁　李丹辉　杨玉敏

吴相伟　应央央　张　洁　张连筱　陈　红

陈国栋　范　震　赵媛媛　施瑜波　姚锋祥

徐志勇　徐玲燕　董进中　缪　频　樊　恒

秘　书　姚锋祥　孙　敏

译者前言

近年来,随着二孩政策的实施,妊娠妇女年龄的增长,危重孕产妇的发生率和死亡率呈明显上升趋势。危重孕产妇的疾病谱也出现了显著的变化,由过去的以产后大出血、重度子痫前期、羊水栓塞等产科原因为主,逐渐转变为产科原因与非产科原因并重,甚至非产科原因(如妊娠合并心脏病、重症胰腺炎、肺部与泌尿系统等部位感染、自身免疫性疾病、妊娠期肺栓塞、妊娠期糖尿病酮症酸中毒、甲亢危象、弥散性血管内凝血、妊娠期脑静脉血栓形成、急性肝肾功能障碍等)逐渐成为主要病因。而妊娠合并非产科疾病导致的危重状态往往病情更复杂、治疗难度也更大、死亡风险上升。我们在历年参加的孕产妇死亡病例评审中发现,80%以上的病例通过规范的孕期保健及相应救治水平的提高是可以避免或创造条件可以避免的。

危重孕产妇入住 ICU 监护治疗被认为是"生命挽救程序"。但目前国际上对于何时转入 ICU 监护治疗并没有明确的定义。同时由于学科的发展,专业细分化,导致产科医生对危重孕产妇的诊治能力不足,难以做到早期鉴别,错失最佳转入 ICU 的救治时机;而 ICU 医生对危重孕产妇特殊的病理生理改变理解不够深入,从而使危重孕产妇得不到合理有效的治疗。

随着我国二孩政策的实施,生育高峰的出现,必将给临床医生对危重孕产妇的救治带来极大的挑战。

宁波市第一医院(浙江大学宁波医院)为宁波市危重孕产妇救治中心,在多年大量的临床实践中体会到,迫切需要一部专门针对危重孕产妇救治的可供 ICU 医生和产科医生共同参考的书籍。

本书由印度著名危重孕产妇专家、印度实用产科委员会主席 Alpesh Gandhi 教授和美国生殖医学学会会员、印度大学超声医学 Narendra Malhotra

教授等共同编写，是一部具有很高参考价值的专业著作。该书描述的有关危重孕产妇的疾病谱与目前我国现状较为相似，且内容叙述全面，救治理念前沿，特别有助于强化ICU医生的产科治疗观点和产科医生的ICU救治理念，最终让孕产妇获益。

限于译者的水平，缺陷与不足在所难免，不妥之处敬请读者指正。

2018年1月

目　录

第三部分

第四部分

第五部分

第一部分

第一章　产科危重症的流行病学

一、引　言

产科危重症可导致严重的不良预后。由于产科危重症的诊断标准不明确,所以难以对其进行精确的估量和研究。正如 Harmer 所述,产科危重症的死亡病例数仅是发病人数的冰山一角,而发病具体人数则难以估计[1]。对于病情发展到何种程度可划为产科危重症,目前尚无明确定义。对于疑似、进展中或已发生各个器官功能障碍的孕产妇,需考虑产科危重症的诊断,因其最终可能导致孕产妇患病时间延长,乃至死亡。孕产妇病情变化较为迅速,因此在危重症孕产妇的诊断上应具有一定的灵活性。

大多数危重症孕产妇需入住重症监护病房(ICU)。这些孕产妇被描述为"濒临死亡"的病例。孕产妇经常有许多需要特殊医疗监护的情况发生,但实际上很少会发展为危重症。大多数伴随并发症的孕产妇具有相对平稳的妊娠期和良好的妊娠结局。然而,此类病例亦皆有发展至重症、伤残乃至死亡的可能性。

若要准确地对任何特殊疾病或状况进行流行病学评估,需具备两个重要的先决条件。一是对疾病有准确的定义,同时必须具有相关可检测的项目。二是相关数据需具有系统的收集方法,并可对相关风险因素和结果进行评估。

以往对孕产妇危重症的监管主要聚焦于孕产妇死亡率的指标,以甄别可能导致孕产妇死亡的疾病和状态。孕产妇死亡率的数据采集在很多地方已建立完善,但尚缺乏单独追踪和监测未发生死亡的危重症孕产妇的专门体系。对住院孕产妇临床情况的收集可能提供相关的信息。

二、入住ICU的概率和孕产妇死亡率

对孕产妇是否有必要入住ICU的评估,可能是产科危重症管理的最好方法之一。遗憾的是,目前尚无基于全民的孕产妇入住ICU的详细信息的数据库,以便于深入地研究孕产妇危重症。

孕产妇入住ICU的概率为 100/10 万～900/10 万[2-4]。危重症孕产妇死亡率为 12%～20%。而发展中国家和发达国家有显著的差异(印度为 440/万次分娩,美国为 12/10 万次分娩)[5]。

Ananth 和 Smulian[6]对 1990—2006 年 33 个研究进行分析,发现总体产科孕产妇入住 ICU 的概率为 0.07%～0.89%。

据研究,入住ICU的危重症孕产妇死亡率约为8.4%,波动范围在0~33%。这些研究大多来源于发达国家。而在欠发达国家,危重症孕产妇死亡率更高。Munnur等[5]研究发现,印度孟买King Edward纪念医院入住ICU的孕产妇的死亡率高达25%。在印度,导致不良结果的因素包括:产前检查缺乏,就诊延迟,就诊时病情严重及产科的技术落后;同时,保健服务机构水平和社会习俗导致产前检查率低下;另外,缺乏积极的产科处理也是导致不良结果的因素。Panchal等[7]对1023名入住ICU的孕产妇进行回顾性研究,发现ICU入住风险与年龄、种族、医院类型、胎次、患者来源皆相关。

三、入住ICU治疗的产科疾病

Munnur等[5]提供了关于入住ICU主要指征的大量且详细的数据(见表1.1和表1.2)。毫无疑问,高血压疾病和产科出血的比例最高,占50%以上。其余主要是各种原因导致的器官功能障碍,其中以心肺疾病和感染性并发症最为常见。综上可知,产科和内科的并发症是导致患者入住ICU的主要原因。

表1.1 需要入住ICU的内科疾病[5]

内科疾病	King Edward纪念医院 (n=745)	Ben Taub医院 (n=174)	内科疾病	King Edward纪念医院 (n=745)	Ben Taub医院 (n=174)
社区获得性肺炎	23(3.1%)	5(2.9%)	急腹症	6(0.8%)	10(5.7%)
尿路感染	2(0.3%)	18(10.3%)	中枢神经系统感染	6(0.8%)	0
疟疾	75(10.0%)	0	病毒性肝炎	47(6.2%)	0
血液病	12(1.6%)	1(0.6%)	菌血症	13(1.7%)	8(4.6%)
先天性心脏病	2(0.3%)	2(1.2%)	自杀未遂(中毒、药品过量)	13(1.7%)	1(0.6%)
风湿性心脏病	16(2.1%)	2(1.2%)	输血反应	2(0.3%)	1(0.6%)
吸入性肺炎	23(3.1%)	6(3.5%)	入住ICU前心搏骤停	21(2.8%)	1(0.6%)
糖尿病	16(2.1%)	4(2.3%)	内分泌疾病	8(1.1%)	1(0.6%)
慢性肾功能不全	4(0.5%)	1(0.6%)	动脉疾病	1(0.1%)	1(0.6%)
创伤	0	1(0.6%)	颅内出血	9(1.2%)	1(0.6%)
药物滥用	0	5(2.9%)	脑静脉血栓形成	26(3.5%)	0
风湿免疫性疾病	2(0.3%)	2(1.2%)	破伤风	2(0.3%)	0
过敏反应	0	2(1.2%)	伤寒	1(0.1%)	0
哮喘	1(0.1%)	5(2.9%)	钩端螺旋体病	2(0.3%)	0
DVT/肺栓塞	5(0.7%)	2(1.2%)	脑梗死	2(0.3%)	0
恶性肿瘤	1(0.1%)	6(3.5%)			

表1.2 需要入住ICU的产科疾病[5]

疾 病	KingEdward纪念医院（$n=745$）	Ben Taub医院（$n=174$）	疾 病	KingEdward纪念医院（$n=745$）	Ben Taub医院（$n=174$）
子痫前期/子痫	343(45.5%)	74(42.5%)	产前出血	27(3.6%)	4(2.3%)
产后出血	115(15.3%)	32(18.4%)	绒毛膜羊膜炎	7(0.9%)	22(12.6%)
胎死宫内	94(12.5%)	8(4.6%)	流产	18(2.4%)	6(3.5%)
流产后/产褥期感染	49(6.5%)	26(14.9%)	胎盘黏连	8(1.1%)	9(5.2%)
HELLP综合征	42(5.6%)	31(17.8%)	围生期心肌病	4(0.5%)	10(5.8%)
胎盘早剥	43(5.7%)	15(8.6%)	子宫破裂	6(0.8%)	3(1.7%)
妊娠期急性脂肪肝	33(4.4%)	3(1.7%)	羊水栓塞	4(0.5%)	1(0.5%)

四、入住ICU的孕产妇发生死亡的原因

Ananth等[8]依据26个研究所提供的数据，分析了入住ICU的孕产妇发生死亡的主要病因分布(见表1.3)。

在138例死亡的孕产妇病例中，57%以上的病例与高血压并发症、肺部疾病和心脏病相关；其余病例与出血性并发症、中枢神经系统出血、恶性肿瘤和感染相关。重要的是，尽管明确了孕产妇死亡的主要病因，但几乎所有的病因均与多器官功能障碍(MODS)相关，这再次说明了危重症孕产妇病情的复杂性。

Munnur等[5]对印度孟买King Edward纪念医院1992—2001年的928名产科危重症孕产妇进行了回顾性分析，同时与美国休斯敦医院相近人数的孕产妇进行比较，发现印度危重症孕产妇的平均年龄为(25.4±4.6)岁，其中仅有26%的孕产妇接受了产前检查(至少产检2次)，显著低于美国86%的产前检查率；印度仅有60%孕产妇在发病24h内入住医院，而在美国有90%；印度患者住院第1天平均APACHE Ⅱ评分为16，而在美国为10。在印度，这些孕产妇最常见的临床表现为精神状况改变(50%)、出血(40%)、癫痫(30%)、发热(27%)、呼吸困难(23%)和黄疸(21%)；而在美国，最常见的临床表现为发热(55%)、出血(53%)和呼吸困难(44%)。

表1.3 入住ICU的产科患者发生死亡的主要原因[8]

病 因	数 目	百分比	病 因	数 目	百分比
高血压疾病			脑动静脉血管畸形		
高血压危象合并肾衰竭	36	26.1%	脑干出血		
HELLP综合征			颅内出血		
子痫			感染	11	8.0%
其他高血压			脓毒症		
肺部疾病	27	19.6%	结核性脑膜炎		
肺炎			恶性肿瘤	8	5.8%
羊水栓塞			血液系统疾病	2	1.5%
急性呼吸窘迫综合征			血栓性血小板减少性紫癜		
肺栓塞			胃肠道疾病	1	0.7%
心脏病	16	11.6%	妊娠期急性脂肪肝		
艾森曼格综合征			中毒/药物过量	2	1.5%
心肌梗死			麻醉并发症	1	0.7%
心律失常性心肌病			创伤	1	0.7%
未明确			未明确	9	6.5%
出血	14	10.1%	合计	138	100%
中枢神经系统出血	10	7.2%			

在这两家医院的ICU中,因产科原因收住ICU的危重症孕产妇占比均为70%。其中,子痫前期和子痫(45%)、产后出血(15%)、胎盘早剥(6%)、急性脂肪肝(4%)和产前出血(4%)在印度和美国的发生率是相似的。因内科疾病入住ICU的危重症孕产妇仅占30%。

在上述研究报告中,印度危重症孕产妇发生功能障碍的器官和系统主要有:神经系统(63%),血液(58%),肾脏(50%),呼吸(46%),心血管(38%)和肝脏(36%);弥散性血管内凝血(DIC)孕产妇在所有危重症孕产妇中占23%。MODS评分最大值为5[3-7]。在印度所研究的危重症孕产妇中,引起中枢神经系统功能障碍主要的原因是子痫、脑型疟疾、中枢系统感染、肝昏迷和大脑静脉血栓形成;引起肾功能不全的重要原因是子痫前期、DIC、产后出血、失血性休克、重型疟疾、钩端螺旋体病和妊娠期急性脂肪肝;引起血液系统功能障碍的主要原因是细菌性脓毒症和DIC;引起呼吸功能障碍的主要原因是社区获得性肺炎、急性哮喘及腹部感染引起的急性呼吸窘迫综合征(ARDS);引起心血管功能障碍的主要原因是产科休克、风湿性心脏病;引起肝功能障碍的主要原因为病毒性肝炎,而美国危重症孕产妇肝功能障碍则主要由HELLP综合征引起。

总之,理解产科危重症的本质是一个重要且发展的过程。然而,我们目前所能利用的工具和数据库仍然需要改进[9]。随着对孕产妇危重症的逐渐深入理解,我们有希望获得更敏锐的洞察力,进而当疾病发生时,能引导我们改进对这些疾病的预防策略,并采取更好的治疗方法。这些数据有利于提高我们计划和分配资源的能力,为复杂和危重症孕产妇提供充分的治疗。对危重症孕产妇的处理需要多学科的协作。同时,参考流行病学数据也能为我们提供良好的指导。

参考文献

[1] Harmer M. Maternal mortality－is it still relevant? Anaesthesia, 1997, 52: 99-100.

[2] Baskett TF, Sternadel J. Maternal intensive care and near-miss mortality in obstetrics. Br J Obstet Gynaecol, 1998, 105: 981-984.

[3] Kilpatrick SJ, Matthay MA. Obstetric patients requiring critical care. A five-year review. Chest, 1992, 101: 1407-1412.

[4] Naylor DF, Olson MM. Critical care obstetrics and gynecology. Crit Care Clin, 2003, 19: 127-149.

[5] Munnur U, Karnad DR, Bandi VDP, et al. Critically ill obstetric patients in an American and an Indian public hospital: comparison of case-mix, organ dysfunction, intensive care requirements, and outcomes. Intensive Care Med, 2005, 31: 1087-1094.

[6] Ananth CV, Smulian JC. Epidemiology of critical illness in pregnancy. In: Belfort M, Saade G, Foley M, et al., editors. Critical Care Obstetrics. 5th ed. Boston: Blackwell Publishing Ltd, 2010: 1-10.

[7] Panchal S, Arria AM, Harris AP. Intensive care utilization during hospital admission for delivery. Anesthesiology, 2000, 92: 1537-1544.

[8] Ananth CV. Epidemiology of critical illnesses and outcomes in pregnancy. In: Belfort MA, Dildy GA, Saade GR, et al., editors. Critical Care Obstetrics. 4th ed. Boston: Blackwell Publishing Ltd, 2004: 11.

[9] Soubra HS, Guntupalli KK. Critical illness in pregnancy: an overview. Crit Care Med, 2005, 33(10 Suppl): S248-S255.

第二章　妊娠期生理

一、引　言

妊娠是女性的一种特殊状态。在妊娠期,母体内几乎所有的系统都会发生改变以维持宫内妊娠。其主要生理变化包括血液、心血管、呼吸、泌尿、消化、骨骼肌肉等系统的变化,其中大多数改变是在受孕后不久就开始并持续到妊娠晚期的。这会引起孕产妇各种实验室检查结果的变化,但机体通常是可以代偿适应的[1]。然而,在贫血、凝血功能障碍、妊娠期出血、子痫前期或由交通事故引起的创伤等情况下,机体难以代偿。在这些时候,实验室检测结果可能与普通妊娠期间所检测到的值相差更远。因此,在照顾孕产妇及其胎儿时,医护人员必须了解妊娠期发生的正常生理变化。利用各种实验室检测和诊断工具,医护人员可以评估这些变化的大小并识别异常变化。他们必须意识到正常和异常的实验室检查结果的意义,以便能够为孕产妇制订更好的临床管理方案。但是,几乎没有实验室能够为临床医师提供妊娠期的实验室检查正常值参考范围。本章主要讨论妊娠期生理变化和实验室检查结果变化。

二、妊娠期生理变化

(一) 血液系统变化

在妊娠期,孕产妇血容量增加,包括血浆容量、红细胞和白细胞数量的增加[2],血浆容量增加40%～50%,而红细胞数量仅上升15%～20%,这会导致妊娠期生理性贫血(正常血红蛋白浓度:12g/dL;血细胞比容:35%)[3]。由于这种显著的血液稀释,所以血液黏度可降低约20%。但血浆容量增加的确切机制仍未明确。肾素-血管紧张素-醛固酮系统、心房钠尿肽、雌激素和孕激素等可能参与该生理过程。当前比较公认的假设有两种:①初始血管舒张引起的血管未充盈状态,可刺激激素(如肾素、血管紧张素和醛固酮)的释放。②在过度充盈状态下,早期血液循环中的钠潴留增加(由于盐皮质激素的增加),导致血容量的增加。

在妊娠期间,凝血因子Ⅰ、Ⅱ、Ⅷ、Ⅸ、Ⅹ、Ⅻ的水平和纤维蛋白原水平也升高。目前多数研究报告证实,随着孕周的增加,血小板计数呈下降趋势,并具有统计学意义[4]。最近的研究观察到,随着孕周的增加,血小板生成素是增加的,这种现象也证实了我们的这一发现[4]。在此期间,全身纤维蛋白溶解也可能略有增加。

白细胞(WBC)计数,特别是中性粒细胞计数,在妊娠期间也会自然增加。在分娩时,即使没有感染的情况下,白细胞计数也可能出现增加的现象。在非妊娠女性中,正常的白细胞计数在(5～10)×10³/mL(即每毫升血液中5000～10000个细胞)。但是对于妊娠女性,这些正常值在妊娠晚期可以达到(6～16)×10³/mL,并且在分娩时或产后早期可以达到(20～30)×10³/mL(见表2.1)。因此,在评估感染时,需要寻找其他临床指标,例如体温升高、菌尿、尿液中存在WBC、子宫压痛和胎儿心动过速等,并记录[5,6]。

表2.1 正常血液检查参考值

指 标	非妊娠状态	妊娠状态
血红蛋白(HGB)	12～16g/dL	11.5～15g/dL
血细胞比容(HCT)	36%～48%	32%～36.5%
红细胞(RBC)	(4～5.3)×10⁶/mL	(2.81～4.49)×10⁶/mL
白细胞(WBC)	(4～10.6)×10³/mL	(6～20)×10³/mL

在评估是否发生贫血时,需考虑以下实验室检查。如果发生缺铁性贫血,则可以出现以下结果[1]:①出现小细胞低色素红细胞(比正常红细胞小、淡);②血清铁蛋白水平<11ng/mL(mg/L);③转铁蛋白饱和度<16%;④血清铁水平<30μg/dL;⑤平均红细胞血红蛋白浓度(MCHC)<30g/dL;⑥铁结合力增加(铁结合力>400μg/dL)。

妊娠期,机体通常被认为处于高凝状态,意味着大多数孕产妇比未孕情况更容易发生凝血,并且易发生深静脉血栓或其他血栓相关并发症。在妊娠期间,由于正常生理发生了变化,所以凝血级联反应中的某些凝血因子增加(见表2.2和表2.3)。在妊娠期,血小板水平通常是不变的,罕见血小板增多现象。血小板正常水平应为14万～30万/mL。

表2.2 凝血因子的正常水平

凝血因子	非妊娠状态	妊娠状态
凝血因子Ⅴ	50%～147%	增加
蛋白S	54%～160%	30%～70%
抗凝血酶	80%～130%	应保持稳定(减少表示血栓形成的风险增加)

表2.3 DIC的指标

凝血因子	正常值	DIC
纤维蛋白原(凝血因子Ⅰ)	170～470mg/dL	↓
血小板	15万～40万/mL	↓
纤维蛋白降解产物	<10μg/mL	↑
D-二聚体	0～0.5μg/mL	↑

增加的血容量有以下重要功能：①满足子宫增大，及胎儿、胎盘的血供需要；②扩充不断增加的静脉储血库；③使孕产妇分娩时能更好地耐受失血；④随着妊娠的进展，在一定程度上缓解了高凝状态。产后血容量恢复至正常状态，大约需要6周时间。

（二）心血管系统变化

心排血量增加是妊娠期最重要的变化之一（见图2.1）。在妊娠期间，心排血量增加30%～40%，并且心排血量在妊娠30周左右达到最大。最初，心率增加滞后于心排血量的增加；然后在妊娠28～32周时，心率增加10～15次/min。心排血量的增加最初主要取决于

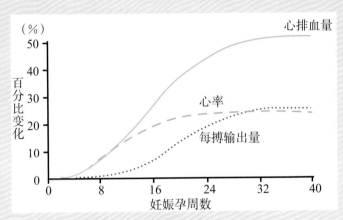

图2.1　妊娠期间的血流动力学参数

每搏输出量的增加；随后，心率的增加也成为一个重要因素。近年来，随着超声和M型超声心动图技术的普及，观察到舒张末期心室腔大小和左心室壁总厚度也有增加。心排血量可因子宫大小以及测量时孕产妇的体位而产生变化。当孕产妇处于仰卧位时，扩大的妊娠子宫压迫主动脉和腔静脉，导致静脉回流减少，最终造成孕产妇低血压。这种效应在羊水增多或多胎妊娠的分娩过程中表现得更加明显。

在分娩时，心排血量会进一步增加，并且显示比分娩前升高近50%。在分娩后的最初时刻，心排血量增加到最大，可以比临产前提高近80%，并且100%高于非妊娠期女性。循环血量增加、心率加快可以保证心排血量的增加[7]。

具有瓣膜性心脏病（如主动脉瓣或二尖瓣狭窄）或冠状动脉疾病的孕产妇可能难以耐受心排血量的增加。

（三）呼吸系统变化

呼吸系统的参数变化（见图2.2）最早出现在妊娠第4周。每分通气量比非妊娠期增加约50%。每分通气量的增加主要是由潮气量的增加（40%）以及在较小程度上呼吸频率的增加（15%）所引起的[8]。随着潮气量的增加，肺泡通气也大大增加，而解剖无效腔却没有任何变化，PCO_2值明显降低

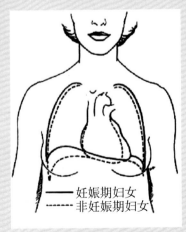

图2.2　妊娠期妇女呼吸系统变化

（32～35mmHg）。妊娠期间，孕激素浓度的增加会降低延髓呼吸中枢对二氧化碳的感知阈值[9,10]。

功能残气量降低、氧消耗增加可导致孕产妇低氧血症快速进展。

（四）泌尿系统变化

在妊娠期间，由于肾血流量增加，导致肾小球滤过率增加[11]。肾小球滤过率的升高使血浆尿素氮（BUN）和肌酐浓度降低40%～50%。肾小管钠重吸收增加。葡萄糖和氨基酸可能难以有效吸收。因此，糖尿和氨基酸尿也可能出现在正常妊娠中[12,13]。肾盂和输尿管扩张，同时蠕动减少。

在正常分娩时，妊娠期妇女BUN（8～9mg/dL）和肌酐（0.4mg/dL）值比非妊娠期妇女低40%。因此，普通女性的正常值对于孕产妇来说，可能提示肾功能异常（见表2.4）。产后的生理利尿一般发生在产后第2～5天。肾小球滤过率和BUN浓度在产后第6周会缓慢恢复到非妊娠状态[13]。

表2.4　肾功能的正常参考值

肾功能指标	非妊娠状态	妊娠状态
血肌酐	0.6～1.4mg/dL	0.53～0.9mg/dL
血尿素氮	7～31mg/dL	8～10mg/dL
血尿酸	2.4～8.2mg/dL	2～5.8mg/dL
尿肌酐清除率	90～130mL/min	150～200mL/min
尿酸	150～990mg/24h	增加
尿糖	60～115mg/dL	增加

（五）消化系统变化

在妊娠期间，胃肠动力、食物吸收和食管下端括约肌压力均降低，这可能是由于血浆孕激素水平升高所致的[14]。妊娠期间，一方面，食管下端括约肌压力降低；另一方面，妊娠晚期胃内压力增加。妊娠期间的胃烧灼感是屏障压力降低的结果[15]。在妊娠期间，固体和液体的胃排空时间不变。妊娠期间，由于血浆胃泌素浓度降低，所以胃酸含量降低。在分娩时，胃排空显著较慢，导致胃容积增加。

除脂类物质和某些凝血因子的增加外，还发现肝脏内一些酶的增加，但这属于正常现象。重要的是，要区分这些病理改变中，哪些属于正常水平范围内的升高（见表2.5），例如子痫前期或肝炎引起的器官损伤或破坏所引起的病理变化。在子痫前期，肝脏的微小血栓和肿胀是危险的征兆，如果凝血因子同时受影响，则患者会处于DIC的高风险中，但是此诊断不能基于单个异常值[16]。

表2.5 正常肝功能参考值

肝 酶	非妊娠状态	妊娠状态
丙氨酸转氨酶(ALT)	14～67U/L	不变
天冬氨酸转氨酶(AST)	6～58U/L	不变
碱性磷酸酶(ALP)	38～150U/mL	＞2～4倍正常值
乳酸脱氢酶(LDH)	117～224U/L	正常上限至700U/L

(六) 肌肉骨骼系统变化

激素松弛素的作用是使全身韧带松弛和胶原组织软化。脊柱韧带的松弛和胶原组织的软化是妊娠期间脊柱前凸的主要原因。

(七) 视觉系统变化

在妊娠期间,孕产妇眼内压会明显降低,这主要是由于孕激素水平增加、松弛素产生、人绒毛膜促性腺激素分泌增加,从而导致房水产生减少[18]。在分娩过程中,眼内压的变化可能致使孕产妇产生视觉障碍,以及不易耐受佩戴隐形眼镜。

(八) 皮肤变化

妊娠期间,还可以观察到许多皮肤变化。在乳晕、会阴皮肤、肛门区域、大腿内侧和腹中线上出现过度色素沉着,并且过度色素沉着也会出现在腹壁上。这种变化主要是由促黑素细胞刺激激素引起的。在深色毛发和深色皮肤的孕产妇面部发生的斑点是黑色素沉着或黄褐斑,通常边缘明显的色素沉着集中分布在面部。到妊娠晚期,雌激素引起的血管"蜘蛛痣"会出现在约67%的白种人孕产妇和11%的黑种人孕产妇中。且这些变化常出现在孕产妇的颈部、喉咙、面部和手臂上。

在妊娠晚期的孕产妇中,妊娠纹也很常见,且可能存在家族遗传性倾向。在妊娠的第6个月和第7个月时,妊娠纹首先出现在腹部皮肤上,然后遍及乳房、上臂、下背部、臀部和大腿。这些部位的变化通常与皮肤伸展和妊娠期间皮质类固醇和雌激素水平升高有关。

(九) 营养代谢变化

一般情况下,孕产妇日常需要的热量超过未孕女性的日常需求量。对此,不同国家的推荐各不相同,有些建议添加蛋白质、铁和其他矿物质、维生素补充剂,为整个妊娠期间的胎儿和母体提供必要的营养物质。适当的营养对胎儿的健康是非常重要的。但是也有学者指出[12-14]:不能仅仅将营养作为判断胎儿是否正常生长发育的唯一因素。因为在妊娠期间,能够接受适当营养的孕产妇通常经济基础较好,受过良好教育,并且更容易得到与改善妊娠结局的相关的产前护理。产前营养是一个令人感兴趣的领域,因为孕产妇食物摄入平衡是一种简单的干预措施,可能对妊娠结局会产生重大影响。美国国家科学基金会食品营养委员会建议的膳食摄入量见表2.6。

表2.6 美国国家科学基金会食品营养委员会推荐膳食摄入量(2005年修订)

营 养	非妊娠期妇女	妊娠期妇女
蛋白	45g/d	＋30g/d
热量	2100cal	＋300cal
钙	1000mg/d	＋1000mg/d
铁	18mg/d	＋9mg/d
叶酸	400μg/d	＋200μg/d
抗坏血酸	75mg/d	＋10mg/d

三、总 结

在妊娠期间,孕产妇会发生很多生理变化,医护人员必须很好地理解并分析。对产生具体变化的相关主要机制的理解,有助于分析在正常妊娠过程中出现的症状和异常。当发现孕产妇存在相关疾病时,对这些变化的理解就变得更加重要了,因为医护人员必须区分疾病过程所造成的病理生理变化。疾病和妊娠生理之间的相互作用可能使得对孕产妇的诊断和管理更加困难。当孕产妇需要内科或外科治疗时,向接受过妊娠期生理变化培训的产科医师或临床医师进行咨询,这对临床问题的正确处置是非常关键的。

参考文献

[1] Cunnigham FG. Normal reference ranges for laboratory values in pregnancy. Mc-Graw-Hill Publishing Co./Elsevier Publishing Co, 2015. http://www.uptodate.com/contents/normal-reference-ranges-for-laboratory-values-in-pregnancy.

[2] Lund CJ, Donovan JC. Blood volume during pregnancy. Am J Obstet Gynecol, 1967, 98: 393.

[3] Ueland K. Maternal cardiovascular hemodynamics. Ⅶ Intrapartum blood volume changes. Am J Obstet Gynecol, 1976, 126: 671.

[4] Fay RA, Hughes AO, Farron NT, et al. Platelets in pregnancy: hyperdestruction in pregnancy. Obstet Gynecol, 1983, 61: 238.

[5] Mashini IS, Albazzaz SJ, Fadel HE, et al. Serial noninvasive evaluation of cardiovascular hemodynamics during pregnancy. Am J Obstet Gynecol, 1987, 156: 1208.

[6] Ueland K, Hansen JM. Maternal cardiovascular dynamics. Ⅲ Labor and delivery un-

der local and caudal analgesia. Am J Obstet Gynecol, 1969, 103: 8.

[7] Rosenfeld CR, Morriss FH, Battaglia F, et al. Effect of estradiol-17b on blood flow to reproductive and nonreproductive tissues in pregnant ewes. Am J Obstet Gynecol, 1976, 124(6): 618-629.

[8] Prowse CM, Gaenster EA. Respiratory and acid-base changes during pregnancy. Anesthesiology, 1965, 26: 381.

[9] Tyler JM. The effects of progesterone on the respiration of patients with emphysema and hypercapnea. J Clin Invest, 1960, 39: 34.

[10] Reid DHS. Respiratory changes in labour. Lancet, 1966, 1: 784.

[11] Christensen PJ, Date JW, Schonheyder F, et al. Amino acids in blood plasma and urine during pregnancy. Scand J Clin Lab Invest, 1957, 9: 54.

[12] Welsh GW, Sims EAH. The mechanism of renal glycosourea in pregnancy. Diabetes, 1960, 9: 363.

[13] Lind LJ, et al. Lower esophageal sphincter pressures in pregnancy. Can Med Assoc J, 1968, 98: 571.

[14] Cohen SE. Why is the pregnant patient different? Semin Anesth, 1982, 1: 73.

[15] Palahniuk RJ, Shnider SM, Nd EE. Pregnancy decreases the requirement for inhaled anesthetic agent. Anesthesiology, 1974, 41: 82.

[16] Steinbrook RA, Carr DB, Datta S, et al. Dissociation of plasma and cerebrospinal fluid beta-endorphin-like immunoactivity levels during pregnancy and parturition. Anesth Analg, 1982, 61: 893.

[17] Bader AM, Datta S , Moller RA, et al. Acute effect of progesterone on conduction blockade in the isolated rabbit nerve. Anesth Analg, 1990, 71: 545.

[18] Butterworth JF, Walker FO , Lysak SZ, et al. Pregnancy increases median nerve susceptibility to lidocaine. Anesthesiology, 1990, 72: 962.

[19] Weinreb RN, Lu A, Key T. Maternal ocular adaptations during pregnancy. Obstet Gynecol Surv, 1987, 42: 471.

第三章　产科 HDU 和 ICU 建立准则

一、引言

妊娠分娩是孕产妇及其家庭的一件大事。然而,小部分孕产妇在妊娠期可能发生严重的乃至危及生命的并发症。无论是在产科还是在综合重症监护病房,医院应根据这些危重症孕产妇的妊娠相关疾病及危重症的需求,提供标准的监护治疗,并由具备相应资质的专业人员负责接生[1]。

相较于其他产科护理来说,产科重症监护甚少被人们讨论,但是对产科重症监护领域的需求日益受到关注,这一部分知识需要进一步去整理分析、制定标准并分享学习。各个国家对孕产妇危重症的发病率和死亡率的分析方法不同,但可以明确的是,有相当一部分孕产妇的致病和死亡与未得到最佳治疗相关[2]。

产科重症监护对临床医师提出了重大的挑战,不仅需要掌握妊娠相关生理学变化,而且要确保胎儿安全。为了维护妇女的生命权利,保障她们的健康,并尽可能降低可预防的孕产妇危重症的发病率和死亡率,做好产科高依赖病房(HDU)和 ICU 的规划是非常重要的[3]。

二、监护级别标准系统

医护人员需理解为危重症孕产妇专门建立的 HDU 和 ICU 在提供监护治疗方面的区别。产科重症监护、高依赖病房、高危产妇监护三个专有名词之间不应互相混淆,重症监护应该有更清晰的定义。

对孕产妇所需要的监护级别的识别非常重要。监护级别的区分主要依据需要功能支持的脏器数目和支持手段。公认的监护级别识别系统能够更好地为孕产妇提供相应的治疗平台。根据识别系统来决定患者是否具有优先权,这对于医患间合理沟通和患者及时收住入院至关重要。通常对于这些医疗设施是高需求的,满足那些确实需要监护的患者才是合理的[4]。

只有将 HDU 和 ICU 的医疗服务提供给病情确定需要的孕产妇,才是合乎伦理的[5]。

全球被采纳的监护级别分级定义有好几个。英国重症医学会把重症监护患者分成四级,具体如下[6]。

0 级:患者符合普通病房收入标准。

1级:患者有病情恶化的风险,需要更高级别的病情观察,或近期由高一级监护级别转入。

2级:患者需要有创监测/干预,可包括对某衰竭器官的支持治疗(排除高级呼吸支持)。

3级:患者仅需要高级呼吸支持(机械通气)或基本呼吸支持,伴有至少一个需要支持治疗的器官。

因此,由于胎儿部分被排除了,这就使得常规的产妇监护有别于高风险产科,而对产妇危险因素或产科并发症则需要密切观察和干预,如无须进行器官功能支持治疗,则不属于2级和3级重症监护患者。

三、对产科重症监护床位需求的预测

通过HDU和ICU提供重症监护,可以满足一个国家或地区妇女在围生期的需求。出生率在不同的国家有不同的计算方法,通过计算出生率、孕产妇的发病率和死亡率,健康机构可以科学地估算出产科重症监护床位的需求数[7]。另外一个估算方法是,根据过去几年中孕产妇数量和入住成人综合监护病房的情况来预测所需的床位数目。

很大一部分需要重症监护的孕产妇可以入住HDU进行治疗,而不需要入住ICU。因此,为了规划病房的合理使用,区分患者所需的监护级别是至关重要的。

四、人才发展和专业能力

产科负责人需确保医务人员具有早期识别、初步处理急性疾病和突发情况的能力。这可以通过定期开展急性疾病处理能力的培训和认证来实现。

无论实施哪种培训模式,能力评估都是至关重要的。已经证实,基于病例情景的多学科协同培训的形式是很有价值的,特别是在培训抢救急危重症患者的能力方面。

此外,参与医院急危重症患者救治的人员,必须具备能在一系列应急反应链中实施安全、有效救治所必需的知识、技能和责任心。图3.1和表3.1显示各反应链中安全有效的治疗和监护的具体意义[8]。

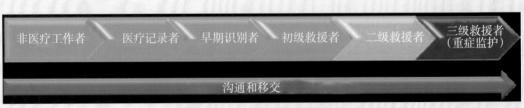

图3.1　安全有效的医疗反应链

表 3.1　安全有效的医疗反应链

人　员	作　用
非医疗工作者	非医务工作者发挥"预警"作用,可以包括女性或其他来访人员
医疗记录者	进行指定医疗检查并记录结果;在产科,由护理人员、助理医师或助产士完成
早期识别者	监测患者的病情,解读指定检查的结果,观察情况,调整观察病情的频率、监护级别;在产科,可由助产士、康复人员、病房护士或住院医师完成
初级救援者	启动临床治疗计划,如开始氧疗、使用气道辅助用物、静脉使用药物;由具备适当能力的初级医师、专科培训人员或住院医师完成
二级救援者	早期干预失败后需再次评估临床治疗效果、拟定诊断、提炼治疗计划,启动二级反应,判断何时需转重症监护治疗;由产科或麻醉科专家完成
三级救援者	具备急救能力,如高级气道管理、复苏、对危重症孕产妇能进行临床评估和分析。在产科病房中,常规由经产科麻醉认证培训的麻醉顾问医师完成。急救能力是指能够运用关键的临床技术,有效救治危重症孕产妇的能力。急救的每个级别记录的相关资料与人员所具备的能力具有互为补充的作用,例如记录保存、团队合作、个人技能和临床决策。在这方面,特别值得注意的是,能够快速访问医院信息系统和检索患者信息(如血液检验结果和 X 线检查资料)的能力

五、产科普通病房危重症孕产妇的监护

在决定转入 HDU 或 ICU 监护之前,孕产妇需在监护设备不足的普通病房中进行治疗。因此,产科普通病房也应具备相应的设施和能力以及时应对复杂的产科危重症,包括具备对危重症患者的转运能力。

在设计产科和重症监护病房时,应根据当地医院条件建立相关机制,保证危重症患者在分娩时也能得到应有的监护和治疗。同时,应该提供母婴共室的设施,除非临床原因不允许母婴共处。病房的布置需细化到,当临床需要时,可保证重症、助产、产科三方面的力量能参与到重症监护病房和产科的救治工作中。这些要考虑当地医院产科和重症监护病房的布局、规模和复杂性。

六、从产科普通病房转运到重症监护区域

孕产妇在产前/产后可能需转运至重症监护区域作进一步监护治疗(2、3 级监护),这样的转运要满足英国重症医学会成人重症患者转运指南标准,同时需制订产妇、胎儿、新生儿的附加计划[9]。根据产前或产后患者的不同需求,分别制订相应的转运计划。

产科普通病房必须具备相应的人员和设施,以满足复苏、稳定、转运危重症患者的需要[10]。转运患者应由经过相应培训的医师陪同,通常是麻醉科医师,也可以是经培训后的转运医师和重症医师。在转运过程中,应注意孕产妇的体位,避免主动脉、

腔静脉压迫的风险。

七、从重症监护区域转运至产科病房))

在决定将患者从重症监护区域转移到产科病房后,应该尽早在白天转移,尽可能避免在22:00－7:00这个时间段转运[9]。重症监护医师和接收患者的产科病房医师共同担负起患者转运安全责任,确保以下几点[11]。

- 重症监护医师向产科病房医师进行正式有序的移交,维持治疗的连续性。
- 应该具备向产科医护人员介绍诊治情况的书面资料。
- 接收人员在重症监护医师的支持下(如需要)制定一个被认可的诊疗计划。
- 正式有序的移交内容应包括:

    i. 重症医学科小结,包括诊断、治疗、重要的检查。

    ii. 监测计划,细化到观察频率。

    iii. 治疗计划,包括药物治疗、营养、感染情况及治疗的局限性。

    iv. 身体和康复的需要。

    v. 心理和情感的需要。

    vi. 具体的沟通或语言需求。

八、孕产妇和监护病房的交互))

孕产妇无论在HDU还是在ICU接受监护治疗,一个基本原则是对孕产妇的治疗必须是连续的,贯穿于整体治疗计划中的,且一直持续到产后。多学科监护团队在满足孕产妇重症监护需求的同时,不能忽视孕产妇及其家人在助产和产科护理方面的需求。

在重症监护室,对孕产妇每天的治疗应该由多学科团队进行。团队组成包括产科医师和高年资的助产士。个体化的患者管理计划应包括产前、产中和产后各期的护理,同时需助产士全程参与。

产科团队的作用包括与重症医学团队讨论可能出现的任何特定的产科情况,例如子痫前期,其可能被当时存在的医疗紧急情况所掩盖。如果有早产的可能,那么可能需要新生儿科医师就早产儿的管理提供建议。

由于这些孕产妇是危重症患者,考虑到产科护理的复杂性,助产士、产科医师和新生儿科医师应该定期沟通,以便了解患者情况。

虽然重症监护人员在与家属沟通病情方面更有经验,但是必须理解家属需要从助产士那里获得不同需求和信息的行为,包括情感和社会支持、胎儿可能早产的准备、对婴儿的特殊护理等。

　　重症监护可能在身体、情感、精神和经济上对孕产妇及其家庭带来很大的负担。这部分孕产妇更易因精神因素而导致不良预后的发生，因此应警惕和关注精神健康。由于这部分孕产妇恢复期较长，所以承担医疗工作的医疗团队应该接受良好的教育，为孕产妇及其家人提供所需的支持。

九、总　结

　　尊重基本人权是道德的要求，如维护每个人的生命和健康权，提供有尊严、重视患者自尊和保护隐私的关怀。同样重要的是，患者及其亲属获得所有信息并参与决策，为孕产妇提供最好的监护。在重症监护室，这些基本伦理原则可以得到极致的体现。年轻的孕产妇正处于生命的黄金阶段，而她们的健康和生命却由于产科疾病或之前存在的疾病而受到伤害。如果通过重症监护治疗能战胜妊娠阶段的严重疾病，那么这些孕产妇将能继续作为家庭和社会的核心承担相应的责任。因此，医疗卫生界应努力建立重症医疗设施，为孕产妇提供重症医疗服务。

参考文献

［1］ Association OA: providing equity of critical and maternity care for the critically ill pregnant or recently pregnant woman－July 2011.

［2］ Special issue: saving mothers' lives: reviewing maternal deaths to make motherhood safer: 2006 － 2008. The eighth report of the confidential enquiries into maternal deaths in the United Kingdom. BJOG, 2011, 118（Suppl 1）: 1-203.

［3］ Sultan P, Arulkumaran N, Rhodes A. Provision of critical care services for the obstetric population. Best Pract Res Clin Obstet Gynaecol, 2013, 27（6）: 803-809.

［4］ Comprehensive critical care-a review of adult critical care services. London: DH, 2000. www.dh.gov.uk/en/Publicationsandstatistics/Publications/PublicationsPolicyAndGuidance/DH_4006585.

［5］ Wheatly S. Maternal critical care: what's in a name? J Obstet Anesth, 2010, 19: 353-355.

［6］ Levels of critical care for adult patients. Standards and guidelines. London: ICS, 2009. www.ics.ac.uk/intensive_care_professional/standards_and_guidelines/levels_of_critical_care_for_adult_patients.

［7］ Lyons RA, Wareham K, Hutchings HA, et al. Population requirement for adult criticalcare beds: a prospective quantitative and qualitative study. Lancet, 2000, 355 (9204): 595-598.

[8] Competencies for recognising and responding to acutely ill patients in hospital. London: DH, 2008. www.dh.gov.uk/en/Publicationsandstatistics/Publications/PublicationsPolicyAndGuidance/DH_096989.

[9] Guidelines for the transport of the critically ill adult. London: ICS, 2002. www.ics.ac.uk/intensive_care_professional/standards_and_guidelines/transport_of_the_critically_ill_2002.

[10] Safer childbirth: minimum standard for the organization and delivery of care in labour. https://www.rcm.org.uk/sites/default/filesWPRSaferChildbirthReport2007.

[11] Improving patient handover (Good Practice No.12). London: RCOG, 2010. www.rcog.org.uk/womens-health/clinical-guidance/improving-patient-handover-good-practice-no-12.

第四章　产科 HDU 与 ICU 的组织架构和作用

一、引言

在 1997 年哥本哈根世界大会上，国际妇产科联合会主席 Muhammad Fathullah 宣称："妇女通常不是因疾病的不可治而死亡的，而是因为社会没有高度重视她们的生命权利。"

在发达国家，孕产妇死亡率（MMR）＜30/10 万，而在印度是 178/10 万（2010－2012 年，GOI），其中在有些州［如阿萨姆邦（印度东北部）］甚至达到 300/10 万以上。印度孕产妇 MMR 甚至比相邻的国家（如斯里兰卡、孟加拉）还要高。全球每年约有 50 万名孕产妇死亡。如果能及时提供优质的产科健康护理，我们可以挽救全球近 80% 的病例，约 40 万名孕产妇。

孕产妇 MMR 仅仅是冰山一角，而冰山下面的巨大基座，即危重症孕产妇（濒临死亡）的发病率仍难以统计。尽管印度的医疗机构没有公布官方的相关数据，但未公开的数据显示，在不同州的医院里，孕产妇 MMR 波动范围在 60/10 万～90/10 万，接近于发达国家的 3 倍。由此可见，发展中国家和发达国家 MMR 存在很大的差距。

2013 年 5 月，在《柳叶刀》杂志上发表了一篇关于基本产科保健服务执行情况和结果的文献。研究表明，不管是在医疗资源匮乏的国家还是在医疗资源充足的国家，其教学性医疗机构中预防性使用宫缩剂和催产素治疗的程度相同，硫酸镁的使用也一样。然而，产科 MMR 在那些本身就存在高死亡率的国家中没有得到改善。对于这种情况有多种解释，包括干预延迟等，但最合理的解释是缺乏适当级别的监护和团队合作，当孕产妇出现危及生命的情况时，不能得到及时的重症监护。

产科濒临死亡的情况是指孕产妇在妊娠、分娩、产褥期时，发生任何可能威胁生命的并发症，但经救治后幸存。每个死亡的孕产妇在妊娠期间都会经历"濒临死亡"事件。世界卫生组织最近的系统综述表明，全球 SAMM（定义为严重危及生命的产科并发症，需要紧急医疗干预，以防止可能发生的死亡）的流行情况为 0.01%～8.23%，病死率为 0.02%～37.00%。

大多数孕产妇在她们的妊娠、分娩和产后期间所需要的医疗保健，可以通过常规产科护理来满足；也有的患者因妊娠自身、原有疾病恶化、分娩并发症等而需要重症监护治疗，虽然这只占人群的一小部分，但必须引起重视。任何孕产妇都可能出现危及生命的并发症，且很少有甚至没有预警症状。这些并发症可能给她们造成生理、社会、经济和心理上的不良结果。所有这些孕产妇都需要获得优质的孕产妇保健服务,这样可以早期发现和治疗可能危及生命的并发症。在欧洲国家和美国,0.1%~0.9%的孕产妇在怀孕或分娩时需要重症监护;而在印度,相关数据无法获取。在印度,高危妊娠的发病率为8%~16%。

优质的孕产妇保健需要配备有创监测、技术熟练的医疗服务、经验丰富的医护人员和24小时监护。所有这些均可在ICU中,由专家、经培训合格的医护和技术人员来完成。他们使用最先进的复杂设备,掌握重症监测和挽救生命的器官支持技术等。

发达国家已经达成共识——产科患者需要重症监护设施。由于缺乏高质量的医疗设施投入,发展中国家的孕产妇可能无法获得这种水平的监护。在较小的医院或小城镇医院中,为产科设立单独的ICU还是不可行的。这就是HDU概念的起源。在发达国家,近30%的大型医疗机构配有产科HDU设施;而在一些像印度这样的发展中国家,这仍然是一个梦想。

1. 什么是ICU?

ICU是医疗保健机构中的特殊部门,用以提供重症监护治疗。ICU是一个高度特别和复杂的医院区域,致力于危重症、严重创伤或并发症的治疗;是一个具有特别的设计、人员配备、坐落位置和装备的专门的医疗、护理与多学科合作的部门(印度ICU规划和设计指南,2010,指南委员会,ISCCM)。

2. 什么是产科ICU?

产科ICU致力于治疗孕产妇中所发生的严重产科、内科或外科并发症,主要由产科生理和病理方向的医务人员对孕产妇进行管理。

3. 什么是HDU?

在医院中,HDU通常位于ICU附近的区域,HDU患者可以得到比普通病房强度更大的监护治疗,但不能达到ICU的监护水平。因此,它被称为中级监护单位。患者被收住HDU,是因为他们处于可能需要重症监护的风险中(升阶梯);或者是ICU患者病情改善之后、在转入普通病房前,需要停留在HDU(降阶梯)。HDU类似于ICU。入住HDU患者的病情稍轻于ICU患者。它被称为降阶梯后的升阶梯监护单位。HDU通常不会接收多器官功能衰竭或者需要机械通气的患者,但可以管理那些无须器官功能支持而又需要密切监测的患者。HDU的监护强度弱于ICU,但高于普通病房。护士与患者的比例为2:1,略低于ICU,但高于普通病房。因此,它有一些自己特有的优势:它可以在大多数产科病房中建立,能有效满足三级保健中心的需求,既能降低对ICU的需求,又能给予连续性监测;与ICU相比,在HDU中获得医院感染的风险相对较低,费用也要低些;患者在心理上也会更舒适,因为家属可以探视,并且在许多情况下可以母婴共室；亦允许同一个团队在同一地点提供连续性的产前、产时和产后监护。专门的产科 HDU 拥有熟悉专业知识的产科医师和专家团队，是不需要入住 ICU 的危重症患者监护和治疗的最佳选择。

二、为什么需要建立专门的产科 ICU/HDU？

在像印度这样的发展中国家，高危妊娠的发生率为 7%～15%。对危重症患者的监护是产科的一个独特挑战。孕产妇在发生病情恶化时，病情可以急转而下。每个孕产妇都可能在任何时候发生危及生命的并发症，在此之前可能有甚至没有任何警示。

医疗措施可能对妊娠造成风险，妊娠可能改变疾病状态，药物治疗可能受已改变的药代动力学的影响，也可能对胎儿造成影响。所有这些高风险妊娠都可以通过优质的孕产妇保健服务、24 小时密切监测、及时的干预措施和器官支持技术来挽救生命。这在配有先进设备和专业技术的重症监护病房可以实现。孕产妇一般是年轻、健康的，可以迅速康复。然而，潜在的灾难性并发症也确实是存在的。

（一）危重症患者在产科 HDU/ICU 比在 ICU 的安全性更高

通常，产科 HDU/ICU 是产科的一部分，靠近产房（LR）和手术室，因此在必要时，患者可以迅速、便捷地转到 LR 或手术室。这对于 MICU 不是常规的操作，患者的转运是非常困难的，特别当患者是产妇时。在 MICU 中，ICU 病床没有转换为分娩床的功能。通常，新生儿 ICU（NICU）也更靠近产科，新生儿可以容易且迅速地得到照顾，NICU 一般不与 MICU 在一起。产科 HDU 和 ICU 在产科中相邻，治疗中可以方便地"降阶梯"与"升阶梯"，MICU 则不容易做到这一点。

在产科 HDU/ICU 中，负责该单元的医师是训练有素或经验丰富的全职产科医师，而在 MICU 则可能是普通医师、麻醉医师或重症医学专家。在 MICU，98% 的患者存在内科或外科问题，因此医务人员可能不熟悉产科并发症或者产科紧急情况；而在产科 HDU/ICU，医务人员专门接受应对产科并发症/产科紧急情况的培训。

产科有母亲和胎儿。胎儿监护只能在产科 HDU/ICU 中进行，而不可能在 MICU 中进行。我们有内科 ICU 收住内科患者，NICU 收住新生儿，很多医院也有 SICU 收住外科患者。那么，为什么不能有专门产科的 HDU/ICU 来挽救高风险或危重症孕产妇呢？

印度 Santokba Durlabhji 纪念医院对产科重症监护中 HDU 的作用进行了研究。研究调查了 3 年（2009—2012 年）内入住 HDU/ICU 的孕产妇。

HDU 收治的孕产妇包括高危妊娠（产前出血、产后出血、妊娠高血压综合征），脓毒症,妊娠期急性脂肪肝,肺血栓栓塞和深静脉血栓,合并疾病的并发症,围生期心肌病,剖宫产并发症,麻醉并发症,子宫破裂和其他生殖道损伤者。需要呼吸支持或升压药维持治疗的孕产妇被转移到ICU。该研究的观察结果包括孕产妇的最终预后、ICU费用、从HDU转移到ICU的情况、医院对ICU的投入和患者总治疗成本。

结果:在594例高危孕产妇中,427例(72%)在HDU中接受治疗,167例(28%)收住ICU。在ICU的167例高危孕产妇中,109例(65%)来自HDU,58例(35%)为直接入住ICU。在HDU的427例高危孕产妇中,400例(94%)出院时状态良好,没有发生死亡;27例(6%)为非医嘱离院(LAMA)。在ICU的167例高危孕产妇中,106例出院时状况良好,35例(21%)死亡,26例(16%)为LAMA。与过去5年相比,ICU承担的临床工作降低了2/3,医院维持ICU的费用支出下降了41%,患者的总治疗成本下降了38%。

在另一项研究中,观察在三级医院产科病房建立和利用HDU的情况。纳入了1984—2007年收入产科的孕产妇或收入HDU的孕产妇的数据,以评估HDU的入住率。对正在进行审计的4年前瞻性的信息进行整理,以确定入住HDU的指征、孕产妇监测情况、转移到ICU的情况和婴儿安置情况。

结果:整体HDU入住率为2.67%,但在最近4年中增加到5.01%。目前,产科大出血是孕产妇入住HDU的最常见原因。对30%入住HDU的孕产妇进行了有创监测,2/3的新生儿(66.3%)与其危重症母亲一起住在HDU。每进行1000次分娩,有1.4次需要转移到ICU。研究得出结论,HDU监护可由助产士、产科医师和麻醉医师完成,同时保证婴儿早期有与危重症母亲接触的机会。

同样的研究还在东印度加尔各答最大的三级保健和转诊机构之一的IPGME&R (Institute of Post Graduate Medical Education & Research)进行。对2007年5月—2011年5月相关数据进行了回顾性队列研究。收集、审查、列表和分析有关产科事件,包括HDU收治/转出指征、所需干预、住院时间和最终结果的相关数据。产妇的临床监测,包括胎心监护(CTG)、生物物理评分和超声探查。对所有患者进行个体化治疗,并在需要时采用侵入性或非侵入性措施进行治疗。在4年的研究期间,5052名母亲分娩,有57名需要入住HDU。因此,产科患者中HDU的入住率为11.2/1000次分娩。东印度的这些数据与其他地区不同。爱尔兰都柏林产科患者HDU的利用率在同期的4年为10.2/1000次分娩;而在英国,过去的23年中HDU的利用率为26.7/1000次分娩。遗憾的是,目前尚缺乏来自其他发展中国家的数据。而印度东部地区医疗保健条件有限,HDU利用率低,有助于解释该地区的高死亡率。HDU床位利用率仅揭示了冰山一角。研究发现,在收住HDU的适应证中,脓毒症占大多数(35.08%),其次是产后出血

（29.82％）和妊娠期严重高血压疾病（血压≥160/100mmHg）（21.05％）。

另一项研究在都柏林的Rotunda医院进行,产科有121张病床。它包括一个两张病床的HDU,建立于1996年6月。将患者分为1994年1月－1996年6月（HDU建立之前）转移到ICU和1996年6月－1998年6月（HDU建立之后）转移到ICU两类。分娩的总数,在HDU建立之前为14096例,在HDU建立之后为12070例。在1996年6月－1998年6月的研究期间,有122名患者入住HDU,占所有分娩数的1.02％。这包括3名从其他产科中心进入HDU接受进一步治疗的患者,但不包括5名由ICU转到HDU接受"降阶梯"监护的患者。在分娩前入住HDU的18例患者中,9例发生产前出血,9例发生先兆子痫,2例发生癫痫,2例发生阑尾炎,2例并发肺栓塞,1例并发缺血性心脏病,1例并发肾损伤。患者平均年龄为30岁,平均妊娠期为34.8周。HDU住院时间的中位数为3d。在转入ICU的17例患者中,在HDU建立前有12例（占所有分娩的0.08％）,在HDU成立后有5例（占0.04％）。在HDU建立之前,ICU平均住院时间为3d,建立之后为2d。在医院建立HDU之前,孕产妇ICU入住率为0.08％;但建立HDU后,降至0.04％。尽管没有统计学意义,但HDU建立之后,孕产妇的ICU入住率明显下降。在HDU建立之前,收住ICU的主要是产科并发症,其中最常见的是产科出血导致的血流动力学不稳定。HDU建立后,机械通气成为入住ICU的主要指征;而在HDU内接受治疗的血流动力学不稳定患者数量越来越大。在HDU建立前后,两组患者ICU住院时间均较短,其差异没有统计学意义。但是HDU建立后,ICU住院时间缩短的趋势是明显的,这可能也反映了HDU监护的重要性。Wheatley等建议应对危重症孕产妇进行早期干预,以减少严重并发症的发生,降低ICU入住率。在他们的研究中,ICU中几乎60％的患者可以在HDU得到合适的治疗。研究得出结论,危重症孕产妇可以在产科HDU得到成功治疗,同时能发挥产科专家和重症监护管理的优势。

在英格兰,CCMDS用于评估重症监护情况。英国利物浦妇女NHS基金会进行了一项研究,根据患者需要支持的器官数量来定义监护级别,一个器官是2级（高依赖性）,两个或更多为3级（重症监护）。其研究了7个月内的入院患者,以了解HDU入住率及其监护级别。在4608例分娩的孕产妇中,239例（5.18％）入住HDU,平均停留时间为1.97d;137例（57％）为CCMDS 2级,52例（22％）为3级。

（二）产科HDU/ICU和分类策略

妊娠安全被视为全人类的基本人权。关于高风险和危重症孕产妇需要重症监护,已达成共识。在英国,近30％的医院有HDU设施。只要条件具备,所有地区转诊医院和医学院附属医院都应该设有产科HDU和ICU。建议所有具有妊娠合并症的患者可在分诊区初步检查后,立即安排入住产科HDU/ICU。如果需要,患者可以从急诊科直接转到产科 HDU/ICU；或者在病情迅速恶化时，由普通病房转产科 HDU/ICU；如果手术创伤大且有发生并发症的高风险，则术后可转产科 HDU/ICU。

(三) 转入/转出指征

产科疾病孕产妇占入住 HDU/ICU 孕产妇的 2/3，另外 1/3 为妊娠合并内科疾病的孕产妇。产前住院更常见的是内科并发症和妊娠期高血压疾病；而产后住院的则更多是血流动力学不稳定，主要是产科出血、感染和术后并发症。产科医师根据疾病的临床情况和严重程度决定孕产妇是否需要入住产科 HDU/ICU（见表 4.1），或者是否需要常规护理/分娩。为了最优地利用人力资源，特别是专家资源，可以将正常的分娩或产科情况的孕产妇送到产房或病房，由经助产培训合格的护士或助产士护理，并且可以呼叫产科医师处理紧急情况；而高风险和复杂的病例应该进入产科 HDU/ICU（见表 4.2），在有经验的产科医师全面监督下持续监护。产科住院医师或经急诊产科监护（EmOC）训练的医师可以胜任 24h 监护。在检查期间，需要快速地进行初步评估，以确定患者是否存在紧急情况或复杂情况。

具有以下情况的产科患者可能需要入住 HDU：①血流动力学不稳定；②呼吸功能障碍；③神经系统并发症；④急性肾损伤；⑤血液系统并发症。

表 4.1　具有以下参数的患者需要入住产科 HDU/ICU

产科 HDU	ICU	产科 HDU	ICU
收缩压(SBP)<90mmHg，或>160mmHg	SBP<80mmHg，或低于平时 30mmHg	任何脏器功能不全	任何无法治愈的患者；血 Na^+ 水平<110mmol/L，或>160mmol/L；血 K^+ 水平<2.0mmol/L，或>7.0mmol/L；血 pH<7.1 或>7.7；血 PaO_2<6.6kPa 和(或)>8.0kPa；氧供充足下动脉血氧饱和度<90%；需高级呼吸支持；血管升压药支持；DIC；多器官功能衰竭；急性呼吸窘迫综合征(ARDS)
舒张压(DBP)<50mmHg，或>110mmHg			
平均动脉压<60mmHg	心率(HR)<50次/min，或>140次/min		
HR<60次/min，或>110次/min	呼吸频率(RR)<8次/min，或>35次/min		
RR>25次/min	24h尿量(U/O)<400mL，8h尿量(U/O)<160mL，常规治疗无反应		
尿量<0.5mL/(kg·h)（即<30mL/h）	无外伤的昏迷：GCS<8		

表4.2　HDU收治范围:具有以下情况的孕产妇可能需要入住产科HDU/ICU

产科并发症	妊娠合并症
妊娠/分娩期疼痛合并严重贫血(Hb<7g/L)及其并发症	妊娠期糖尿病
意外出血——胎盘剥离,子宫胎盘卒中	妊娠期糖尿病酮症酸中毒
产后出血	妊娠合并心脏病
前置胎盘	妊娠合并黄疸
胎盘黏连及其他胎盘异常	妊娠合并甲状腺功能亢进
产科子宫切除术	妊娠合并甲状腺危象
严重先兆子痫/高血压危象	妊娠合并嗜铬细胞瘤
子痫	妊娠合并其他内分泌危象,如艾迪生病等
阔韧带血肿	术后急性肾衰竭和其他肾脏问题
HELLP综合征	白血病和其他溶血性疾病
妊娠并发DIC	妊娠合并登革热
脓毒症和全身炎症反应综合征	妊娠合并疟疾
妊娠并发血栓形成	妊娠合并其他呼吸系统疾病
多胎妊娠相关并发症	围生期心肌病(PPCM)
由子宫异常和病变导致产科并发症	妊娠期阑尾切除术或其他急诊手术
葡萄胎	妊娠期合并卵巢过度刺激综合征(OHSS)
异位妊娠破裂	妊娠合并急性胰腺炎
妊娠期烧伤	妊娠期创伤
流产时子宫穿孔	妊娠合并中毒
需要血流动力学监测或加强监护的术后患者	妊娠合并肿瘤
围手术期液体超负荷引起的肺水肿,充血性心力衰竭(CCF),重度子痫前期或用β受体激动剂保胎并发症等	

在决定是否入住产科HDU/ICU时,还要考虑是否有需要隔离的情况。如妊娠合并H1N1、宫腔积脓、艾滋病病毒感染等感染性疾病,对于这些情况的孕产妇应该收住产科HDU/ICU的隔离室。

(四)孕产妇从普通病房转移到产科HDU/ICU

孕产妇从普通病房转移到产科HDU/ICU需执行以下关键步骤。

1. 按照上述临床标准评估和注意病情。

2. 通知患者及其亲属,并征得其同意。

3. 准备和移交医疗相关文书。

4. 通知产科HDU/ICU医护人员。

5. 由医护人员护送，转运时维持已有治疗，包括静脉通道。

6. 持续监测生命体征。

7. 如果需要，防止仰卧位低血压（予以左侧倾斜卧位15°～20°）。

8. 如果需要，开放气道并给氧。

9. 如果已经分娩，婴儿应该与母亲一起转移。

10. 与首诊的医师充分沟通。

（五）孕产妇从院外转入HDU/ICU

孕产妇从院外转入HDU/ICU需执行以下关键步骤。

1. 需向患者及家属解释转入理由。

2. 需要确保完成上述"（四）"中解释的所有内容。

3. 发送适当的转诊单。

4. 转运时应提供急救药物。

产科HDU规划：包括初始支出资本，购买新技术设备，招聘人员，运营年费以及其他间接成本（如培训、消耗品、IT设施等）。HDU建立初期，鼓励患者尽早转入，有助于HDU顺利开展工作。

HDU的建立：HDU是产科的特殊组成部分，它的位置、空间、设备、人员、方案、审计、教育和培训是需要注意的重要问题，它的设置需要以下具体区域、设施和方案。

HDU的位置：应邻近ICU和产科手术室。至少有一个分娩设备齐全的产科场所。在将产妇转运至HDU时，必须保证可以使用电梯。附近有应有的设施，如血库、设备齐全的实验室、放射科和NICU。产科HDU/ICU应该有单独出入口，并设有紧急出口。

A. 空间：

- 产科HDU每床使用面积需$10\sim12m^2$。
- ICU每床使用面积需$12\sim13m^2$。
- 应该有100％～125％的辅助用房空间，以容纳护理站、存储空间、患者活动区、设备区域、厕所，以及操纵设备、床和手推车。
- 床头应该距离后墙0.6m，以便在紧急情况下医护人员接近床头。
- 应该有可活动的床边储物柜、手推车、抽屉，用于保存药品、消耗品和个人财物。

B. 隐私

- 在两床之间有一个隔断，以保护患者的隐私。每床可以通过隔板分开，或者可以通过帷幕分开。

- 帷帘面料应防火、防水、易清洁,颜色宜为白色或偏白,具有耐脏性和非过敏性。
- 帷帘高度由地板到天花板的高度决定,帷帘通常在地板上方0.2~0.3m。
- 帷帘应该在顶部有网格,以保证整个房间光照和通风。
- 帷帘应悬挂在悬垂轨道上。

C. 地板

- 为大型玻璃化防滑防污瓷砖。
- 最好选择易于清洁和拆卸的无缝接头。
- 颜色应为白色或灰白色。

D. 墙壁

- 耐用玻璃瓷砖,易清洁且具有视觉吸引力。
- 耐脏。
- 不易燃。
- 墙壁下部离地面1.8~2.1m,使用与地板类似的瓷砖。
- 应仔细选择颜色,避免对患者和新生儿的皮肤产生不利影响,优选白色或灰白色。

E. 天花板

- 天花板应该是耐腐蚀和防断裂的。
- 建议不要在天花板或地下埋藏电线或者布线,因为危险随时可能发生,且暴露的线路更易于检修。

F. 护士站

- 护士站应该有专职护士、专职产科医师、两名产科急诊护理人员(EmOC/MO)和会诊医师的工作场所。
- 要有足够的空间放置中央监控和计算机。
- 清洗区域和壁钟在护士站的后面。
- 有保存病历记录和紧急药物的设施。

G. 集线器管理接口(HMIS)

- HMIS的设施应提供数据收集、传输、存储、处理、分析和呈现,以便在医院管理和卫生保健服务中做出更好的决策。

H. 设备储藏室

- 有一个单独的房间存放超声机器、便携式X线机器、转运呼吸机、雾化器、辐射加热器、血温加热器、急救推车、呼吸机等。

I. 物资仓库

- 设置普通储藏室,以保存床单、一次性用品、消耗品、帽子、口罩、枕头等。

J. 厕所

- 八张床的设施需要有两个厕所。

K. 缓冲区

- 在进入产科HDU/ICU之前提供保护性洁净区,包括换鞋区、带储物柜的病房更衣室、咨询室、门卫的衣柜、两名医师值班室(带有储物柜、床、书架)、用餐区、存放轮椅和手推车的空间、工作人员更衣室和厕所(男性和女性各一个)。

L. 中心灭菌供应部(CSSD)

CSSD提供高压灭菌处理。

M. 等候区

- 探视人员的等候区,为每个患者设有三位亲属的座位容量。
- 饮用水的设施、液晶大电视、卫生间、报纸、教育材料等。
- 等待区可以与产房和手术室的等待区共享。

N. 其他设施

- 产科HDU/ICU中的所有分娩床必须具备足够尺寸的婴儿床、电动或手动操作装置。分娩床应该具有调节不同体位的功能,如特伦德伦伯氏卧位、反向特伦德伦伯氏卧位和两侧倾斜。具备优质的脚轮制动系统,以达到最佳的移动性和稳定性。
- 每床至少需要两个氧气接口、一个空气接口、两个负压接口和至少10个中心电压稳定电源插口,最好是床的每侧各有5个。应避免使用适配器,因为它们会变松。
- 应具备加热、通风和空调(HVAC)系统、吊顶风扇以及专为HDU/ICU提供不间断电源的备用电源;电压稳定是强制要求的;空气质量必须始终保持适当和安全的。室内温度应根据患者的舒适度可在每个隔间或房间内进行单独调节。
- 关于一般照明,美国监管机构建议使用外部自然光,这不仅可以让医务人员和患者保持良好的精神面貌,而且可以降低功耗。室内可提供具有足够照度、无色隐蔽的LED灯。LED灯应该足够亮,以确保足够的视觉效果,避免眼睛疲劳。
- 手卫生和感染预防控制措施如下。①每张床都配有含酒精的快速消毒洗手液。②水槽应为手术室式,非接触供水。③所有进入者应该戴上口罩和帽子,最好每天更换工作衣。

- 废物处理和污染控制是强制性的,因其对医院的患者、医务人员、其他工作人员和整个社会都是一个巨大的安全问题。
- 实验室设施24小时备用。
- 邻近区域有血库。
- 内部或附近有新生儿重症监护室。
- 哺乳支持:①应给产科HDU的所有产后母亲提供母乳喂养(或使用吸奶器)的设施。②通常不允许婴儿在ICU,但应该提供吸奶器。
- 保证消防安全,最好采用自动洒水系统或普通灭火器。
- 对于不间断电源、无噪声发电机或变频器可即时切换功能,有搜索保护器和电压稳定器。接地线确保正确接地,每两年检查一次。
- 护士呼叫系统配有中心显示器与视听报警。
- 护理站具备保存记录和登记的设施。
- 提供出生陪伴和探视。尊重其家庭成员和照顾他们的需要。
- 提供高科技救护车。一辆高科技救护车应具有先进的生命支持措施,以及能为重症新生儿服务的转运保温箱和呼吸机。

除常规设备外,建立HDU还需要以下设施和设备:电子操纵的可调节各种体位的产床、血糖仪、输液泵、注射泵、彩色超声机、CTG机、心脏监测与中心静脉压(CVP)监测仪、气管插管套件、婴儿复苏套件/推车、抢救推车[并配有基础心脏生命支持(BCLS)药物]、所有应急药物、O型血(如果可能)、神经系统检查用具、中央供氧、壁挂负压吸引、脉搏血氧仪、麻醉设备、电烙机、除颤器、呼吸机、无创呼吸机、冰箱、X线视图盒、单独子痫房间、产程图、转入/转出图、发电机及变压器、对讲机和紧急呼叫设施、求助热线和所有其他必要设施的电话清单、放置中心线的托盘、ICD、各种导管等。

三、人员配备

产科HDU/ICU由产科医师领导。在有需要的任何时间、任何地点,产科医师将决定何时呼叫多学科团队会诊,以及呼叫团队中的哪位医师来为产科患者会诊。

产科HDU工作团队由经验丰富/训练有素的全日制产科医师、紧急医疗资讯整合中心(EmOC)医务人员和产科护理人员(24h×7d)组成;护理人员与患者的比例应为1:2(另额外备一人以替换离职或休假人员)。

产科麻醉医师、产科医师、新生儿科医师、外科医师和放射科医师应该确保提供有保障的医疗服务。如有需要（在任何可能的情况下），专家提供后备支持并随时待命，则更理想。如无特定的专家，可以从院外寻求会诊。

其他支持的工作人员还有药剂师、营养师、辅导员、家政和清洁人员、安全员、数据输入操作员、电气技术员、生物医学工程师等。

ICU工作团队由经验丰富及训练有素的全日制产科医师、麻醉医师、24小时EmOC/医务人员和产科支持人员（全天候）组成。护理人员与患者的比例应为1:1（额外备一人以替换离职或休假人员）。具有HDU/ICU监护经验的人员提供连续观察，包括精确记录液体出入量、尿量、血压（在某些情况下通过动脉导管）和中心静脉压监测、脉搏血氧饱和度等。重症监护专家或医师、新生儿科医师、外科医师和放射科医师应随时待命。如果需要的话，应该有其他专家的后备支持，如血液科、心脏科、肾脏科、神经科、内分泌科、呼吸科、血管外科等学科专家。如果医院内无特定的专家，则可以从院外寻求专家会诊。

其他支持的工作人员还应该有药剂师、营养师、咨询师、家政和清洁人员、安全员、数据输入操作员、电气技术员和生物医学工程师等。所有工作人员应接受充分的康复护理和心肺复苏培训。

四、HDU 的监护和治疗

病史：记录需要HDU的日期、确切时间，需要HDU级别护理的原因，所联系医师的姓名，当前病情的小结，患者临床观察结果和检查的回顾，以及进一步的治疗计划。对未来监护治疗也应完整记录在案。

临床初步评估和复苏应立即进行。

孕产妇观察：在疾病的急性期，以下参数应至少每小时记录一次。①体温；②血压；③心率；④呼吸频率；⑤经皮氧饱和度；⑥每小时尿量。

（一）根据具体需要完成以下治疗

治疗包括临床状况的初始评估和早期复苏，监测孕产妇心血管、肾、肺、肝和脑等器官功能。建议进行基本状况评估及特定具体情况的检查，治疗原发疾病（如重度子痫前期、出血、脓毒症等）。根据子痫患者的治疗方案，需要时，给予注射硫酸镁（$MgSO_4$）的抗惊厥治疗；注意液体平衡、电解质紊乱的纠正、CTG胎儿情况的监测；以晶体和（或）胶体形式予以补液治疗；保证胎盘氧供；根据需要，予以左侧卧位和通过面罩吸氧；进行有创或无创的监测，如BP、RR、HR、P、SpO_2、ABP、CVP、ABGs、每小时尿量、肺功能等。败血症治疗：如果需要，在与微生物学家探讨后给予广谱抗生素，覆盖革兰氏阴性菌和厌氧菌；给予适当营养支持，考虑肠内和肠外营养；需要时给予强心剂;镇痛治疗。涉及相关专业的临床医师参与治疗,最终的个体化治疗取决于具体临床情况。

- 注意以下情况:①肺水肿/ARDS/SIRS;②多器官功能衰竭;③在液体治疗后,心排血量仍然很低;④脓毒症休克;⑤DIC;⑥前面提到的收治ICU标准的其他参数。
- 在产科HDU中,2%~3%的患者需要转移到ICU。
- 必须提供带有创监测的便携式监护仪,以便将产科患者转移到ICU。
- 转到产科ICU。

(二) 在产科HDU/ICU的胎儿监护

一般来说,胎儿发病率和死亡率与母亲的状况密切相关。通过简单的措施,如通过15°左侧卧位和面罩吸氧,可以避免仰卧位低血压,改善子宫胎盘的氧输送。胎儿情况可以通过电子胎儿监测连续观察。如果胎儿胎龄小于34周,则应给予皮质类固醇。根据母亲或胎儿指征,制订分娩计划。若条件成熟,考虑分娩。分娩途径取决于产科指征。

患者病历记录必须包含以下内容:①清晰和准确的病历;②疑似或明确的诊断;③实验室和影像学检查结果;④手术过程说明;⑤手术结果;⑥治疗总结;⑦日期、时间、签名(必须包括在内);⑧向婴儿陪护人员或患者家属解释患者的状况,并将其记录在病历;⑨获得关于任何治疗程序和输血的知情同意,并将其记录在病历。

(三) 应遵循的指南和规范

由于HDU监护涉及产科合并危重症患者的管理,因此在制定指南和规范时应鼓励制定针对危重症情况的具体措施,这是有效且必要的,并不多余。

在所有这些规范的标准操作流程(SOP)中,应与专家协商明确规定以下内容:①HDU的转入/转出标准;②孕产妇的复苏;③大出血的治疗;④先兆子痫和子痫的治疗;⑤严重的低血压、高血压、糖尿病、酮症酸中毒、脓毒症的治疗;⑥气管插管困难或失败的处理;⑦局部或全身麻醉、局部镇痛的方案;⑧穿刺术后头痛的处理方案;⑨使用有创监测的指南;⑩术后疼痛处理方案;⑪血栓预防方案。

注意:对于以上未列举的特定产科病症,需要遵循其标准治疗方案。

五、HDU的转出

当患者生理状态稳定、血流动力学稳定且不需要强化监护时,可以从产科HDU转出。当患者没有活动性出血、不需要连续静脉内用药或频繁的血液检查、不需要有创监测、不需要氧疗、可以走动时,患者可以从产科HDU/ICU中转回普通病房。将孕产妇从 HDU 转移到普通病房时,应详细交班。HDU 的平均时间通常为 24～72h。转出患者时,应有完整的书面文件。

患者从 HDU 转移到 ICU 的适应证:患者需要高级呼吸支持和(或)进一步的升压药物支持;当患者病情发展为 DIC、MODS 或 ARDS 时,需转移到 ICU 行进一步监护治疗。

转入 ICU 指征:呼吸频率在 7～35 次/min 范围之外;脉搏在 40～140 次/min 范围之外,收缩压<80mmHg 或低于患者平常血压 30mmHg;24h 内尿量<400mL 或 8h 内尿量<160mL,并且对简单治疗无反应;在非创伤性昏迷的情况下,GCS<8,意识不清;血清钠水平在 110～160mmol/L 范围之外,血清钾水平在 2.0～7.0mmol/L 范围之外,pH 值在 7.1～7.7 范围之外;PaO_2<6.6kPa 和(或)$PaCO_2$>8.0kPa,吸氧下 SaO_2<90%。

产科 HDU、产科 ICU 和 ICU 的比较见表 4.3。

表 4.3　产科 HDU、产科 ICU 和 ICU 的比较

项目标准	产科 HDU	产科 ICU	ICU
病房数	多	少	多
患者	孕产妇	孕产妇	任何患者
入住标准	孕产妇出现产科或疾病并发症,需连续、密切监测	孕产妇出现产科并发症或疾病并发症,出现多器官功能衰竭、DIC 等需机械通气、透析治疗	出现致命的临床情况,如多器官功能衰竭等并发症,需机械通气
床位数要求	产科患者数的 2%～7%	产科患者数的 0.5%～0.9%	要求因地而异
每床面积	10～12m²	12～14m²	11～13m²
设施和技术要求	基础心脏、呼吸、代谢监测,血液成分治疗,胎儿监测,彩色多普勒/超声,转运呼吸机等	HDU＋有创监测,呼吸机,床旁透析,血浆置换,起搏器,支气管镜,内镜,气管造口术,自身或外部的 CT 机和 EMRI	HDU＋有创监测,呼吸机,床旁透析,血浆置换,起搏器,支气管镜,内镜,气管造口术,自身或外部的 CT 机和 EMRI
负责人	产科医师	产科、重症医学科或麻醉科医师	重症医学科、麻醉或内科医师
母婴同室	是	否	否
护士与患者人数比例	1:2	1:1	1:1

项目标准	产科HDU	产科ICU	ICU
团队组成	产科、麻醉科、新生儿科医师	产科、麻醉科、新生儿科、重症医学科或内科医师	麻醉科、重症医学科或内科医师
	医疗办公人员	医疗办公人员	24h专家的支持
	重症医学科或内科医师，多学科团队24h支持	24h专家的支持	专业培训的产科护士、生物医学工程师和支持人员
	专业培训的产科护士和支持人员	专业培训的产科护士、生物医学工程师和支持人员	
同一团队的产前、产中和产后是否允许连续性	允许	允许	不允许
院内获得性感染	可能较少	可能较多	
能力建设	针对产科及其并发症和重症医学进行特别培训		
医疗费用	更便宜	昂贵	昂贵
环境	因为家属可以探视，母婴可同室，患者更喜欢，且心理上更觉舒适	相较于产科HDU，患者不适应	相较于产科HDU/ICU，患者不适应

六、结　论

大多数孕产妇在她们的妊娠、分娩和产后期间需要医疗保健，可以通过常规产科护理来进行，也有的因妊娠、原有疾病恶化、分娩并发症等原因需要重症监护治疗，虽然需要进行重症监护的只是一小部分患者，但是却具有重要的意义。任何孕产妇可能出现危及生命的并发症，而且很少有预警，甚至没有预警，这些并发症可能导致生理、社会、经济和心理的不良后果。全球每年有50万名孕产妇死亡。如果提供优质的孕产妇医疗保健服务，早期发现并治疗危及生命的并发症，则可以挽救近80%（即40万名）的孕产妇。

HDU提供了介于普通病房和ICU之间的监护级别。不需呼吸机支持的孕产妇可以在HDU中管理，减轻ICU的负担，降低治疗成本，且建立和管理HDU所需的支出比ICU少。

产科HDU有经验丰富的产科医师和专家团队，是监测和治疗危重症孕产妇的最佳场所，且允许同一个团队给予危重症孕产妇产前、产中和产后连续性的监护治疗。在合作更融洽和设备更好的环境下分娩，可增强母婴间联系。在产科HDU中的监护可以避免危重症孕产妇暴露于有院内获得性感染风险的ICU环境。因为它有宽松的家属探视制度,所以孕产妇及家属满意度会增加。在ICU中的监护有时集中在仪器身上,而不是在危重症孕产妇。但在HDU中,重症监护更加人性化,可以更好地关照危重症孕产妇及其家人。当患者需要高级呼吸支持、进一步血管活性药物支持时,当患者出现DIC、MOF或ARDS时,需转移到产科ICU进行进一步的监护治疗。高危妊娠和危重症孕产妇可以在产科HDU或ICU更好地完成监护治疗,这在普通病房是不可能实现的。这样一来,最终会降低孕产妇的发病率和病死率。

参考文献)))

[1] WHO multicountry survey on maternal and new born health 2010－2012. The Lancet, 2013, 381(9879): 1747-1755.

[2] ICU planning and designing in India－guidelines 2010, Guidelines Committee (ISCCM).

[3] Preeti S, Shailesh J. Study on Role of High Dependency Unit(HDU) in critical care Obstetrics: Apractical approach.

[4] Lancet, May－2013 ICU planning and designing in India－guidelines 2010, Guidelines Committee (ISCCM).

[5] Dattaray C, Mandal D, Shankar U, et al. Obstetric patients requiring high-dependency unit admission in a tertiary referral centre. Int J Crit Illn Inj Sci, 2013, 3(1): 31-35.

[6] Ryan M, Hamilton V, Bowen M, et al. The role of a high-dependency unit in a regional obstetric hospital. Anaesthesia, 2000, 55(12): 1155-1158.

第五章　孕产妇心肺复苏

一、引　言

致死性产科急症是一种很少见的临床突发事件,易危及生命,并且发病原因众多。孕产妇心肺复苏的预后包括胎儿的结局,这取决于能否及时获得有效的复苏治疗。致死性产科急症的定义是孕产妇在妊娠期间和产后6周内发生急性心肺脑事件,导致意识减退或消失(甚至死亡)。关于致死性产科急症或产科危重症的发病数据,目前没有常规统计。苏格兰的数据显示,产科危重症的发病率为600/10万,但并不是所有的产科危重症都伴随致死性产科急症(尽管所有的致死性产科急症都包含在产科危重症里)。来自柏林的报道显示,产科危重症的发病率为320/10万。过去三年间,英国孕产妇死亡率为14/10万,然而并非所有死亡的孕产妇都是由致死性产科急症所致的。因此,致死性产科急症的实际发病率为(14~600)/10万[1]。在妊娠期间,孕产妇很少发生心搏骤停,其发生率约为1/3万[2]。

孕产妇发生心搏、呼吸骤停会引起严重的意识障碍,并增加孕产妇分娩时的危险。本章主要阐述了发生心搏骤停时的孕产妇生理变化、治疗进展并对相关指南推荐做一小结。

根据对产科医师、麻醉师和助产士的问卷调查分析,Einav等[3]得出的结论是,在应对孕产妇住院期间发生心搏骤停时,临床医师所掌握的抢救方法不够全面。

二、临床问题

能引起致死性产科急症的原因有很多,包括妊娠相关因素和孕前非妊娠期就已经存在的因素。本章难以列全引起致死性产科急症的所有原因,但是会讨论引起致死性产科急症的常见原因。

(一)出　血

出血是引起致死性产科急症的最常见原因,也是孕产妇最主要的死因。孕产妇出血大多发生在产后,而产前出血多发生于前置胎盘、胎盘早剥、子宫破裂和宫外孕等情况。多数孕产妇大出血的原因比较明确,但是我们也不应忽略隐匿性出血,包括:剖宫产术后出血和宫外孕破裂出血;其他很少发生的隐匿性出血,包括脾破裂和肝破裂导致的出血;因为第三产程的不当操作导致的急性子宫扭转致出血。这时的复苏治疗应在保持气道通畅、维持呼吸的同时,尽快补充血容量并消除出血原因。

（二）子　痫

通常,已经明确诊断的子痫前期和被证实的抽搐发作是发生致死性产科急症的原因之一。癫痫患者发生的致死性产科急症与癫痫活动相关。对此,抢救措施包括开放气道、控制癫痫发作、控制血压和终止妊娠。

（三）羊水栓塞

羊水栓塞(AFE)导致的致死性产科急症发生在分娩30min内,表现为急性低血压、呼吸窘迫和急性低氧血症,也可能发生抽搐和心搏骤停。肺动脉高压可继发于羊水物质所致的血管阻塞或血管收缩,继而出现左心衰竭,即使产妇存活也常出现产后大出血。如果AFE发生于分娩前,则会迅速导致胎儿宫内窘迫,此时应及时行氧疗、正压通气、液体复苏并使用血管活性药物等,同时应尽快促进胎儿娩出。如果患者发生出血,则应根据需要及时输注红细胞、新鲜冰冻血浆、冷沉淀及纤维蛋白原。

（四）肺栓塞

如果临床怀疑孕产妇有深静脉血栓(DVT)形成,那么就有发生血栓脱落的可能。肺栓塞(PE)的发生是由于血栓阻塞肺动脉引起突发的呼吸困难、胸痛和晕厥。对PE患者,在复苏治疗的同时,应立即开始抗凝治疗。

（五）脓毒症

近一个世纪,脓毒症被认为是引起产科危重症和孕产妇死亡的一个重要原因。其中,发生细菌感染而没有表现出发热或白细胞水平升高的脓毒症,仍可能进展为严重的脓毒症休克,进而导致孕产妇意识丧失。对此,复苏措施应是迅速应用覆盖可能病原菌的广谱抗生素,同时应尽早去除感染灶。

（六）心源性疾病

心源性疾病也是导致孕产妇死亡的主要原因,多发生于既往没有心脏病病史的患者。发生此种情况后,孕产妇主要的死因是心肌梗死、主动脉夹层和心肌病。

（七）颅内出血

难以控制的高血压导致的颅内出血(ICH)是引起致死性产科急症的重要并发症。

（八）过　敏

过敏可以引起严重的、危及生命的全身性反应,也可以引起呼吸、皮肤、循环系统的改变,还可以引起消化系统功能紊乱和致死性产科急症。及时的抗过敏和复苏是治疗过敏的重要方法。

（九）药物中毒与过量

对于发生致死性产科急症的孕产妇,应考虑是否存在药物中毒与过量的因素。在妊娠期,一些限制性药物使用过量,也是引起致死性产科急症的潜在因素,比如硫糖铝在肾功能衰竭患者中的使用和局部麻醉药物意外情况下的静脉注射。

（十）突发致死性产科急症

因为胎儿的胎龄决定了自身的生存能力,所以识别心搏骤停的可逆性因素是十分必要的。腹部超声检查能够评价胎儿宫内情况,但是不能为了做超声而延误复苏治疗。另外,需要明确心搏骤停是否与非麻醉相关[4]。

尽快做出最可能的诊断,是否为APH、产后出血或子宫扭转。

如果不是,接下来需要考虑非出血因素。

病史与可能的诊断:

- 病史中有严重的高血压和抽搐——子痫。
- 经产妇有瘢痕子宫或器械分娩病史——子宫破裂。
- 有第三产程操作不当、脐带过短或人工剥离胎盘(MRP)病史——子宫内翻。
- 有高位椎管内麻醉、术中麻醉困难史,主诉胸闷,麻醉期间有短时间的呼吸困难病史——椎管内麻醉平面过高。
- 病史中有麻醉后最初几小时的呕吐——门德尔松综合征。
- 病史中有椎管内麻醉后短时间的血压下降——仰卧位脊髓休克。
- 病史中有心脏疾病、急性左侧胸痛、低血压——此类孕产妇心脏问题多为心肌梗死。
- 病史中有车祸或家庭暴力——创伤。
- 病史中有发生在用药后的昏迷、过敏反应——药物反应或药物过量。
- 病史中有疼痛刺激、注射等——过敏反应。
- 病史中有突发于分娩后的昏迷,多发生于经产妇或急症产妇而没有明显原因——羊水栓塞。
- 病史中有突发不明原因的呼吸困难和呼吸急促——肺栓塞。

麻醉时,困难插管相关的死亡率上升[5,6]。孕产妇困难插管相关的死亡,27%发生于肥胖患者,24%发生于超重患者。

三、影响孕妇复苏的生理变化

与非妊娠患者相比,孕产妇妊娠期的一些生理改变可能影响心肺复苏效果。虽然相差并不十分明显,但是逐渐增大的腹部会降低心肺复苏成功率。

（一）心排血量

在妊娠20周时,明显增加的腔静脉压力会导致静脉回流困难;在妊娠30周时,孕产妇可能出现仰卧位时血压明显下降[1];在妊娠32周时,孕产妇的心排血量增加50%。

(二) 腔静脉阻塞

妊娠20周后,孕产妇增大的子宫会压迫下腔静脉和主动脉,阻碍静脉回流,降低心排血量和子宫的灌注。腔静脉压力增高会降低胸外按压的复苏效果。足月孕产妇仰卧位时,腔静脉阻塞90%,心脏每搏输出量只有非妊娠期妇女的30%。妊娠后期,仅将体位改变为左侧卧位,就可能增加25%～30%的心排血量。在心搏骤停抢救中,为了减轻子宫对静脉回流和心排血量的影响,推荐将骨盆向左侧倾斜大于15°。为了更有效地进行胸外按压,需要将骨盆向左侧倾斜小于30°。在发生心搏骤停时,将胎儿娩出可以降低母体的氧需求,增加静脉回心血量,使心肺复苏更有效,最终增加成功复苏的机会。

(三) 肺功能的改变

妊娠期增大的子宫和乳房导致功能残气量减少20%,肺顺应性降低45%。由于肺储备功能明显降低,同时氧耗量又增加了20%,所以在肺换气不足的情况下,患者血氧饱和度会迅速下降。

(四) 有效通气

孕产妇易出现气道黏膜水肿、气道分泌物增多和体重增加,这些都会增加气管插管的难度。孕产妇食管括约肌的松弛会增加误吸的可能。当孕产妇胃内容物增多和胃酸分泌增加时,容易导致胃内容物和酸性物质被误吸入肺。因此,在孕产妇发生心搏骤停时,需要由经验丰富的团队来进行气管插管,并给予充分的呼吸支持。

在英国,按照英国复苏协会指南制定的英国心肺复苏管理办法,推荐基础生命支持(BLS)、成人高级生命支持(ALS)和自动体外除颤(AED)。这个指南来源于2010年国际复苏联合会的复苏指南,并在全球范围内广泛地应用于孕产妇复苏。在医院中,可及时行心肺复苏的初级生命支持和高级生命支持;在社区环境中,如果没有训练有素的人员和可用的设备,那么需要尽快将孕产妇转移到有条件的地方。

患者只要发生心搏、呼吸骤停,无论是否在妊娠期,都需要立即启动CPR。

对于孕产妇心搏骤停的CPR相关操作也要做必要的调整。

1. 早期开放气道。

2. 对于妊娠20周以上的心搏骤停孕产妇,需要在左侧卧位进行复苏,以减轻子宫对下腔静脉和主动脉的压迫。

3. 胸外按压的部位比非妊娠患者要高一些。

4. 应该尽早考虑剖宫产。

5. 使用除颤电极板除颤,并移除胎儿监护仪,以避免电损伤。

接下来的复苏措施需要在经验丰富的医师指挥下由多人同时参与。

（五）产科病人BLS和ALS

最新的复苏推荐为CBA（而非ABC）。

如果有除颤仪，则可以第一时间使用，且在BLS前立即除颤[8]。具体的除颤做法如下。

确定抢救周边环境，确保施救者、患者本人和旁人均安全。

1. 尽快予以心肺复苏，不要浪费宝贵的救援时间，不要等医疗救援来到后才开始心肺复苏。

2. 注意观察患者的反应（摇晃和大声呼唤，以确定患者是否有意识）。

3. 正确的复苏体位十分重要。使患者保持在左侧卧位。复苏时，需要由一个人将子宫推至患者左侧以缓解子宫对腔静脉和主动脉的压迫（见图5.1和5.2）。大多数孕产妇取左侧15°卧位，将枕头垫在右半侧大腿部，可以缓解子宫对主动脉、下腔静脉的压迫。若使用较软的枕头或毯子，并不能非常有效地缓解胸腔压力，但效果仍好于平卧位。也可以应用Cardiff复苏板（见图5.3，一种木制的板，专用于孕产妇心肺复苏，可以倾斜20°～30°）。

- 如果复苏者在孕产妇左侧，则采用双手移动子宫的手法（见图5.1）。
- 如果复苏者在孕产妇右侧，则采用单手向左侧推子宫的方法（见图5.2）。

采用哪种方式移动子宫，取决于复苏团队的位置。

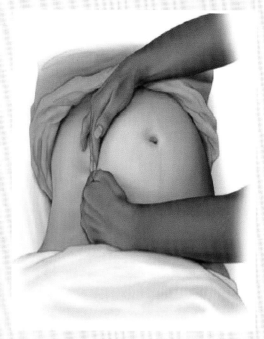

图5.1　双手移动子宫[9]

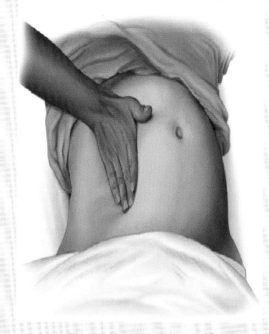

图5.2　单手向左侧推子宫[9]

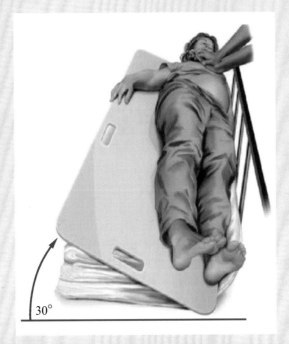

30°

图5.3 使用Cardiff复苏板使患者取左侧30°卧位[9]

4. 检查呼吸(视、听和触诊)。通过观察胸廓起伏、听诊呼吸音和感知呼吸气流,检查呼吸情况不超过10s。若发现患者呼吸停止,则预示患者即将发生心搏骤停,应当立即清理呼吸道。有40%的心搏骤停患者会出现叹气样呼吸。应该十分注意,叹气样呼吸常发生于心搏骤停开始的几分钟,这是立即启动心肺复苏的信号,而不能认为患者还存在呼吸就不进行心肺复苏。

如果呼吸存在,则应立即呼叫救助并告知复苏地点,同时联系救护车尽快将患者转运至拥有更好急救条件的抢救单元和更好抢救团队的医疗场所。

如果没有呼吸,则应给予患者两次有效的人工通气。在有通气设备的情况下,可以使用简易呼吸面罩、加压面罩或气囊加压面罩。捏紧鼻腔,完成口对口人工呼吸,行两次有效的人工通气,以能看到胸廓起伏为准。

5. 检查血液循环。10s内判断颈动脉是否有搏动。在判断颈动脉搏动的同时判断呼吸状态。

6. 如果血液循环存在,则继续给予患者人工呼吸,并每分钟评价血液循环是否持续存在。

7. 打开气道(压额抬颏)。如果需要,应及时清除口腔及气道异物。孕产妇气道发生反流和误吸的风险更大,需要检查口腔内是否存在异物。

三个步骤打开气道:①压患者前额,使其颈部伸展;②用手指托患者下颌角下方,使下颌角抬起;③用手指压低患者下颏,使舌咽部充分打开。

为减少反流和误吸,需要尽早行气管插管。因为孕产妇有气道黏膜水肿,所以早期气管插管宜选择内径比非妊娠者小0.5～1.0mm的气管插管。因孕产妇鼻腔黏膜更加脆弱,所以应避免经鼻插管。对肥胖患者使用短柄喉镜有助于成功完成气管插管。

8. 如果患者没有大动脉搏动(或无法确定是否存在大动脉搏动),则应进行以下操作。

- 立即开始胸外按压

 (1) 胸外按压100次/min。

 (2) 按压与呼吸比为30:2(一个循环)。

 (3) 妊娠如果超过20周,则限制了胸外按压的效果。对此,应当将子宫推向左侧,以缓解子宫对下腔静脉和主动脉的压迫;用毯子、枕头或靠枕等将右侧身体垫高,使身体左侧倾斜至少15°。

 (4) 将一只手的手掌根部放在胸骨中心,将另一只手放在第一只手的上方。

 (5) 两只手的手指相扣并抬起,确保不压到肋骨。

 (6) 实施复苏者在患者上方,实施复苏者手臂与患者胸壁垂直。

 (7) 实施复苏者肘部不要弯曲。如果肘部弯曲,则传递的力量会减弱,不能给予胸壁很好的按压。

 (8) 因为孕产妇会有一定程度的膈肌抬高,所以胸外按压部位应在常规部位稍偏高的位置。

 (9) 不要按压胸骨下端和剑突下。

 (10) 用力快速按压,按压深度为3～4cm,按压频率为100次/min。

 (11) 为了保持充分有效的按压,应每2分钟更换一人,但应当避免因换人导致的复苏延误。

- 呼吸支持

保证气道打开并使用合适的通气辅助设备,使用简易面罩或气囊加压面罩辅助通气,直到完成气管插管。

每次通气应当持续1s,使胸廓起伏到正常呼吸的水平,尽可能使用高流量吸氧。

气管插管能够提供最充分的通气,应当由训练有素的操作者来完成。

- 有创通气

患者气管插管机械通气后,呼吸频率可设置10次/min,而无须与胸外按压同步,应当继续胸外按压。对于孕产妇而言,需氧量是增加的,在心搏骤停时,迅速发生缺氧,所以无论采用哪种通气方法,最重要的是保证高流量纯氧通气。

- 口对口人工呼吸(并不经常用)

在心肺复苏过程中,人工呼吸很少发生并发症,仅有个别报道感染肺结核和引起严重的急性呼吸窘迫综合征,但没有有关感染HIV的报道。

采用压额抬颏法。用拇指和示指封闭鼻腔;打开患者口腔,但仍保持抬颏;深吸气后紧贴患者的双唇,确保完全密闭,匀速往患者口腔内吹气超过1s,观察患者胸廓起伏情况;保持患者压额抬颏,离开患者双唇观察胸廓随着呼气回落情况。重复上述步骤完成下一次有效通气。迅速持续胸外按压,如果循环恢复而没有自主呼吸,则应继续用人工面罩予以10次/min的频率通气,潮气量设置应当以能够使胸廓起伏为宜,但应当注意防止通气量过大而引起肺损伤。每10分钟再次检查有效循环是否存在。如果患者已经开始自主呼吸,但是意识没有恢复,则保持患者在复苏体位,并予以15L/min的氧供量。反复检查患者生命体征,如果呼吸再次停止,则继续转回复苏体位予以呼吸支持。

9. 持续保持CPR直到患者被转运至ICU或患者完全苏醒。

10. 为保证有效的复苏,每5个循环更换一名复苏实施者。

11. 如果有可能,应尽快给患者行心电图检查。

12. 当发现患者存在心室颤动或心室扑动时,应立即进行电除颤。除颤使用ACLS建议的标准除颤能量。如果使用体外AED,在连接好后,AED会自动接收视频、音频信息,并分析患者的心律变化,AED会在感知室颤发生的同时立即予以除颤。

没有直接的证据证明,电击除颤会对胎儿心脏产生不利影响。如果有胎儿和子宫监护设备[10],在电击前应将监护设备移除。

如果AED不可用,则接下来需要用心电图鉴别患者是否需除颤(见图5.4)。

- 需除颤心律

若发现需除颤心律,则应给予:单次电除颤;连续不间断CPR;每2分钟评估一次心律。如有必要,可进行下一次电除颤。在第2次电除颤后,应静脉注射肾上腺素1mg,然后酌情可反复使用。在第3次电除颤后,应给予静脉注射胺碘酮300mg。

- 除颤仪安全管理

患者应当远离易燃液体、香水和化学物品。

除颤时可应用除颤电极板:需要在除颤电极板上涂导电糊;需将除颤电极板在患者胸壁上压紧;电除颤后,尽快将除颤电极板放回电极板槽中;除颤电极板不要在空中放电[11];操作者双手应为干燥状态;在放电前,操作者一定要确定没有人直接或间接接触患者,并提醒所有在旁边的人员清场。

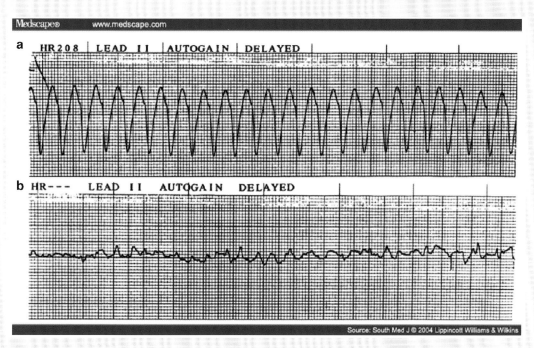

图5.4 室性心动过速、心室颤动

- 无须除颤心律

对于无须除颤心律,患者如为无脉性电活动或心搏骤停,则应立即静脉注射肾上腺素1mg。

若孕产妇心搏骤停或心率<60次/min,静脉注射阿托品3mg,可以减轻迷走神经张力。

13. 在CPR的同时,需要解除引起心搏骤停的可逆性因素。

- 四"H"因素

四"H"因素包括缺氧(Hypoxia),低血容量(Hypovolaemia)出血或脓毒症,高钾血症(Hyperkalaemia)和其他代谢紊乱,低体温(Hypothermia)。

(1) 缺氧:对此,需有效通气,尽快给予患者纯氧输送;密切动态监测气道和通气情况。

(2) 低血容量:如果怀疑存在低血容量,则应当进行补液治疗。深静脉导管置入有助于快速液体复苏[12]。

(3) 高/低钾血症,低钙血症和代谢紊乱:电解质紊乱可能导致心搏骤停,可以通过动脉血气分析和血清电解质监测来确定;需要定时进行心电图、肾功能和电解质监测。

(4) 低体温:定义为中心温度低于35℃。心搏骤停后,尽快测量患者体温,一旦发生低体温,应当使用升温毯复温。

- 四"T"因素

四"T"因素包括血栓栓塞(Thromboembolism)、药物相关性中毒(Toxicity)、张力性气胸(Tension pneumothorax)、心脏压塞(Cardiac tamponade)。

14. 复苏期急诊剖宫产。必须牢记,如果孕产妇没有恢复自主循环,那么母亲和胎儿都有可能死亡。若妊娠超过24周,心搏骤停3~4min且CPR无效,则需要考虑紧急剖宫产娩出胎儿,这样可以使心肺复苏更有效。

(1) 在任何可能发生孕产妇心搏骤停的情况下,都应准备就地行剖宫产手术[8]。

(2) 成功剖宫产的原则:快速切开,快速分娩,快速缝合。

(3) 最佳的剖宫产方式:行腹正中线大切口、子宫大切口和快速单层连续缝合。

(4) 胎儿娩出后,立即人工取出胎盘。

(5) 在患者没有意识反应时,不需要麻醉。

(6) 因为没有有效心排血量和有效血液循环,所以剖宫产手术出血相对较少。

(7) 胸外按压和人工通气应当继续进行。

(8) 如果母亲复苏成功并且血液循环恢复,则应立即将其转运至ICU并立即加用广谱抗生素。

(9) 胎龄大于28周并且在孕产妇心搏骤停5min内娩出的胎儿的生存率最高。

Katz等[13]的研究报道了1985—2004年的38例妊娠期心搏骤停紧急行剖宫产的病例;34例婴儿生存(其中包括3组双胞胎和1组三胞胎,胎龄在25~42周)。其中,25例记录了孕产妇发生心搏骤停后胎儿娩出的时间,11例在5min内娩出,4例为6~10min,2例为11~15min,7例超过15min。20例剖宫产分娩具有可逆的复苏因素;13病例复苏成功后,恢复良好,最终出院。1例病例在分娩后复苏成功,但是在随后24h死于羊水栓塞。18例病例中,有12例孕产妇脉搏和血压在剖宫产之后恢复,8例情况明显改善。需要强调的是,没有1例病例因剖宫产而恶化。尽管胎儿死亡,但是剖宫产对于孕产妇的成功复苏极为重要[4]。

15. 复苏流程。初级生命支持和高级生命支持见图5.5和图5.6。

16. 成年人心搏骤停的药物使用。

- 肾上腺素

肾上腺素收缩血管,增加心脏和大脑的血液灌注[3],常用剂量为静脉注射1mg;室颤/第一次电击疗效失败后的无脉搏室性心律(无脉性电活动);在初始循环的心脏骤停和电机械分离;不要因为给药治疗而中断CPR;肾上腺素的副作用为复苏后的快速性心律失常和高血压。

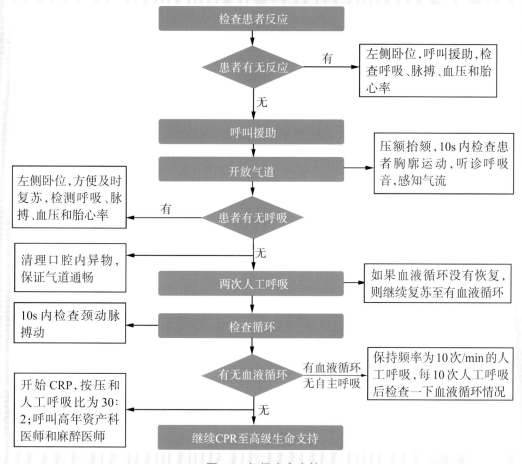

图5.5 初级生命支持

- 胺碘酮

胺碘酮是一种抗心律失常药物,应用于室颤和无脉性室速患者(第3次除颤后,血管活性药使用无效的患者)。如果3次电除颤对室颤和室速无效,则应当静脉注射胺碘酮300mg(5mg/kg)。推荐先应用150mg,然后以15mg/kg总量,缓慢注射维持24h以上。胺碘酮的主要副作用包括心动过缓、心脏传导阻滞和低血压。利多卡因和胺碘酮不可同时使用[14,15]。

- 碳酸氢钠

静脉注射50mmol/L碳酸氢钠溶液,用于心搏骤停合并高钾血症患者,也用于pH<7.1的严重酸中毒、败血症和糖尿病酮症酸中毒患者。但使用碳酸氢钠会削弱呼吸的代偿作用,需谨慎使用[16]。

- 硫酸镁

对于顽固性室颤,可以应用8mmol硫酸镁(4mL,50%硫酸镁溶液)。硫酸镁还可

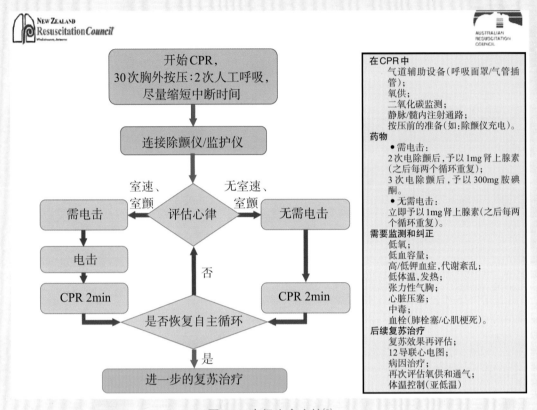

图5.6 高级生命支持[8]

用于可能发生的低镁血症、尖端扭转型室性心动过速或地高辛中毒。

● 钙剂

如果考虑因高钾血症、低钙血症、过量的钙通道阻滞剂或过量的硫酸镁(治疗子痫前期)引起的无脉性电活动,则可应用10%的氯化钙溶液10mL静脉推注。使用时应注意,因为钙与碳酸氢钠可以形成沉淀,所以不能同一路输注。

● 强心药物

多巴胺:初始剂量为2～5μg/(kg·min),可逐渐增加至5～10μg/(kg·min)。

多巴酚丁胺:静脉应用剂量范围为2～40μg/(kg·min)。

去甲肾上腺素:根据血压调节剂量为2～4μg/(kg·min)。

17. 成功复苏后的治疗。

(1) 成功复苏后,需要检测血电解质、动脉血气分析、心电图、血糖水平等[17]。

(2) 如果紧急剖宫产在院外进行,则需要尽快转入院内。

(3) 转ICU,并请高年资产科医师和麻醉科医师会诊。

(4) 再次评估患者氧合和通气情况。

(5) 体温管理。

（6）组织相关科室的多学科会诊。

（7）应当检查患者是否存在复苏相关损伤,如肋骨骨折[17]。

（8）整个治疗还应当包括保证胎儿状况良好。此时,应用超声或心电监护来监测生命体征也是十分重要的[7]。

18. 沟通与团队协作。尽可能请高年资产科医师、麻醉科医师和助产士共同协作制订治疗计划。稳定孕产妇家属情绪,并及时告知家属孕产妇的病情和治疗计划,及时、准确地记录治疗过程。

四、结　论

当孕产妇发生心搏骤停时,实施CPR应该充分考虑孕产妇妊娠过程的病理生理学变化,应按照初级和高级生命支持的标准流程进行复苏治疗。当孕产妇发生心搏骤停时,需要注意,应使子宫向左侧移位,更积极应用气道管理。早期行剖宫产对心搏骤停孕产妇的复苏有积极的作用,故而应尽快进行剖宫产。及时剖宫产,不仅能提高孕产妇和胎儿的生存率,而且有益于复苏成功。所有的产科医师都应该具有随时处理不可预知的致死性产科急症的能力。所有产科单位应当定期组织医护人员进行孕产妇相关心肺复苏培训和演练,使每一位医护人员都能熟练进行有效的孕产妇心肺复苏。

参考文献

［1］ Maternal collapse in pregnancy and the puerperium. Green-top Guideline No. 56 Jan 2011. RCOG.1-24.

［2］ Morris S, Stacey M. Resuscitation in pregnancy. BMJ, 2003, 327: 1277-1279.

［3］ Einav S, Matot I, Berkenstadt H, et al. A survey of labour ward clinicians' knowledge of maternal cardiac arrest and resuscitation. Int J Obstet Anesth, 2008, 17: 238-242.

［4］ Ezri T, Lurie S, Weiniger C, et al. Cardiopulmonary resuscitation in the pregnant woman-an update. IMAJ, 2011, 13: 306-310.

［5］ Arendt KW. Present and emerging strategies for reducing anesthesia-related maternal morbidity and mortality. Curr Opin Anaesthesiol, 2009, 22: 330-335.

［6］ Mhyre JM, Riesner MN, Polley LS, et al. A series of anesthesia-related maternal deaths in Michigan, 1985－2003. Anesthesiology, 2007, 106: 1096-1104.

［7］ Lapinsky SE, Kruczynski K, Slutsky AS. Critical care in the pregnant patient. Am J Respir Crit Care Med, 1995, 152: 427-455.

［8］ Women and Newborn Health services, King Edward Memorial Hospital, Clinical Guidelines-Obstetrics & Gynaecology, Advanced life support. Government of Western Australia Department of Health.

［9］ Sinz E, Lavonas EJ, Jeejeebhoy FM. 2010 American Heart Association Guidelines for Cardiopulmonary Resuscitation and Emergency Cardiovascular Care. Part 12: cardiac arrest in special situations. Circulation, 2010, 122: S829-S861.

［10］ Nanson J, Elcock D, Williams M, et al. Do physiological changes in pregnancy change defibrillation energy requirements? Br J Anaesth, 2001, 87: 237-239.

［11］ Defibrillation theory and practice. In: Moule P, Albarran J, editors. Practical Resuscitation Recognition and Response. Melbourne: Blackwell Publishing, 2005: 151-176.

［12］ Australian Resuscitation Council. Guideline 11.2 protocols for adult advanced life support Dec 2010: ARC/NZRC. 2010. Available from: http://www.resus.org.au/policy /guidelines/section_11/guideline11-7dec10.pdf.

［13］ Katz V, Balderston K, DeFreest M. Perimortem cesarean delivery: were our assumptions correct? Am J Obstet Gynecol, 2005, 192: 1916-1920, discussion.

［14］ Gillimore D. Understanding the drugs used during cardiac arrest response. Nurs Times, 2006, 102: 24.

［15］ Thomas J, editor. APP guide. Australian prescription products guide. Melbourne: Australian Pharmaceutical Publishing Company Ltd., 2006.

［16］ Atta E, Gardner M. Cardiopulmonary resuscitation in pregnancy. Obstet Gynecol Clin North Am, 2007, 34: 585-597.

［17］ Australian Resuscitation Council, New Zealand Resuscitation Council. Guideline 11.7: post-resuscitation therapy in adult advanced life support: Australian Resuscitation Council. Dec 2010.Availablefrom:http://www.resus.org.au/policy/guidelines/section_11/guideline-11-7dec10.pdf

第二部分

第六章　无创监护在危重症产科的应用

一、引　言

对监护病房医师而言,对危重症孕产妇的诊治工作具有独特的临床挑战性。这是因为:孕产妇在生理上要适应妊娠期的改变;妊娠期一些特殊情况需要重症监护;同时,胎儿安危与孕产妇的健康密切相关。因此,需要监护病房、产科、麻醉科、新生儿科、病理科以及放射科等多学科医师共同参与来解决临床问题。

孕产妇入住ICU的原因如下。

- 与妊娠相关的疾病:子痫、重度子痫前期、产前和产后出血、羊水栓塞、肺栓塞、妊娠期急性脂肪肝、围生期心肌病、吸入综合征、子宫穿孔、子宫破裂、子宫内翻、脓毒症休克和感染等。

- 妊娠期加重的临床疾病:先天性心脏病、风湿性和非风湿性心脏瓣膜病、肺动脉高压、贫血、肾衰竭等。

- 产妇易患的特殊疾病:脑静脉窦血栓形成、戊型肝炎感染和蛛网膜下腔出血等。

- 与妊娠无关的疾病:创伤、哮喘、糖尿病、自身免疫性疾病等。

在所有的孕产妇中,0.9%的孕产妇需要入住ICU,死亡率为5%~20%。

影像学检查是一种非常好的无创检查工具,常用以明确任何基于病史、体征、症状和实验室检查的可疑临床诊断。常使用的影像学检查有以下几种。

- 超声:最安全、有效,可以在床边使用,价格便宜,常可获得非常重要的信息。

- 彩色超声:有时可获得难以比拟的重要信息。

- X线:胸部X线是经常用到的检查。

- MRI:用于颅脑、腹部和骨盆的检查。

- CT扫描:用于头部、胸部、腹部和骨盆检查;由于担心CT的辐射会对胎儿造成影响,所以很少应用于孕产妇。

- 超声心动图:在心脏疾病中非常有用。

- 核医学扫描:辐射暴露对胎儿会造成的危险常被高估。实际上,5rad以下的辐射暴露是安全的,任何单次影像学检查的辐射量都不会接近这个值(见表6.1)。

表6.1　不同影像学检查对胎儿的辐射量

项　目	胎儿接收到的辐射剂量(millirads)
胸部X线	＜1
颈椎平片	＜1
胸部CT	13～1300(平均600)
腹部CT	250
头颅CT	＜1000
螺旋CT肺动脉造影(CTPA)	＜50
V/Q扫描	＜100
钡灌肠	700～1600

二、超声检查

超声检查对育龄期妇女盆腔疼痛和阴道出血的评估是至关重要的。超声检查可以对这两种症状的多种病因做出提示性或明确的诊断。超声检查可应用于所有妊娠妇女的初步筛查,以明确妊娠的位置、生存能力、妊娠周数、胎盘位置和胎儿的健康状况等。

(一) 异位妊娠

常见的异位妊娠超声检查结果包括以下内容:囊性或实质性的附件肿块,环形戒指样的厚壁输卵管,无回声的腹腔积液,输卵管积血及有或无胚芽的异位妊娠囊[1](见图6.1和图6.2)。超声检查发现滋养细胞血流信号,有助于诊断异位妊娠。Taylor等[2]指出,54%的异位妊娠存在滋养层血流信号(高速低阻抗血流)。在妊娠试验阳性而宫腔内未见妊娠囊的患者中,有研究发现,游离腹腔积液对宫外孕的诊断具有69%的特异性和63%的敏感性[1];特别是对有出血或破裂的异位妊娠,液体回声的阳性预测值可达93%。

超声检查对输卵管以外的异位妊娠也是有价值的,如腹腔内(见图6.3)、宫颈和宫角异位妊娠。宫角或间质部妊娠占所有异位妊娠的比例为3%,由于延迟破裂并伴有大量出血,从而导致死亡率较高。对于间质部的异位妊娠,超声检查结果一般包括:妊娠囊在子宫的偏心位;子宫肌膜壁厚度＜5mm;出现间质线(从子宫内膜管腔延伸到宫角妊娠囊或出血肿块的细回声线)。间质线的出现已被公认为间质部妊娠的特征性表现,并具有较高特异性和敏感度[3]。Ackerman等[3]在一项7年的回顾性研究中发现,在92%的间质部异位妊娠中存在这种间质线,并且如子宫中出现不对称增加的低阻力血流,也可被认为是间质部妊娠的继发性征兆。然而,必须注意异常子宫中的正常宫内妊娠,避免误诊,例如把纵隔或双角子宫误诊为间质部妊娠。宫颈部异位妊娠的预后比输卵管妊娠更差,这是因为此处妊娠可能出现不易控制的突发大量出血。因此,一

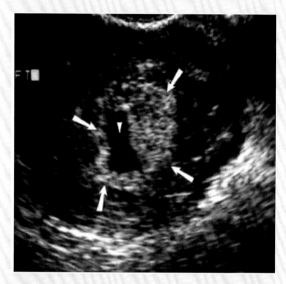

图6.1　一位36岁女性在人工受精后出现输卵管异位妊娠,左侧附件的阴道超声回声显示卵黄囊的输卵管环(箭头)。

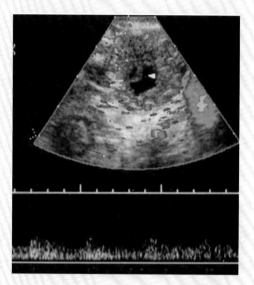

图6.2　一位26岁的输卵管异位妊娠女性,阴道内超声显示右侧输卵管存在异位妊娠,超声跟踪波形示滋养细胞流的"火环"标志,箭头指向处可见心管活动。

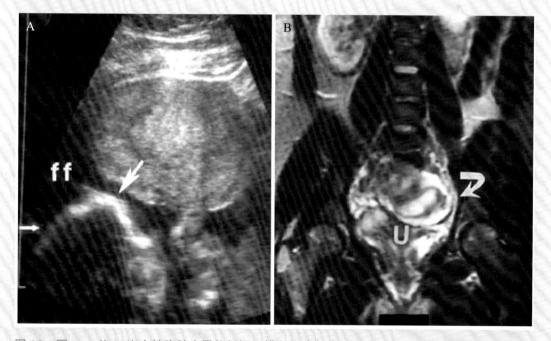

图6.3　图A:一位32岁女性腹腔内异位妊娠。横向经腹超声显示子宫内无内容物和子宫内膜增厚,并可观察到游离腹腔积液(ff)和宫外妊娠孕囊,图中箭头指向胎儿头骨。图B:一位32岁的腹腔内异位妊娠女性,冠状 T_2 加权磁共振图像显示无子宫内容物(U)和腹腔内妊娠孕囊(箭头)。

旦在子宫颈部发现妊娠囊,那么宫颈妊娠和流产的区分就成为诊断的关键。子宫颈部异位妊娠的超声特征包括:圆形或椭圆形非成熟胚囊;胚胎存在心管活动;宫颈内口紧闭;超声动态持续观察未见明显妊娠囊变化。

(二) 前置胎盘

早期超声检查对于前置胎盘的孕产妇具有非常重要的价值。在膀胱排空前后分别做中线纵切超声检查,可以减小膀胱充盈对子宫下段的影响。如果存在技术困难,那么可以选择用经盆底超声或经阴道超声(TVS)[4]进行检查。

(三) 胎盘植入

对于胎盘植入,可以通过超声检查明确诊断,主要是通过胎盘后的蜕膜、肌层低回声区缺损来确诊[5]。

(四) 胎盘早剥和胎盘后血肿

胎盘早剥的临床表现主要是伴有疼痛的阴道出血、消耗性凝血功能异常、急性肾功能衰竭和胎儿窘迫。超声检查的敏感性较差(40%)。超声检查有时可以显示胎盘后血凝块,但难以与正常胎盘静脉池区分。因此,在这种情况下,MRI检查具有更多的优势(见图6.4)。

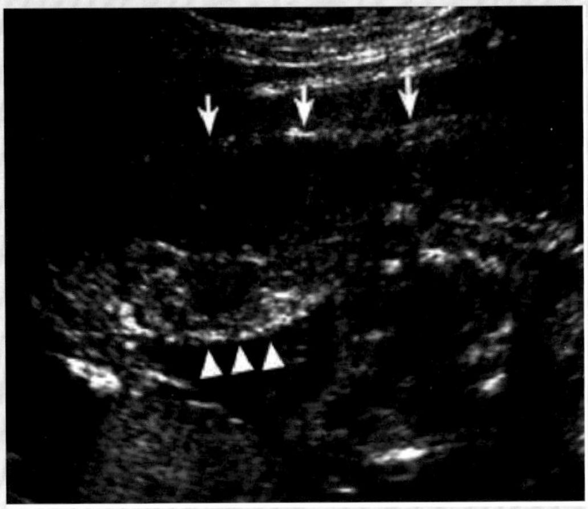

图6.4 一位32岁女性在妊娠中期出现胎盘早剥而致阴道出血。前置胎盘矢状经腹超声显示有异质回声纹理增厚的现象。最接近母体表面(短箭头)的胎盘部分比胎盘的其余部分(长箭头)的回声更低,这种现象的出现提示胎盘早剥。该患者流产后,组织病理学检查结果显示胎盘早剥,并且胎盘梗死范围>50%。

(五) 子宫裂开和破裂

子宫破裂的超声检查结果包括:羊膜囊部分突出;子宫内膜或子宫肌层缺损;宫外血肿和血腹(见图6.5和图6.6)。

(六) 产后卵巢静脉血栓形成

卵巢静脉血栓形成是一种罕见却可致命的严重产后并发症。其发病机制是在产妇排出感染的胎盘时,子宫肌层静脉内血栓逆行。由于存在肺栓塞的危险,因此明确诊断对于产妇至关重要。卵巢静脉血栓形成的超声诊断,主要是已存在感染迹象的产妇出现了卵巢静脉的扩张或不可压缩,并显示已延伸到下腔静脉。其中需要引起注意的是,明确卵巢静脉引流到下腔静脉对于诊断是非常重要的,但应避免将扩张的静脉误诊为扩张的输尿管、输卵管或盲肠后位阑尾炎。在超声显像上,妊娠子宫及在妊娠期间的卵巢静脉的横向位移,与增厚的肠壁或阑尾炎十分相似。产后卵巢静脉形成的血栓以逆行方式延伸到髂股静脉中,从而形成隐匿的下肢深静脉血栓。

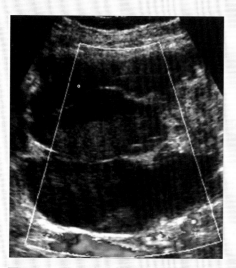
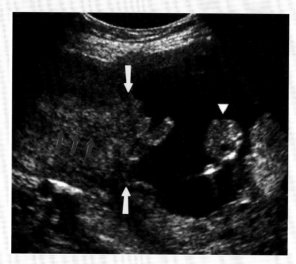

图 6.5 一位 36 岁女性经阴道分娩时,产程延长后导致子宫破裂。骨盆的横向超声显示复杂血肿,根据腹腔穿刺抽取的液体和临床症状可以明确诊断,并且在手术中明确诊断为子宫破裂。

图 6.6 一位 28 岁女性的腹腔内妊娠。经手术证实,该患者由于胎盘附着于原剖宫产切口瘢痕而导致子宫开裂,从而引起腹腔内妊娠。矢状阴道超声图显示子宫内无内容物、子宫肌层前部和下部缺损(如黄箭头所示)、宫外妊娠,三角箭头指示胎儿在腹部,红箭头指示子宫内膜。

(七)产后出血和胎盘滞留

不论是流产还是妊娠足月产后的胎盘滞留都可引起继发性产后出血,继而成为子宫感染的病灶。其诱因包括存在副胎盘,胎盘黏连植入或穿透,胎盘未完全娩出。超声检查显示子宫内膜增厚,并伴有回声不均和高回声的焦点区域胎盘钙化。由于胎盘组织滞留而出现低阻力动脉血流,这在子宫内膜炎中是比较少见的。

(八)妊娠期附件扭转

患者卵巢显著增大,并且彩色超声显示动脉或静脉血流未见或减少[6]。

(九)子宫穿孔

在非发达国家,由经验不足的医师进行的流产手术可能导致患者子宫穿孔。因此,可以选择在超声引导下,通过扩张器协助进行清宫。

(十)妊娠期急性脂肪肝

妊娠期急性脂肪肝常发生在妊娠晚期或产褥早期,可伴有恶心、呕吐和厌食,高达 70% 的孕产妇可出现黄疸和发热症状。超声检查可以显示肝脏中的脂肪淤积,但在显微镜下难以看到标志性的微泡脂肪变性。在临床上,可以利用超声检查将其与肝脏的罕见破裂或坏死进行鉴别诊断。

三、加压超声成像

（一）深静脉血栓形成

加压超声[7]是一种高度敏感，可以以其独特的方式发现下肢深静脉血栓形成，并可以避免辐射暴露或使用造影剂的检查。本项检查采用改良的两点加压法，将检查集中在血栓可能性大的区域，使检查在5min内完成，有效地缩短了检查时间。其与普通超声检查的敏感性和特异性相似。对于盆腔静脉，由于难以被加压，所以无法检测到深静脉血栓的形成。

（二）眼睛超声和超声检查

30%～100%的子痫前期患者存在视网膜血管变化，最常见的表现是视网膜小动脉的血管收缩。通过超声评估眼动脉血流情况，对于疾病的诊断是非常有帮助的。在严重的病变中，必须引起重视的是眶内血管阻抗增加。

四、X线检查

胸部X线检查是临床一般影像检查中较常用的一种。

（一）羊水栓塞

羊水栓塞虽然罕见（发生率为1∶8000～1∶80000），但它是产科中最严重的并发症之一。发病初期便可出现严重的皮肤发绀、呼吸衰竭和休克；疾病晚期会出现抽搐和深度昏迷。胸部X线检查可见右心房、右心室扩大，显著的肺动脉近端扩张以及肺水肿。

（二）肺栓塞

对于肺栓塞患者，非特异性胸部X线肺不张、单侧胸腔积液、肺实变或膈肌抬高。胸部侧位X线检查可以排除肺炎或肺水肿。

（三）围生期心肌病

围生期心肌病常发生在妊娠晚期或产褥早期，其体征和症状与心力衰竭类似[8]。胸部X线检查可显示心脏扩大和肺水肿。

（四）急性呼吸窘迫综合征

急性呼吸窘迫综合征（ARDS）患者早期可出现呼吸困难、呼吸急促和心动过速。ARDS发病原因常与孕产妇严重感染导致的流产相关，有时可继发于子宫穿孔。X线表现可在诱发因素发生后迅速恢复正常，但两肺弥漫性浸润通常在4～24h发生[9]。

（五）吸入性肺炎

吸入性肺炎孕产妇在分娩期或产褥早期可出现咳嗽和发热。胸部X线显示，在肺下叶的基底段或上叶的后段可出现浸润影。

五、磁共振成像

与CT相比,磁共振成像(MRI)不仅能提供更为优质的对比度和分辨率,而且不存在电离辐射,并可做到多平面成像。

(一)腹部MRI

腹部MRI有助于明确胎盘位置,辅助诊断相关的病理改变,如植入性和穿透性胎盘、胎盘早剥、肾积水、盆腔肿块,还可辅助进行骨盆测量。多层面MRI成像可对子宫壁和腹腔提供综合性评估,并可协助诊断HELLP综合征的肝破裂、肝包膜下血肿或梗死。

(二)脑MRI

脑MRI显像在评价脑梗死、肿瘤和感染方面均优于CT检查。若患者出现子痫,则脑MRI还可以协助诊断脑水肿和脑出血。通过MRI的T_2加权图像上的B/L高信号病变和无扩散限制的T_1加权图像上的低信号病变,可见头颅MRI异常通常出现在枕叶和顶叶。除非存在局灶性病变或复发性疾病,否则当患者病情恶化时,必须排除其他病因,例如癫痫、难以控制的高血压、红斑狼疮、颅内出血、脑肿瘤、动脉瘤、ITP、代谢障碍、大脑血管炎、海绵状静脉血栓形成、脑血管意外(CVA)和硬膜外穿刺误入血管等。

(三)MR静脉造影

MR静脉造影是诊断脑静脉血栓形成的常用检查技术,具有无创性和非对比性的特点。

六、CT扫描

头颅CT:是诊断脑出血的金标准。

腹部CT:可以提示肝脏并发症,如HELLP综合征的肝破裂、包膜下血肿或肝梗死。

骨盆CT:对于产褥期卵巢静脉血栓形成具有非常重要的诊断价值(见图6.7)。

七、螺旋CT肺动脉造影

对于肺栓塞诊断,螺旋CT肺动脉造影(CTPA)检查优于V/Q扫描,但是由于担心母体乳腺组织在受到辐射后,致癌易感性增加,因此不宜将此检查作为初步筛查方法[10]。

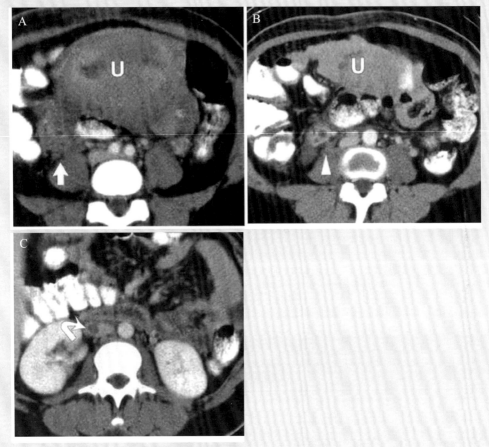

图6.7　一位28岁的女性产后形成卵巢静脉血栓。临床表现为正常阴道分娩后持续发热3d。增强CT图像连续轴向显示:图a和图b中,产后子宫(U),卵巢增大(图A中箭头所示),右侧卵巢静脉迂曲扩张并伴有局部血栓形成(图B箭头所示)和受累下腔静脉部分血栓形成(图C中箭头所示)

八、V/Q扫描或放射性核素肺成像

V/Q扫描或放射性核素肺成像是用于评估妊娠期肺栓塞的主要筛查技术,亦对肺野放射敏感性较低的部位有更多的参考价值。

九、正电子发射断层扫描

一般要求,在妊娠过程中,降低正电子发射断层扫描(PET)总剂量,尽量避免机械通气,但是在将PET用于诊断肺栓塞时,这些要求均可以忽略。然而,在母乳喂养过程中,若应用PET检查或机械通气,则需要暂停母乳喂养24h。

十、超声心动图

（一）围生期心肌病

当发生严重的左心室收缩功能障碍时,射血分数常小于45%[8]。其他非特异性检查结果包括左心房扩大、二尖瓣反流和心包积液。

（二）羊水栓塞

羊水栓塞常合并急性左、右心力衰竭和严重的肺动脉高压。

参考文献

［1］ Frates MC, Laing FC. Sonographic evaluation of ectopic pregnancy: update. AJR, 1995, 165: 251-259.

［2］ Taylor KW, Ramos IM, Feycock AL, et al. Ectopic pregnancy: duplex Doppler evaluation. Radiology, 1989, 173: 93-97.

［3］ Ackerman T, Levi C, Dashefsky S, et al. Interstitial line: sonographic findings in interstitial（cornual）ectopic pregnancy. Radiology, 1993, 189: 83-87.

［4］ Smith RS, Lauria MR, Comstock CH, et al. Transvaginal ultrasonography for all placentas that appear to be low lying or over the internal cervical os. Ultrasound Obstet Gynecol, 1997, 9: 22-24.

［5］ Finberg HJ, Williams JW. Placenta accreta. Prospective sonographic diagnosis in patients with placenta previa and prior cesarean section. J Ultrasound Med, 1992, 11: 333.

［6］ Fleischer AC, Stein SM, Cullinan JA, et al. Color Doppler sonography of adnexal torsion. J Ultrasound Med, 1995, 14: 523.

［7］ Lensing AWA, Prandoni P, Brandes D, et al. Detection of deep vein thrombosis by real time B-mode ultrasonography. N Engl J Med, 1989, 320: 342.

［8］ Lampert MB, Lang RM. Peripartum cardiomyopathy. Am Heart J, 1995, 130: 860-870.

［9］ Deblieux PM, Summer WR. Acute respiratory failure in pregnancy. Clin Obstet Gynecol, 1996, 39: 143-152.

［10］ Ferreti G, Bosson JL, Buffoz PD, et al. Acute pulmonary embolism: role of helical CT in 164 patientswith intermediate possibility at ventilation-perfusion scintigraphy and normal results at duplex ultrasonography of the legs. Radiology, 1997, 205: 453-458.

第七章　孕产妇血流动力学基本监测

一、引言

在妊娠期、分娩期及产褥期的不同阶段，孕产妇心血管系统发生着一系列的变化，而这些变化对母体和胎儿都是有利的，不仅能确保胎儿的最佳生长发育，而且可以提高母体在正常分娩过程中对失血的承受能力。充分了解这些变化是有必要的，有利于解释孕产妇生理性和解剖学的改变，以便能正确评估孕产妇心脏状况和血流动力学监测结果。这些变化在表7.1、图7.1和图7.2进行了简要的描述。

需要重症监护的孕产妇占0.07%～1.35%。重症监护的最常见适应证是产后出血、脓毒症和高血压。血流动力学的异常改变是孕产妇最常见的入住ICU的指征，其中以高血压、低血压（见表7.2）、偶发心律失常更为常见。

子痫前期是孕产妇高血压的最常见状况之一，可能导致严重的并发症，如急性肺水肿和肾功能衰竭。

孕产妇由于雌激素水平的增加和心血管系统生理性的变化，故易出现心律失常，如阵发性室上性心动过速。但是孕产妇发生心律失常并非是血流动力学改变的常见原因。

血流动力学监测是通过测量和解读血液在心血管系统中的情况来判断心血管性能的，它提供了心血管容量、血容量、心脏射血能力和组织灌注等可以定量的信息。正确的血流动力学评估应该是逐步进行的：①临床评估；②基础的心血管监测；③压力负荷和容量反应；④心排血量监测；⑤心脏收缩功能评估；⑥组织灌注评估。

表7.1　妊娠期间心血管系统的生理及解剖学改变

指标参数	变　化	产　前	分　娩	产　后
血容积	增加50%	6周后开始增加，30～32周达高峰	同孕晚期	失血后下降
每搏输出量	增加20%	妊娠早期开始增加，20周达峰值，之后逐渐下降	第二产程时达峰值，之后逐渐下降	产后6周降至正常水平
心率	增加15～20次/min	妊娠后半阶段增加最多	进一步增加	分娩后1h恢复至产前水平，产后6～12周回归正常
血压*	下降10%～15%	在孕中期下降5～10mmHg，孕晚期恢复正常	宫缩时上升10%～25%	正常水平

续表

指标参数	变　化	产　前	分　娩	产　后
心排血量**	增加40%	8周后开始增加,32周达峰值	进一步增加25%～50%	产后即刻上升80%,分娩后1h恢复到产前状态,6～12周恢复至正常水平
子宫血流量	占心排血量的10%	—	—	—
心脏解剖	心脏增大,尤其是左心房	—	—	—

备注:*孕产妇血压的下降是孕激素、胎盘的形成以及低血管阻力系统共同作用,导致血管张力下降的结果;**在第三产程,子宫强烈收缩使得胎盘血进入母体循环,从而使得心排血量进一步增加。

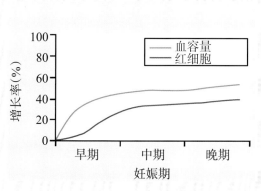

图7.1　妊娠期血容量变化图

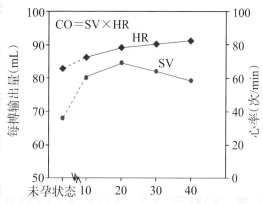

图7.2　每搏输出量(SV)和心率(HR)在妊娠期间的变化(CO＝SV×HR)

表7.2　产妇低血压的主要原因

分　类	原　因
低血容量性休克	异位妊娠破裂;前置胎盘;产后出血;创伤;子宫破裂
感染性休克	产后脓毒症;脓毒症流产
心源性休克	先前存在的心脏瓣膜病;围生期性心肌病
其他原因	肺栓塞;羊水栓塞;子宫内翻

二、临床评估

症状与体征是可以最快获得的临床证据,并且是无创的。因此,对孕产妇应在整个妊娠过程中详细记录产检过程。孕产妇组织灌注不足具有以下一个或多个特点:

- 脉搏细速。

- 烦躁。
- 精神混乱。
- 毛细血管充盈不足。
- 四肢厥冷。
- 多汗。
- 呼吸急促。
- 心动过速。*
- 低血压。
- 脉压减少。
- 尿量减少。**

注:*有时心动过缓也可能是心排血量减少的主要原因;**尿量减少预示患者可能出现早期肾功能不全,而肾前性灌注不足可能是其主要原因。

三、基础的心血管监测

对所有危重症孕产妇均应进行心电图(ECG)监护、有创动脉血压监测、脉搏血氧监护、动脉血气(ABG)分析以及血乳酸水平监测。

(一)心电图监测

12导联心电图可以提供患者心率、节律、ST段以及T波水平等信息。其中,心率可以作为心排血量的重要因素(CO=SV×HR),而ST段的改变往往提示患者可能存在心肌缺血。另外,心电图还可以用以辅助发现心律失常。

(二)血压监测

1. 无创监测

收缩压代表左心室收缩时血液对血管内壁的压力,而舒张压代表心脏舒张时动脉血管弹性回缩而产生的压力。平均动脉压(MAP)是指一个心动周期中动脉血压的平均值。当人体的血管处于收缩状态时,即使心排血量低,MAP也可能正常或偏高。相反,如果外周血管持续舒张,如脓毒症患者,尽管心排血量很高,但MAP也可能是低的。因此,维持稳定的MAP是使用血管活性药物的治疗目标,也是治疗脓毒症患者的主要途径。如果是急性的血压增高,则可能与组织恶性灌注有关,例如高血压性脑病。血压的监测常常通过手动或自动的无创血压监测来实现。

无创血压监测的局限性如下。

- 袖带绑得不适当可能造成血压读数不准确。
- 在肥胖、测量过程中手臂低于右心房的情况下,血压测量结果可能偏高。

- 若袖带绑得过松或过高(在右心房上方),则血压测量结果可能偏低。
- 另外,许多主观、客观和环境因素有可能导致血压读数错误。

2. 有创监测

通过有创监测可连续观察血压,是高级血流动力学监测的一个组成部分。与无创方法相比,用有创动脉留置导管的方法测量血压更准确。

有创血压监测的适应证如下。

- 血压不稳定。
- 严重低血压或严重高血压。
- 需快速使用血管活性药物时,如血管扩张剂、血管升压药、正性肌力药。
- 需要频繁采集动脉血的患者。
- 应用主动脉内球囊反搏泵时。
- 无创血压监测不准确时。

由于交感神经反射可作为血容量减少的代偿机制,因此血压不是反映血容量减少的敏感指标。妊娠期间,孕产妇血容量会发生生理性增加,因此病情会更加复杂。

(三)脉搏血氧饱和度

氧饱和度(SO_2)是与氧完全结合的血红蛋白的百分比。脉搏血氧饱和度(SpO_2)有时也被称为"第五大生命体征"。SpO_2监测是一种利用光信号在组织传输的技术来测量患者血红蛋白氧饱和度的无创性方法。通过SpO_2监测评估氧饱和度可以辅助评估孕产妇是否存在子痫前期的风险。如果SpO_2有下降的趋势,那么可能是子痫前期合并肺水肿的早期预警。SpO_2下降也可见于急性失血(APH和PPH)和脓毒症等低氧血症的患者。

通常,在室内空气中,正常人的SpO_2可超过95%。如果存在深呼吸或呼吸加快,则SpO_2可增加到98%～99%。若同时吸入高浓度氧(40%～100%),则SpO_2可增加到100%。在发绀或心率发生变化之前,会出现SpO_2下降,这就提供了低氧血症的早期预警。

氧合血红蛋白解离曲线的S形状展示了可耐受的氧饱和度范围。当SpO_2在90%～100%时,动脉血氧分压(PaO_2)为60mmHg甚至更高。当SpO_2低于90%时,氧合血红蛋白解离曲线则变得更陡,提示SpO_2的小幅度下降将导致氧分压的大幅度下降。根据氧合血红蛋白解离曲线的情况,大多数危重症患者的SpO_2应保持在大于92%的范围。

在如下情况下,外周脉搏信号丢失或减弱,SpO_2读数可能无法读取或不可用。

- 血压计袖带充气/外周低血压。

- 低体温。
- 低心排血量。
- 低血容量。
- 外周血管疾病。
- 分娩时 Valsalva 动作。
- 输注血管活性药物。

(四) 动脉血气

动脉血气分析测量的数据通常包括 pH、$PaCO_2$、PaO_2、CO_2 含量、碱剩余。这些数据测量通常用于评价组织氧合状态和肺功能。

(五) 孕产妇正常的动脉血气

孕产妇正常的动脉血气如下。

- 慢性轻度代偿性呼吸性碱中毒。
- pH 约为 7.44。
- $PaCO_2$ 为 28～32mmHg。
- $PaO_2 > 100$mmHg。
- HCO_3^- 浓度为 18～22mmol/L。

PaO_2，动脉血中的氧分压决定血红蛋白的氧饱和度。氧饱和度与血红蛋白的浓度决定血液中氧的总量(CaO_2)。

将 PaO_2 增加到 100mmHg 以上，对增加血液中氧的含量具有重要的意义。相反，PaO_2 降低主要导致血红蛋白携带氧的含量降低。大气条件下，正常人 PaO_2 正常值为 97～100mmHg。

呼吸障碍或机体对代谢过程的适应情况可导致肺泡通气的变化，而肺泡通气变化的结果可导致 $PaCO_2$ 的变化。

(六) 血乳酸

在静息状态下，人的正常血乳酸水平约为 1mmol/L(0.7～2.0mmol/L)。血乳酸水平升高可能代表组织灌注不足。血乳酸水平升高与循环衰竭、无氧代谢以及组织缺氧密切相关。目前，乳酸水平已被作为危重症患者组织灌注的重要监测指标。

四、压力负荷和容量反应

Starling 定律是指心脏收缩释放的能量(心脏做功)与心肌纤维长度成函数关系。在一定条件下，前负荷增加，舒张末期压力增高，从而心排血量增加。

在低血压状态下，重要的是评估心脏前负荷和液体容量反应性。

通常,对心脏前负荷的评估可以直接或间接地测量左、右心室及联合评估左右心室的舒张末期容积;也可以选择静态测量数据,例如颈内静脉压(JVP)、CVP(反映右心室功能)、肺动脉嵌顿压力(PAOP)(反映左心室功能);通过热稀释法测量右心室舒张末期容积(RVEDV)和(或)全心舒张末期容积(GEDV);或通过超声心动图测量左心室舒张末期容积(LVEDV)。床旁最常用的静态前负荷的评估方法是CVP,但是如以静态测量数据作为液体复苏的终点,则其临床意义不大。

(一) 中心静脉压的目标值

与静态指标相比,前负荷动态指标依赖于心肺相互作用下的生理学变化,以确定患者是否能从增加的前负荷中获益。基于前负荷的变化,动态指标能动态反映血流动力学的改变。这可以通过观察对正压通气的心血管反应或可逆的前负荷增加的运动(例如被动腿抬高)来获得。这些指标包括脉搏压力变化(PPV)、收缩压变化(SPV)、每搏变异度(SVV)、下腔静脉(IVC)/上腔静脉(SVC)塌陷度。

尽管动态指标明显优于静态指标,但是目前还没有相关数据提示使用动态指标指导治疗会明显影响患者的预后。

(二) 中心静脉血氧饱和度

中心静脉血氧饱和度($ScvO_2$)反映上腔静脉血返回至右心房的氧饱和度,可以从中心静脉导管抽血获得数据。$ScvO_2$是组织氧合的全身性指标,反映氧输送和氧消耗之间的平衡,能用以评估组织氧合状态。其已被证明可用于指导脓毒症休克早期的复苏(见表7.3)。

正常氧摄取为25％～30％,对应于$ScvO_2 > 65$％。$ScvO_2 \leq 65$％提示组织氧合受损。

表7.3　$ScvO_2$

项　目	中心静脉压(CVP)
正常	0～5mmHg
目标(用于容量复苏)	6～10mmHg
正常(如果正压通气)	5～10mmHg
复苏目标(如果正压通气)	10～15mmHg

五、CO监测

若患者经充分的液体复苏后仍处于低血压的状况,并且全身组织灌注不足,则应考虑直接监测CO。充足的CO是人体向外周组织供氧所必需的。低CO反映血容量不足或心力衰竭。

目前,监测CO的设备有许多。基于Fick原理和肺动脉导管的热稀释原理开展的有创监测是目前CO监测的金标准。然而,它们是侵入性的,可能导致一些并发症的出现。

无创方法是以超声心动图中收缩期左心室内径变化为依据来评估心功能。结合超声心动图评估心脏横截面,通过超声测量心脏和大血管中的血流流速,可计算CO。根据临床具体情况可选择CO的监测类型。

六、心脏收缩功能评估

心脏收缩功能的评估对寻找休克的病因以及指导进一步治疗是很重要的。对心脏功能,可以在床边经胸超声心动图(TTE)进行快速评估,能够快速发现明显的左心室功能异常,还可以通过测量射血分数对左心室收缩功能进行定量评估(正常值>55%)。

超声心动图的优点包括无创、快速发现问题,可全面评估心脏功能。此外,可以评估容量反应性的动态指标,比单纯静脉充盈压更有价值且容易获取,如下腔静脉的塌陷。

七、组织灌注的评估

一般来讲,我们常用全身灌注的指标来评估组织灌注的充足与否。然而,在脓毒症患者中,组织灌注不足可能是由低血压和血流分布异常共同导致的,而局部组织血流受"微循环"调节。越来越多的证据表明,微循环衰竭在多器官功能衰竭、脓毒症和脓毒症休克的发病机制中有重要作用。

微循环可以通过正交偏振光谱成像和侧流暗场成像装置直接可视化进行观察。这些装置使用偏振绿光照射至微循环内部组织,使得RBC分辨率更高,最终实现红细胞转运的可视化。

激光超声血流仪是一种无创的诊断方法,利用超声原理检测激光照射处微血管中的红细胞流率以监测血流量。

近红外光谱利用存在于骨骼肌中的不同成分(例如氧合血红蛋白、脱氧血红蛋白和肌红蛋白)的光吸收特性不同,从而计算出组织氧饱和度。

目前,这些设备还没有投入临床使用。除了母体的血流动力学监测外,危重症孕产妇应根据孕周和临床具体情况进行胎儿监测。

产科的特殊注意事项

1. 重度子痫前期血流动力学监测

子痫前期和子痫是妊娠期特有的多系统疾病。其血流动力学特征与正常孕产妇不一样,血容量不像正常妊娠过程一样增加,且这些患者没有预期的全身血管阻力下降,故难以耐受产后正常的失血量。此外,子痫前期的孕产妇存在氧的输送和氧利用率的下降。

对以下三类子痫前期孕产妇需要监测血流动力学:顽固性少尿、肺水肿和难治性高血压。在这些情况下,血流动力学监测对于指导正确的治疗是非常重要的,如下所述。

(1) 顽固性少尿:在持续少尿的子痫前期孕产妇有三种不同的血流动力学。①由于血容量不足,肺动脉嵌顿压(PAWP)低,全身血管阻力(SVR)增加以及左心室收缩过度。它的治疗原则是积极进行容量复苏。②肾动脉痉挛引起的少尿,PAWP增加,SVR正常,心排血量正常。对于这类少尿,主要采用低剂量多巴胺治疗的方法,可以减少肾血管痉挛。③血流动力学改变与全身血管收缩一致,伴有PAWP和SVR增加,心排血量减少。降低后负荷和利尿可以改善这些孕产妇的心功能。

(2) 肺水肿:由于胶体渗透压(COP)降低,所以子痫前期孕产妇患肺水肿的风险增加。产褥期,COP会进一步降低,如果采用大量晶体液复苏,则发生肺水肿的风险升高。引起肺水肿的其他原因有医源性超负荷和肺毛细血管通透性的改变等。在这种高风险的情况下,应采用容量评估来指导液体管理。

(3) 难治性高血压:肺动脉导管(PAC)的置入对于难治性高血压患者的管理是非常有用的,有助于发现血压增高的原因,并指导辅助治疗。对于重度子痫前期伴有左心室舒张功能不全的孕产妇,CVP不能正确反映容量变化,因此此时右心室的充盈压(用CVP检测)不能反映左心室的功能。容量负荷试验可以升高PAWP而CVP无明显变化。在这种情况下,PAC仍然是ICU的标准的监测方法。

2. 妊娠期心血管疾病

当孕产妇存在二尖瓣或主动脉瓣狭窄、肺动脉高压合并心功能不全时,需要了解左心室压力和心排血量以指导治疗,推荐使用PAC。通常,考虑将PAC用于流出道梗阻、低肺动脉压力或从右向左分流的患者。

了解生理变化对孕产妇合并心脏疾病的治疗是非常重要的。妊娠合并二尖瓣反流的孕产妇对血容量增加的耐受性很差。与此形成鲜明对比的是,妊娠合并主动脉瓣狭窄的孕产妇的负荷量的增加是有利的。这种生理改变有助于保持正常的每搏输出量和心排血量。在这种情况下,PAWP应保持在高于正常值的水平,以维持心排血量。

妊娠期心率的增快会降低二尖瓣狭窄孕产妇的舒张期左心室充盈,从而导致肺瘀血的发生。在临床上,孕产妇控制心率的一线用药是β受体阻滞剂。同时,在这些情况下,采用PAWP指导利尿也是正确的选择。

产褥期,孕产妇的血管阻力会增加,这时降低血管阻力是对二尖瓣和主动脉瓣反流性病变有利的临床措施。然而,降低血管阻力可能加重主动脉瓣狭窄以及引起血流动力学的改变,造成从右向左分流。

八、妊娠期血流动力学监测

综上所述,血流动力学和心脏监测是重症产科监护的非常重要的组成部分(见表7.4),是治疗产科急症的必要条件。因为孕产妇在产前、产时或产后都存在高风险,所以对妊娠期的生理变化和血流动力学等方面的监测,是非常重要的。

表7.4 妊娠期血流动力学监测

	参 数	正常范围	危急值	注 释
基本参数	ECG	—	—	辅助诊断心律失常、心肌缺血、电解质紊乱、栓塞
	BP	SBP:100~140mmHg; DBP:60~90mmHg	>160/110mml/g 或 <90/60mml/g; 或 SBP 降低 > 20mmHg	低血压会损害组织灌注;当 BP>160/110mmHg 时,可导致孕产妇出现子痫前期的所有并发症
	MAP	70~100mmHg	<60mmHg	MAP<60mmHg可造成重要器官的氧灌注不足
	SO_2	>95%(室内空气)	<90%	在低氧浓度条件(APH,PPH,脓毒症)下观察到的低 SpO_2 是子痫前期肺水肿的预警信号
	动脉血气 (ABG)	pH:7.40~7.46; $PaCO_2$:28~32mmHg; PaO_2>100mmHg; HCO_3^-:18~22mep/L	PaO_2<60mmHg; $PaCO_2$>45mmHg	低 PaO_2 反映如上所述的低氧血症、脓毒症、栓塞和低血容量性休克的酸中毒
高级参数	CVP(反映右心房压力)	2~6mmHg		休克患者液体管理
	PCWP	4~12mmHg		PCWP 反映左心房和心室充盈压力,并且更有利于对心肌梗死、瓣膜疾病、脓毒症和重度子痫前期患者的液体监测
	CO	5.5~6L/min		当患者对液体复苏无反应时,测量得到的参数有助于辅助诊断
	心脏收缩功能	EF>55%		TTE 可以进行临床评估,寻找休克的病因
	组织灌注	体表组织中的微循环		受血容量不足、急性高血压和脓毒症的影响;目前不用于常规临床实践

参考文献

［1］ Cavallaro F, Sandroni C, Antonelli M. Functional hemodynamic monitoring and dynamic indices of fluid responsiveness. Minerva Anestesiol, 2008, 74: 123-135.

［2］ Clardy PF, Reardon CC. Critical illness during pregnancyand peripartum period. Acute respiratory failure during pregnancy and post partum period. UpToDate, Sept 2014.

［3］ Enomoto TM, Narder L. Dynamic indices of preload. Crit Care Clin, 2010, 26: 307-321.

［4］ Fujitani S, Baldisseri MR. Hemodynamic assessment in apregnant and peripartum patient. Crit Care Clin, 2005, 33(Suppl): 5354-5361.

［5］ Bridges EJ, Womble S, Wallace M, et al. Hemodynamic monitoring in high risk obstetrics patients. Crit Care Nurse, 2003, 23(5): 52-57.

［6］ Maddirala S, Khan A. Optimizing hemodynamic support in septic shock using central and mixed venous oxygen saturation. Crit Care Clin, 2010, 20: 323-333.

［7］ Magder S. Central venous pressure monitoring. Curr Opin Crit Care, 2006, 12: 219-222.

［8］ Marik E, Barem M, Vakid B. Does central venous pressure predict fluid responsiveness? Chest, 2008, 134: 172-178.

［9］ Mohammed I, Nonam SA. Mechanisms, detection and potential management of microcirculatory disturbance in sepsis. Crit Care Clin, 2010, 26: 393-408.

［10］ Mohammed I, Phillips C. Techniques for determining cardiac output in the intensive care unit. Crit Care Clin, 2010, 26: 335-364.

［11］ Nahourau RA, Rowell SE. Static measurement of preload assessment. Crit Care Clin, 2010, 26: 295-305.

［12］ Pollock W, Rose L, Dennis CL. Pregnant and postpartum admission to the intensive care unit: a systematic review. Intensive Care Med, 2010, 36: 1456.

［13］ Shapiro DS, Loiacono LA. Mean arterial pressure: therapeutic goals and pharmacologic support. Crit Care Clin, 2010, 26: 285-293.

［14］ Yeomans ER, Gilstrap LC. Physiologic changes in pregnancy and their impact on critical care. Crit Care Med, 2005, 33(Suppl): 5256-5258.

［15］ Zelop CM. Cardiopulmonary arrest during pregnancy. UpToDate, Sept 2014.

第八章 呼吸与血气监测

一、妊娠期呼吸生理

妊娠状态是正常的生理状态。妊娠期间,为了优化胎儿的生长和满足孕产妇需求的增加,孕产妇机体会发生一系列的生理适应性变化,包括心血管系统、血液系统、代谢系统、呼吸系统及泌尿系统的改变。孕激素和雌激素水平在妊娠期持续上升,以保障和支持胎儿的生长。

妊娠期,激素和力学的变化促进了呼吸系统的适应性变化。激素水平的改变导致孕产妇的鼻、口咽、喉、气管内膜的毛细血管充血水肿。体液超负荷、妊娠期高血压相关的水肿、子痫前期均会加重上述改变。特别需要引起注意的是,气道的适应性变化使得对气道的任何相关操作都有导致出血的可能。因此,对孕产妇行气管插管的难度增大,且只有口径比常规小的气管插管才能通过喉部。然而,孕产妇的气道阻力是降低的,这可能是在孕激素介导下,支气管平滑肌松弛所致的。

力学改变导致肺容积减小。子宫上移导致膈肌抬高4cm,然而肺总量只有略微减少,这是因为孕激素诱导的韧带松弛和肋骨外展导致了胸廓直径代偿性的增加。从孕中期到妊娠晚期,胎儿足月,补呼气量、残气量和功能残气量逐渐减小约20%。

随着胎儿的生长,耗氧量逐渐增加。在胎儿足月时,耗氧量达到高峰,至少可增加20%。分娩时,耗氧量持续增加(可超过60%),从而导致心脏及呼吸系统过负荷(见表8.1)。

表8.1 妊娠期呼吸生理改变

胸廓/呼吸力学	呼吸生理改变	胸廓/呼吸力学	呼吸生理改变
胸廓顺应性	降低	用力肺活量(FVC)	无变化
胸廓直径	增加	FEV_1/FVC	无变化
膈肌	抬高	气体交换	
肺顺应性	无变化	一氧化碳弥散量(DLCO)	无变化或略降低
肺容积		通气	
肺总量	无变化或略降低	每分通气量	增加
肺活量	无变化或略增加	潮气量	增加
深吸气量	略增加	呼吸频率	无变化
功能残气量	降低	血气	
残气量	略降低	pH	正常(7.39～7.42)
补呼气量	降低	PaO_2	轻度升高(100～105mmHg)
肺活量测定		$PaCO_2$	略降低(32～34mmHg)
第一秒用力呼气量(FEV_1)	无变化	HCO_3^-	略降低(15～20mmol/L)

二、呼吸监测

在对呼吸衰竭患者的管理中,呼吸监测起到了重要的作用。呼吸监测可以早期发现生理上的微小变化。因此,充分理解呼吸衰竭的病理生理学基础,可以确定治疗干预措施的必要性和优先性,评估治疗的有效性及了解疾病的并发症。监测可以是床旁的临床监测或者是涉及复杂监测仪的监测,但是先进的监测技术不能替代临床判断。

三、临床监测

当患者有呼吸困难的主观感受和呼吸频率增加时,床旁的临床监测可提示潜在的呼吸问题。基础的活动耐受性和连续讲一个完整的句子的能力,可以反映呼吸储备水平。鼻翼煽动与胸锁乳突肌、肋间肌和胸骨下肌肉等可以辅助呼吸肌的运动,心动过速和高血压等交感神经兴奋的表现,可以共同反映呼吸功能的增加。缺氧可以导致发绀和烦躁;高碳酸血症可以导致嗜睡和扑翼样震颤;心动过缓和低血压则表明代偿的失败,也是呼吸衰竭晚期的临床表现。

临床监测要点如下。

- 呼吸困难。
- 不能连续讲一个完整的句子。
- 呼吸急促。
- 使用辅助呼吸肌。
- 高血压和心动过速。
- 发绀和烦躁(缺氧)。
- 嗜睡和扑翼样震颤(高碳酸血症)。
- 心动过缓和低血压(呼吸衰竭晚期的临床表现)。

四、气体交换

(一)脉搏血氧饱和度

缺氧以发绀为临床表现,而发绀通常是病情晚期和非特异性的缺氧表现。用脉搏血氧饱和度仪可以测量组织中实时的血红蛋白氧饱和度,其灵敏度大约为95%。

1. 原理

基于对660nm和940nm波长光的吸收度不同,脉搏血氧饱和度仪可以将血红蛋白区分为氧合血红蛋白和还原血红蛋白。相比于非氧合血红蛋白,氧合血红蛋白吸收的红光(±660nm)少,而红外线(±910~940nm)多。因此,氧合血红蛋白和非氧合血红蛋白的比例决定了红光和红外线的吸收比例。当红光和红外线直接从发光二极管穿过搏动的组织到光电探测器时,各个波长的光被组织吸收,并且随着脉搏的搏动呈现周期性波动。在心脏舒张期,吸收光取决于非血管组织成分(如骨、肌肉和间质)和静脉血。在心脏收缩期,吸收光由所有上述成分和动脉血决定。因此,理论上,心脏收缩期和舒张期吸收的不同是由于存在动脉血。而收缩期和舒张期吸收比例的改变可以用来估算动脉血氧饱和度。大部分脉搏血氧饱和度仪在理想的脉搏条件下测得的饱和度是脉搏血氧饱和度(SpO_2),比实际的动脉血氧饱和度低2%。碳氧血红蛋白检测是指对取自动脉或静脉的全血样本进行检测。它可以基于不同的吸收光谱,测量多种波长的吸光度,可以在总血红蛋白中计算氧合血红蛋白、还原血红蛋白、高铁血红蛋白、碳氧血红蛋白的比例。碳氧血红蛋白检测被认为是评估氧饱和度的金标准。

2. 脉搏血氧饱和度的适应证

危重症医学协会认为,脉搏血氧饱和度(或经皮氧测量)监测是对ICU患者的最基本监测。其目的是发现早期缺氧危重症患者,并给予氧疗。脉搏血氧饱和度仪对麻醉患者和所有有气道干预的患者也是很重要的。

3. 脉搏血氧饱和度的不足

严重低氧、异常血红蛋白血症、低灌注状态、皮肤色素沉着、高胆红素血症等,可能干扰光从发光二极管到光电探测器的吸收,均会严重影响SpO_2监测的准确性。

4. 校准相关技术问题

脉搏血氧饱和度仪是通过对正常志愿者的监测来完成校准的。因此,大多数脉搏血氧饱和度仪在SpO_2低于70%时,其准确度是降低的。也可以认为,在SpO_2低于70%时,脉搏血氧饱和度仪是不可信的。

(1)测量位置:常用的是手指和脚趾。高光环境、活动、灌注伪差均可能影响手指和脚趾的测量结果。耳垂是最不容易受血管收缩影响的测量位置。指甲过长也会妨碍监测,但在使用胶带固定一次性探头时,即使超过手指两边也不会影响对SpO_2的监测。由于脉搏血氧饱和度从原理上取决于颜色,所以人工指甲和指甲油也会导致对SpO_2的误判。

(2)运动伪差:身体颤抖或者其他运动都有可能导致伪差。脉搏体积描记波形显示不规则波形,会导致SpO_2判读误差。这从脉率监测和心电图心率的差异中可得到提示。

(3)环境光:影响对660nm和(或)910nm波长光的吸收,可能影响对SpO_2和脉搏的计算。手术灯、光纤光源也会干扰SpO_2。周围灯光的干扰是存在的,仪器检测测得的脉搏值与触及的脉搏和心电图都是不一致的,或者当在不透明的物体挡住周围灯光,探头被遮挡的瞬间,SpO₂会发生变化。然而,一代又一代新的脉搏血氧饱和度仪很少受到或根本不受环境光的影响。

（4）低灌注:外周灌注不足或四肢冰冷均会影响SpO₂数据的可靠性。

（5）高胆红素血症:标准的脉搏血氧饱和度仪不受高胆红素血症的影响。

（6）异常血红蛋白血症:标准的脉搏血氧饱和度仪虽然具有两种波长的二极管系统,但是仍不能区分高铁血红蛋白、碳氧血红蛋白和胎儿血红蛋白。在新生儿中,胎儿血红蛋白可能被混淆,但在成年人中很少有这样的问题。局麻药、氨苯砜等被认为与成年人获得性高铁血红蛋白相关。相比于 940nm 的光,高铁血红蛋白更多地吸收 640nm 的光,这就会影响脉搏血氧饱和度的数据。高水平的高铁血红蛋白会使SpO₂维持在84%～90%。碳氧血红蛋白与烟雾吸入或潜在的一氧化碳中毒有关。在用两个二极管的脉搏血氧饱和度仪监测时,碳氧血红蛋白也会被监测为含90%的氧合血红蛋白和10%的还原血红蛋白,而导致虚假的SpO₂值。脉搏血氧饱和度与氧分压或血红蛋白饱和度测得的氧饱和度之间存在差距,常提示异常血红蛋白血症。

（7）脂质:对于有高乳糜微粒和输注脂质的患者,可能出现SpO₂偏低的误判,这是因为脂质干涉光的吸收。

（8）低体温:所诱导的血管收缩会影响信号的质量,从而造成脉搏血氧饱和度仪所测得的脉搏值与心电图监护所测得的脉搏值不一致。

（9）实际意义:氧饱和度与血红蛋白含量和心排血量一样,是氧气输送到组织的一个重要的决定性因素。主要由SpO₂决定血中输送到组织中的氧气含量,而不是动脉血氧分压（PaO₂）。氧合血红蛋白解离曲线不是线性的,它描述了SpO₂和PaO₂的关系。90%氧饱和度是临界值,因为低于这个水平,即使PaO₂轻度降低也会导致SpO₂的大幅下降。此外,常见的误解是,只要SpO₂正常就可以排除呼吸系统问题,如有气道阻塞的患者能够维持正常的SpO₂,尤其在吸氧状态下。吸氧,甚至是轻度呼吸机支持就能够维持氧合,但是二氧化碳分压可持续升高至危险水平。

只有正确的脉搏体积描记波形,才可以解释SpO₂的数据。此外,严重低氧时会降低脉搏血氧饱和度仪的可靠性。在SpO₂低于70%时,脉搏血氧饱和度仪是不可信的。

（二）呼气末二氧化碳监测

二氧化碳描记以绝对值测量和波形图来显示呼气二氧化碳分压（PCO₂）的变化。影响呼气二氧化碳值的因素如下。

- 影响二氧化碳产生的因素,包括基础代谢、药物治疗、核心温度。
- 影响二氧化碳运送的因素,包括心排血量、肺灌注。

● 影响通气的因素,包括阻塞性和限制性疾病、呼吸频率、通气血流比。

1. 原理

呼气中的PCO_2通常由红外吸光度和质谱分析决定。

传统的床旁二氧化碳分析仪采用的是红外技术。CO_2的一个特性:在波长4.28mm左右,CO_2对红外线的吸光度最大。具有滤光器的加热丝可以产生合适波长的红外线。当CO_2通过聚集光束和半导体光电探测器时,可以产生电子信号,经过校正,就可以准确地反映测试气体的PCO_2。

另一种方法是质谱分析,可以直接检测几种气体的分压,经常用于手术室内对其他吸入气体的评价。

气体能够通过主流或分流吸取CO_2样本。主流取样是将二氧化碳监测仪直接置于患者呼吸回路中,于是患者呼出的所有气体都会通过二氧化碳监测仪;分流取样是通过细管将呼出气泵到附近的分析管中。

主流取样提供了样本气体实时的分析,但是会增加患者呼吸的无效腔量,增加气管插管和呼吸回路的重量。分流取样取自呼气回路中的气体,影响潮气量的测量,取样误差会影响PCO_2值。

2. 适应证

二氧化碳监测仪可以持续监测气管插管的位置正确与否,这对所有插管患者都是至关重要的,尤其对于在转运途中持续存在意外拔管风险的患者。

对于心搏骤停患者,持续二氧化碳监测对插管、通气和自主循环恢复的监测有意义。心肺复苏时,呼气末二氧化碳分压($P_{ET}CO_2$)迅速增加提示自主循环的恢复,对于确定时间节律和脉搏检查具有有效的指导作用。

对于严重气道反应性疾病或者充血性心力衰竭患者发生呼吸微弱的状况,持续无创监测$P_{ET}CO_2$是很有实际意义的(见表8.2)。

表8.2　$P_{ET}CO_2$发生改变的临床情况

$P_{ET}CO_2$增加	$P_{ET}CO_2$减少
增加肌肉活动(颤抖)	减少肌肉活动(肌松剂)
恶性高热	低体温
增加心排血量(复苏期)	降低心排血量
输注碳酸氢盐	肺栓塞
释放止血带	支气管痉挛
支气管痉挛药物治疗有效	每分通气量增加
每分通气量减少	

3. 实际意义

在正常生理状态下,动脉二氧化碳分压(来自动脉血气)和肺泡二氧化碳分压(来自二氧化碳监测仪测得的$P_{ET}CO_2$)的差值是2～5mmHg。这个差值被称为动脉二氧化碳分压-呼气末二氧化碳分压梯度($PaCO_2$-$P_{ET}CO_2$梯度)或肺泡-动脉二氧化碳差值。在下列条件下,这个差值将进一步增加。

- 慢性阻塞性肺疾病(COPD)(引起肺泡气排空不完全)。
- ARDS(引起V/Q失调)。
- 取样系统或气管套管周围漏气。

虽然,在血流动力学稳定的健康志愿者身上,$P_{ET}CO_2$能够反映$PaCO_2$;但对于血流动力学不稳定或肺功能异常的患者,这是不可靠的。例如,单用$P_{ET}CO_2$监测失代偿期COPD患者高碳酸血症情况,就有可能发生严重低估病情恶化的情况(由于明显的肺分流,所以若测得的$P_{ET}CO_2$是30mmHg,则实际$PaCO_2$可能是95mmHg)。

(三) 酸碱的生理和常见的酸碱平衡紊乱

通过机体代谢,酸性物质在体内持续产生。尽管大量的酸在体内产生,但是pH值必须始终维持在7.35～7.45,这是因为氢离子是异常活跃的,甚至能在短时间内改变生理过程。直接缓冲pH值的包括碳酸氢盐、磷酸盐和蛋白质。pH值的调节最终取决于肺和肾脏。pH值改变后,呼吸通过排出酸性物质的最终代谢产物——二氧化碳,来调节pH值。肾脏的作用是保留碳酸氢根,清除非挥发性酸中的氢离子。

在病历中,动脉血气是最常见的资料。动脉血气常用参数的正常值见表8.3。

表8.3　动脉血气的常用参数

参　数	具体解释	数值(范围)
pH	动脉血pH	7.40(7.35～7.45)
$PaCO_2$	动脉二氧化碳分压	40(35～45)mmHg
PaO_2	动脉氧分压	98(80～100)mmHg
HCO_3	血清碳酸氢根浓度	24(22～26)mEq/L
氧饱和度	动脉氧饱和度	95%～100%

1. 缺氧和低氧血症

缺氧是指肺泡氧分压低。低氧血症是指动脉氧分压低。在海平面或靠近海平面水平,可以以下公式来评估动脉氧分压的平均值:$PaO_2 = 104.2 - (0.27 \times 年龄)$。

在肺泡中,氧气和二氧化碳相互影响。不充分通气导致二氧化碳蓄积,进而二氧化碳取代氧气。通常,在肺泡氧分压(PAO_2)与动脉氧分压(PaO_2)之间存在10mmHg的浓度梯度;在肺泡二氧化碳分压($PACO_2$)与动脉二氧化碳分压($PaCO_2$)之间不存在浓度梯度。动脉二氧化碳分压和动脉氧分压(PaO_2)反映了这些情况。肺泡氧分压和肺泡二氧化碳分压之间的相互关系,可以用肺泡气体方程式显示如下。

$$PAO_2 = FiO_2(大气压 - 水蒸气压力) - (PaCO_2/0.8)$$

$$PAO_2 = 0.21(760 - 47) - (PaCO_2 \times 1.25)$$

$$PAO_2 = 150 - 1.25 \times PaCO_2$$

FiO_2为吸入气中的氧浓度,在大气中为0.21。

二氧化碳校正系数是通过呼吸商推算的,估计值是0.8。

大气压在海平面为760mmHg。

水蒸气压为47mmHg。

$PACO_2$和$PaCO_2$是相等的,没有压力梯度差。正常的PAO_2和PaO_2的梯度接近10mmHg(老年人可升至21mmHg):$P(A-a)O_2 = 2.5 + (0.21 \times 年龄)mmHg$。

$P(A-a)O_2$梯度增加表明,缺氧是由换气障碍或通气灌注比例失调导致的。如果梯度正常,则表明缺氧是由于高海拔大气中氧气减少导致PAO_2的降低。正常梯度的缺氧也可见于通气障碍,从而造成高碳酸血症或二氧化碳分压增加。通气障碍的结果是造成呼吸性酸中毒,这将在下文中详细讨论。$P(A-a)O_2$梯度为10mmHg而$PACO_2$增加的情况见表8.4。

表8.4 通过$PACO_2$影响PaO_2

$PACO_2(=PaCO_2)$	PAO_2	PaO_2
40mmHg	97mmHg	87mmHg
64mmHg	67mmHg	57mmHg
80mmHg	47mmHg	37mmHg

2. PaO_2/FiO_2比值

对住院患者PaO_2的解读需要考虑患者接受的吸入气中的氧浓度。基于PaO_2/FiO_2比值,柏林定义将急性呼吸窘迫综合征(ARDS)分为轻、中、重,并认为PaO_2/FiO_2比值大于300是正常的(见表8.5)。

表8.5 根据PaO_2/FiO_2,ARDS严重程度的分级

ARDS分级	PaO_2/FiO_2比值
正常	>300
轻度ARDS	200~300
中度ARDS	100~199
重度ARDS	<100

3. 氧分压和氧饱和度的关系

典型的氧解离曲线是S形曲线,它诠释了PaO_2与氧饱和度的关系。正常人和缺氧患者的PaO_2与氧饱和度的关系见表8.6。

表8.6　PaO_2与氧饱和度的关系

分　级	PaO_2	氧饱和度
正常	80～100mmHg	95%～100%
轻度缺氧	60～79mmHg	90%～95%
中度缺氧	40～59mmHg	75%～89%
重度缺氧	<40mmHg	<75%

4. 氧饱和度的差异

脉搏血氧饱和度仪可以通过手指或耳朵电极直接测量血氧饱和度,而动脉血气报告的氧饱和度通常是通过动脉血气标本的氧分压计算获得的。如不慎,抽取的是静脉血标本,则与实际的动脉血气之间会存在差异。在这种情况下,脉搏血氧饱和度正常,而实际的血气标本反映的是静脉血氧饱和度。假如末梢循环正常患者的脉搏血氧饱和度数值低,动脉血气氧分压与血氧饱和度也低,则需要怀疑循环血红蛋白异常,如高铁血红蛋白或碳氧血红蛋白。碳氧血红蛋白检测法在这种情况下通常能发现问题并识别循环中的异常血红蛋白。

五、酸中毒和碱中毒

酸中毒和碱中毒时,血中pH值发生改变。呼吸和代谢障碍都会改变pH值,可分为呼吸性酸中毒、呼吸性碱中毒、代谢性酸中毒、代谢性碱中毒(见表8.7)。单一呼吸或者代谢的紊乱可以导致酸中毒或碱中毒,但通常情况下往往发生多种紊乱,被称为混合性或复杂性酸碱平衡紊乱。例如,碱中毒的动脉血气可能存在混合的呼吸性酸中毒和代谢性碱中毒。通过下面的介绍,可识别单纯的或复杂的酸碱平衡紊乱。

表8.7　识别原发酸碱平衡紊乱

参　数	代谢性酸中毒	代谢性碱中毒	呼吸性酸中毒	呼吸性碱中毒
pH	降低	升高	降低	升高
PCO_2	降低	升高	升高	降低
HCO_3^-	降低	升高	升高	降低

通过以下7个步骤,根据动脉血气和血清电解质数据来分析酸碱失衡。这种方法最初由Narins和Emmett提出,由Morganroth做了进一步改进。

第一步:酸血症或碱血症?

动脉血气测得的pH值决定了是碱中毒还是酸中毒。

- 正常动脉血:pH=7.40±0.05。
- 酸中毒:pH<7.35。
- 碱中毒:pH>7.45。

第二步:原发酸碱平衡紊乱是呼吸性还是代谢性的?

这个步骤要求确定紊乱的原发因素是$PaCO_2$,还是血清HCO_3^-。

- 呼吸紊乱改变了$PaCO_2$(正常值为40mmHg,范围为35~45mmHg),转到第三步。
- 代谢紊乱改变了血清HCO_3^-(正常值为24mmol/L,范围为20~28mmol/L)。
- 如果HCO_3^-水平<20,则存在代谢性酸中毒,转到第五步。
- 如果HCO_3^-水平>28,则存在代谢性碱中毒,呼吸代偿足够吗? 转到第五步。

Henderson-Hasselbalch方程提供了血pH值与$PaCO_2$、HCO_3^-的基本关系,如下所示。然而,计算没有实用价值:$pH=pK+\log[HCO_3^-/PaCO_2]\times K$,或$[H^+]=24PaCO_2/HCO_3^-$。

第三步:确定呼吸紊乱是急性还是慢性的?

$PaCO_2$的增高导致呼吸性酸中毒,过度通气或低$PaCO_2$导致呼吸性碱中毒(随后列出特殊的呼吸性酸中毒和呼吸性碱中毒)。对于急性紊乱,$PaCO_2$每改变10mmHg,伴随着pH值改变0.08。慢性紊乱反映了肾脏介导的对HCO_3^-的转运。肾脏启动代偿需要几个小时,4d后可达到高峰。在慢性紊乱中,$PaCO_2$每改变10mmHg,伴随着pH值改变0.03。而且,肾脏的代偿能使pH值朝着正常值变化但不能完全恢复至正常。以下公式能清楚表达这些关系。

- 急性呼吸性酸中毒:pH降低=0.08×($PaCO_2$-40)/10。
- 慢性呼吸性酸中毒:pH降低=0.03×($PaCO_2$-40)/10。
- 急性呼吸性碱中毒:pH升高=0.08×(40-$PaCO_2$)/10。
- 慢性呼吸性碱中毒:pH升高=0.03×(40-$PaCO_2$)/10。

第四步:对于呼吸紊乱是完全代偿吗?

PCO_2的改变引起HCO_3^-的变化用以代偿,从而维持正常pH值,但HCO_3^-代偿的范围是有限的,并且代偿范围的具体情况对于混合型酸碱平衡紊乱的判断是至关重要的。代偿范围不仅由紊乱的本质(呼吸性酸中毒或碱中毒)决定,而且由紊乱的持续时间(急性或慢性)决定。

- 呼吸性酸中毒：

    小于24h：$\Delta[HCO_3^-] = 1/10\Delta PCO_2$。

    大于24h：$\Delta[HCO_3^-] = 3/10\Delta PCO_2$。

- 呼吸性碱中毒：

    1～2h：$\Delta[HCO_3^-] = 2/10\Delta PCO_2$。

    大于2d：$\Delta[HCO_3^-] = 6/10\Delta PCO_2$。

第五步：评估呼吸系统对代谢性紊乱的代偿能力。

呼吸系统对代谢紊乱的代偿是非常迅速的，绝大部分代谢紊乱为代谢性酸中毒。$PaCO_2$的变化与HCO_3^-的变化呈线性关系。在预测代谢性酸中毒时，呼吸系统反应的方程被称为Winter's公式：预计$PaCO_2 = (1.5 \times HCO_3^-) + (8\pm2)$。

在明确的单纯性代谢性酸中毒中，可测得的$PaCO_2$的下降在Winter's公式的预计范围内。如果呼吸紊乱并发代谢性酸中毒，那么测得的$PaCO_2$的改变在Winter's的预计范围之外，即可以确定，而不是通过$PaCO_2$的正常值来确定。

通过下面的例子说明如何利用Winter's公式来评估代谢性酸中毒的呼吸代偿。如果血气HCO_3^-是10mEq/L，那么根据Winter's公式，二氧化碳分压应该在21～25mmHg。如果测得的二氧化碳分压在这个范围之外，那就说明同时伴发了呼吸紊乱；如果二氧化碳分压小于21mmHg，那么伴发的是呼吸性碱中毒；如果二氧化碳分压超过25mmHg，那么伴发的是呼吸性酸中毒。

通过Winter's公式不能预测代谢性碱中毒的呼吸代偿情况。对代谢性碱中毒呼吸代偿能力的大小不易预测。代谢性碱中毒的呼吸代偿方式是通气不足，但是$PaCO_2$增加值与HCO_3^-不存在线性关系。以下两个通用规则限制了代谢性碱中毒的呼吸代偿作用。

- 对于代谢性碱中毒，患者可以代偿性增加$PaCO_2$（甚至可以超过40mmHg，但不会高于50～55mmHg）。

- 通过提高$PaCO_2$以代偿代谢性碱中毒，而患者仍是碱血症的（pH>7.42）（如果患者是酸中毒的，pH<7.38，同时伴发呼吸性酸中毒）。

第六步：对于代谢性酸中毒，确定是否存在阴离子间隙。

对阴离子间隙的计算简化了对代谢性酸中毒原因的诊断。阴离子间隙正常值为12mEq/L。常规血气化验中测得的带负电荷的电解质和带正电荷的电解质不同，可以计算阴离子间隙。以钠离子为代表的总阳离子比测得的总阴离子（HCO_3^-和Cl^-）多。反过来说，这个差值或者间隙可以被认为是未测定的阴离子浓度。未测定的离子浓度反映了血清中未测定的阴离子与阳离子之间的平衡（见表8.8）。

表8.8　阴离子间隙反映了未测定的阴离子和阳离子

未测定的阴离子	未测定的阳离子
蛋白质(主要是白蛋白),15mEq/L	钙,5mEq/L
有机酸,5mEq/L	钾,4.5mEq/L
磷酸盐,2mEq/L	镁,1.5mEq/L
硫酸盐,1mEq/L	
总计:23mEq/L	总计:11mEq/L

因此,未测定的阴离子的平衡值是12mEq/L,就是正常的阴离子间隙。未测定的阴离子间隙的改变不足以影响对阴离子间隙的解释。明确未测定的阴离子对于阴离子间隙的计算并非是必要的。然而,如果导致阴离子间隙异常的原因不是代谢性酸中毒,这情况是罕见的,需要理解上述概念,这些例外在下文中会提及。

阴离子间隙酸中毒的原因与正常或非阴离子间隙酸中毒不同。测定阴离子间隙有助于缩小代谢性酸中毒原因的筛查范围。由此可知,这是一个很好的方法。简单的计算如下。阴离子间隙计算要求测得血清中Na^+,Cl^-和HCO_3^-值:

a)阴离子间隙$=Na^+-(Cl^-+HCO_3^-)$。

b)代谢性酸中毒阴离子间隙,阴离子间隙$>12mEq/L$。

c)正常或非阴离子间隙酸中毒,阴离子间隙$<12mEq/L$。

对于以下罕见的例外,阴离子间隙的计算提供了可靠的数据。血清白蛋白水平低的患者(肝硬化、肾病综合征、营养不良)存在阴离子间隙酸中毒,但是测得的阴离子间隙是正常的或小于12mEq/L。出现这种情况的原因是:在白蛋白表面有许多负电荷,并且在未测定的阴离子中占有重要比例。严重的低白蛋白血症可以导致正常阴离子间隙低至4mEq/L。因此,对于严重低白蛋白血症患者,如果出现阴离子间隙正常或接近12mEq/L,那么一定要怀疑引起阴离子间隙增加的代谢因素。pH>7.5的碱中毒患者,阴离子间隙升高的原因是代谢性碱中毒而不是附加的代谢性酸中毒。这可能是由未测定阴离子的积聚造成的。具体来说,在碱性条件下,白蛋白表面的负电荷增多,从而导致未测定的阴离子和阴离子间隙增加。在碱中毒患者中,是存在碱中毒导致的阴离子间隙升高还是潜在的酸中毒,需要考虑一些临床情况。

第七步:确定是否有其他代谢障碍共存阴离子间隙酸中毒。

非阴离子间隙酸中毒或代谢性碱中毒可能同时存在阴离子间隙酸中毒。这需要说明阴离子间隙的增加和确定是否存在额外的HCO_3^-的改变。如果不存在其他代谢紊乱,那么校正HCO_3^-的计算结果是24mEq/L:校正$HCO_3^-=$测得HCO_3^-+(阴离子间隙-12)。

如果校正的 HCO_3^- 明显大于24mEq/L或小于24mEq/L,表明存在混合或更复杂的代谢紊乱。具体来说,如果校正的 HCO_3^- 高于24mEq/L,那么可能合并存在代谢性碱中毒;如果校正的 HCO_3^- 低于24mEq/L,那么可能合并存在非阴离子间隙酸中毒。

下面的例子可以帮助理解这个步骤。如果阴离子间隙代谢性酸中毒患者的 HCO_3^- 是10mEq/L,阴离子间隙是26mEq/L,通过计算校正 HCO_3^-,结果是24mEq/L,那么可以推断没有其他代谢紊乱共存;如果这个患者的 HCO_3^- 是15mEq/L,阴离子间隙是26mEq/L,通过计算得到的校正 HCO_3^- 是29mEq/L,明显大于24mEq/L,那么可以推断代谢性碱中毒与阴离子间隙酸中毒共存。

六、特定的酸碱平衡紊乱

(一) 呼吸性酸中毒

通气不足引起血液中二氧化碳蓄积和血pH下降,导致呼吸性酸中毒。具体原因可以分类如下。

- 中枢神经系统抑制(镇静剂、中枢神经系统疾病、肥胖)。
- 低通气综合征。
- 胸膜疾病(气胸)。
- 肺疾病(慢性阻塞性肺疾病、肺炎)。
- 骨骼-肌肉系统疾病(脊柱后凸、格林巴利综合征、重症肌无力、小儿麻痹症)。

(二) 呼吸性碱中毒

过度通气引起血液中二氧化碳过度清除和血pH升高,导致呼吸性碱中毒。具体原因可以分类如下。

- 致死性的中枢神经系统疾病(中枢系统出血)。
- 药物(水杨酸、孕激素)。
- 妊娠(特别是妊娠晚期)。
- 肺顺应性降低(间质性肺病)。
- 肝硬化。
- 焦虑。

(三) 阴离子间隙代谢性酸中毒

酸性代谢产物的蓄积导致阴离子间隙酸中毒,表现为低 HCO_3^- 和阴离子间隙＞12mEq/L(第六步中讨论了阴离子间隙的计算方法)。具体原因如下。

- 乳酸酸中毒(脓毒症、左心室衰竭)。
- 酮症酸中毒(糖尿病酮症、酒精戒断反应)。

- 尿毒症。
- 酒精中毒或药物中毒（甲醇、乙二醇、三聚乙醛、水杨酸盐等）。

可以通过助记手段来记住这些原因。MULEPAK 是一个常用助记符（甲醇、尿毒症、乳酸酸中毒、乙二醇中毒、三聚乙醛中毒、阿司匹林、酮症酸中毒）（也可以是 KUSMAL 和 MUDPIES）。

（四）非阴离子间隙代谢性酸中毒

碳酸氢盐的丢失和外源性酸的输入导致非阴离子间隙酸中毒，表现为低 HCO_3^-，但阴离子间隙小于 12mEq/L（第六步中讨论了阴离子间隙的计算方法）。具体原因如下。

- 胃肠道丢失 HCO_3^-（腹泻）。
- 肾脏丢失 HCO_3^-。
- 呼吸性碱中毒的代偿。
- 碳酸酐酶抑制剂（乙酰唑胺）。
- 肾小管酸中毒。
- 输尿管转运。
- 其他原因，如盐酸或 NH_4Cl 输入、氯气中毒、营养过度。

可以通过助记手段来记住这些原因。ACCRUED 是一个常用助记符（酸输入、代偿性呼吸性碱中毒、碳酸酐酶抑制剂、肾小管酸中毒、输尿管转运、额外的营养或营养过度、腹泻）。

（五）代谢性碱中毒

血气碳酸氢盐升高导致代谢性碱中毒。具体原因如下。

- 容量不足（呕吐、过度利尿、腹腔积液）。
- 低钾血症。
- 碱的摄入（碳酸氢根）。
- 糖皮质激素和盐皮质激素过量。
- Bartter's 综合征。

七、传统的动脉血气分析方法是恰当的吗

利用传统的方法可以从理论和实践上帮助我们诊断和治疗大部分酸碱紊乱，但是像输液导致的酸中毒等酸碱平衡紊乱是很难用上述传统方法来解释的。从病理生理机制角度，符合计算阴离子间隙及为白蛋白和磷酸盐校正阴离子间隙的要求，或者符合计算标准碱剩余及为白蛋白和磷酸盐校正标准碱剩余的要求。Stewart 方法是基于

酸碱化学定量、电中性原则和物质守恒定律的可供选择的方法之一。Stewart 方法通过简便的方式，以清晰的方法解释酸碱生理，可直接识别酸碱平衡紊乱机制，但是它涉及的计算量大。其详细的描述已超出本章节的范围，有兴趣的读者可以从下面参考文献中获得。

参考文献

[1] Dr. Kellum's and Dr. Elber's site on Stewart Approach. www.acid-base.org.

[2] McCormack MC, Wise RA. Respiratory physiology in pregnancy. In: Bourjeily G, Montella KR, editors. Pulmonary Problems in Pregnancy. Vol. XIII. New York: Humana Press, Springer, 2009.

[3] Morganroth ML. An analytic approach to diagnosing acid-base disorders. J Crit Illn, 1990, 5(2): 138-150.

[4] Morganroth ML. Six steps to acid-base analysis: clinical applications. J Crit Illn, 1990, 5(5): 460-469.

[5] Narins RG. Simple and mixed acid-base disorders: a practical approach. Medicine, 1980, 59: 161-187.

[6] Troy P, Smyrnios NA, Howell MD. Routine monitoring of critically ill patients. In: Irwin RS, Rippe JM, Lisbon A, et al. Irwin & Rippes Procedure, Technique and Minimally Invasive Monitoring in Intensive Care Medicine. 5th ed. Philadelphia: Wolters Kluwer / Lippincott Williams & Wilkins Health, 2012.

第九章　危重症孕产妇的产科监护

一、引　言

孕产妇直接被收治ICU的情况并不常见，但成功的救治却要求医师具备ICU的相关专业知识[1]。孕产妇评估与管理的影响因素有妊娠相关的生理变化、妊娠特有疾病、胎儿因素及临床医师是否具备ICU的相关知识等。

妊娠特有疾病有子痫前期、子痫、宫缩抑制剂导致的肺水肿、围生期心肌病、羊水栓塞及产科出血性疾病。

二、胎儿健康状况评估

对胎儿健康状况的评估[2]包括无负荷试验（NST）、胎儿生物物理评分、超声评估羊水指数、多普勒超声检查及胎儿宫内pH值监测等。

（一）NST

NST是用以了解胎儿宫内状况的最基本的监测。NST描绘了当胎心加速时，孕产妇所感知到的胎动反应（见图9.1）。NST是对胎儿生物物理监测的一个项目，是用以评估胎儿健康状况的最常用方法。NICHD胎儿监测工作组（1997年）已经根据孕周定义了胎心加速的概念。

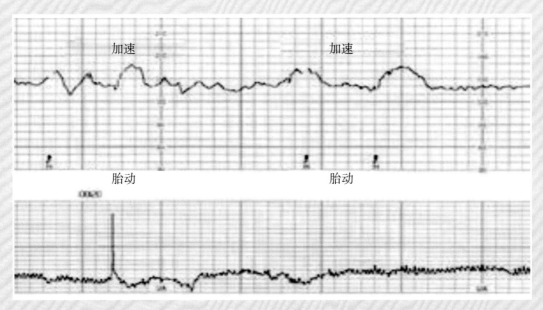

图9.1　NST结果

（1）孕周＞32周：胎心率基线增加≥15次/min，持续时间≥15s但少于2min。这些变化均发生在NST开始的20min内。

（2）孕周＜32周：胎心率基线增加≥10次/min，持续时间≥10s但少于2min。未成熟胎儿特别是在孕28周前的胎心率基线，比孕32周后胎儿更快，胎心率基线变异较少，加速振幅更小。

（3）异常NST：胎心率基线摆动＜5次/min；缺少胎心加速和胎心变异；自发性宫缩伴有晚期减速现象。

（4）胎儿电子监护仪：见图9.2。

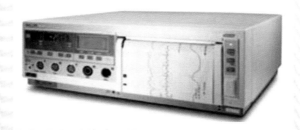

图9.2　胎儿电子监护仪

（5）胎儿体外监测：见图9.3。

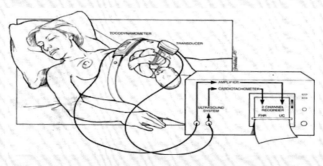

图9.3　胎儿体外监测

（6）声音刺激试验：将声刺激仪放置于孕产妇腹部，刺激1～2s。可以重复刺激3次，每次刺激3s。若在给予刺激后15s内引发胎动，胎心加速15次/min以上，持续至少15s，则被视为是对声音刺激的正常反应。

（二）胎儿生物物理评分

胎儿生物物理评分是采用实时超声设备，用以评估胎儿健康状况的更准确的方法（见表9.1和表9.2），需时30～60min。

表9.1　胎儿生物物理评分

项　目	2分(正常)	0分(异常)
无应激试验	20～40min,胎动≥2次,伴胎心加速≥15次/min,持续时间≥15s	20～40min,胎心加速0或1次
胎儿呼吸运动	30min内,呼吸≥1次,持续时间≥30s	30min内,无或持续时间＜30s
胎动	30min内,躯干或肢体活动≥3次	30min内,躯干或肢体活动≤2次
肌张力	肢体伸展复屈、手指张开合拢≥1次	无活动或无伸展复屈
羊水量	单个羊水暗区＞2cm	最大羊水暗区≤2cm

表9.2　胎儿生物物理评分的临床意义和处理

评　分	临床意义	处　理
10分	正常	无须处理;但合并糖尿病和过期妊娠者除外,需每周复查
8～10分且羊水正常	正常	无须处理;根据方案重复试验
8～10分且羊水减少	胎儿慢性缺氧;胎儿缺氧可疑	终止妊娠
6分	胎儿缺氧可能	若羊水指数异常,终止妊娠;若羊水指数正常,孕周＞36周,宫颈条件可,终止妊娠
重复试验,评分≤6分,终止妊娠		
重复试验,评分＞6分,继续观察		
4分	胎儿缺氧可能性大	择期重复试验,若评分≤6分,终止妊娠
0～2分	几乎确定	终止妊娠,胎儿窒息

（三）超声评估羊水指数

1. 羊水评估是产前评估胎儿死亡风险的重要方法之一。

2. 理论依据是子宫胎盘灌注减少,可能导致胎儿肾血流减少,进而排尿减少,最终造成羊水过少。

3. 羊水指数≤5cm会使围生儿的发病率和死亡率明显增加。

（四）多普勒超声检查

1. 多普勒是一种无创检查技术,可通过血流阻抗成像评估胎儿血流。

2. 最常用指数——脐动脉S/D比值高于相同孕周的第95百分位数,或者舒张期血流缺乏或反流,则可被认为异常。

3. 舒张末期血流缺乏或反流,表明阻力增加,这与胎儿宫内生长受限息息相关。

（五）胎儿宫内监测

胎儿宫内监测仪有两种,即胎儿头皮电极和宫腔压力导管,见图9.4。在孕产妇破膜后和宫颈扩张到一定程度后,可使用上述两种方法。

胎儿头皮电极用于监测胎儿心率,它由一小块放置在胎儿头皮的芯片组成。

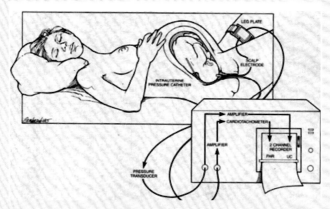

图9.4　胎儿宫内监测

宫腔压力导管是一根放置于孕产妇子宫与胎儿之间的小导管,可以直接监测宫缩与宫缩间歇期压力,单位为mmHg。相比于体外监测宫缩压力（分娩力计）,宫腔压力导管的测量更精确。

1. 看懂胎心率

（1）识别胎心率基线。

（2）识别胎心率变异及其程度（缺如、微小、适中、明显）。

（3）确定胎心率是否存在加速或减速。

（4）确定宫缩的模式。

（5）确定胎心率加速或减速与宫缩的相关性,并鉴别类型。

（6）确定胎心记录有无不良征兆。

2. 胎儿头皮血样监测

（1）测量胎儿头皮毛细血管的pH值。

（2）方法是在破膜后,用带光源内镜通过扩张的宫颈;用棉签擦拭胎儿头皮,并涂上硅凝胶,使有易于收集血液;使用带有长柄的刀片做一深约2mm的切口。

（3）若pH＞7.25,则可继续观察产程。

（4）若pH在7.20～7.25,则应在30min内重复监测。

（5）若pH＜7.20,则应迅速采集另一处头皮血样,对孕产妇行急诊剖宫产。

3. 胎儿脉搏血氧饱和度监测

一旦破水,就要评估胎儿氧合血红蛋白饱和度。将片状感应器放入宫颈内,并置于胎儿脸部。

在产程中,胎儿氧饱和度的正常变化范围为30%~70%。若胎儿氧饱和度值<30%,且持续时间≥2min,则提示胎儿宫内有危险。

(六)胎儿心电图

若胎儿低氧血症加重,则胎儿心电图会出现ST段和PR间期的改变。

三、危重孕产妇的分娩决策的相关问题

1. 胎儿能否存活将影响治疗决策。

2. 分娩是否对孕产妇有利?

3. 分娩对孕产妇及胎儿的影响如何?

4. 采用何种分娩方式?

5. 如何管理产程?对有凝血功能障碍的患者如何引产?

6. 何时终止妊娠?

参考文献

[1] Lapinsky SE. Crit Care Med, 2005, 38: e52-e57.

[2] Cunningham FG, Leveno KJ, Bloom SL, et al., editors. Williams Obstetrics. 22nd ed. New York: McGraw-Hill, 2005.

第十章 危重症孕产妇的胎儿监护

一、引言

对胎儿健康状况的评估,不仅是对高危孕产妇,而且对其他可能发生合并症的孕产妇也有重要的意义。在过去的30年中,用以评估胎儿健康状况的方法有很多。生物化学检测,包括对胎盘和母胎单元的内分泌功能的监测;生物物理监测,包括对胎儿生长状况和生理功能的监测,理论上能检测几小时或几天的胎儿宫内情况的变化。对于高危胎儿,尚未有理想的产前监测手段。对每一监测项目准确性的预测取决于对孕产妇高危情况的潜在病理生理过程的评估。产前胎儿监测的目的是避免胎死宫内,降低因胎儿宫内低氧血症、酸中毒而导致的新生儿致病率的升高。致使胎死宫内或胎儿宫内神经系统损伤的病理生理改变的影响因素包括子宫胎盘血流减少、气体交换减少、代谢异常、胎儿脓毒症、胎儿贫血、感染及脐带因素等。产前监测在临床上的作用是:①评估或预测胎儿的潜在危险;②采取适当措施,减少围生儿不良事件的发生。

当面对危重症孕产妇时,我们很难决定首先考虑胎儿的安危还是母亲的安危,这是对产科医师最具挑战性的事情。作为一名危重症监护的医护人员,不仅需要按照重症监护原则合理行医,而且应当兼顾孕产妇妊娠生理变化和胎儿的需求。

虽然产科ICU收治的大多是年轻患者或平素体健的患者,但较非妊娠妇女而言,其死亡率相对较高。应意识到,若发生必须在母亲和胎儿安危中两者选一,那么母亲的安危居首位。在ICU收治的患者中,母亲和新生儿同时被成功救治是多学科医护人员共同合作的结果,包括重症监护人员、产科医师、麻醉医师、新生儿医师等[1]。

对ICU收治的大部分患者(包括产科患者),需要密切监测血流动力学。对产科重症患者还需要行胎心监测,这是ICU可能并不常规具备的检查。对所有血流动力学不稳定的患者,建议行有创监测[2]。

1. 需要收治ICU的产科患者如下。①与妊娠有关的疾病患者:子痫、重度子痫前期、出血、羊水栓塞、急性脂肪肝、围生期心肌病、吸入综合征、感染等;②妊娠期间原有疾病病情加重者:先天性心脏病、风湿性血管炎、非风湿性血管炎、肺动脉高压、贫血、肾衰竭等;③与妊娠无关的疾病患者:外伤、哮喘、糖尿病、自身免疫性疾病等。

2. 将孕产妇收治ICU的主要目标如下。①掌握妊娠相关的血流动力学改变;②监测妊娠期血流动力学情况;③在行气管插管时,应注意与妊娠相关的气道变化;④正确使用血管升压药;⑤预测妊娠期死亡,进行评分。

(一) 血流动力学

产科血流动力学监测指征包括难以控制的重度子痫前期、肾衰竭致少尿、血容量不稳定,还包括器质性心脏病患者在待产或分娩过程中可能出现的失代偿、突发循环衰竭(如急性羊水栓塞)等。无论在妊娠状态还是非妊娠状态,对急性呼吸窘迫综合征或感染性休克等患者都需要行血流动力学监测[3]。

(二) 正常妊娠血流动力学

妊娠期间,孕产妇会发生显著的血流动力学变化,这是为分娩时出血所做的代偿准备(见表10.1)。血容量从孕6周时开始增加,到孕28～32周时达高峰,在妊娠末期可增加20%～52%[1,2]。总血容量在不同个体间也不相同,但是较非妊娠状态时增加1200～1600mL[4]。血容量的增加不仅是因为红细胞数量增加,更因为血浆增加。红细胞和血浆不成比例的增加,造成了妊娠期间的生理性贫血[3]。

在妊娠晚期,血流动力学的改变与呼吸功能的改变是一致的,仰卧位能明显影响血流动力学。下腔静脉受妊娠子宫压迫而导致静脉回心血量减少,前负荷减小,心排血量减少25%。左侧卧位能缓解下腔静脉压迫,改善子宫血流灌注。在正常妊娠状况下,血浆胶体渗透压逐渐下降,在孕早期为23.2mmHg,足月时为21.1mmHg[5],产后降至16mmHg,这种下降在子痫前期患者中更明显[6]。胶体渗透压的下降不仅可致使静水压正常的患者发生肺水肿,而且也会使产后肺水肿的发生率高于产前。

表 10.1　妊娠生理变化

指　标	变化方向	妊娠正常范围变化情况
血容量	↑	增加30%～40%
心率	↑	增加10～20次/min
心排血量	↑	增加30%～60%
全身血管阻力	↓	下降25%～30%
血压	↓	妊娠早期、妊娠中期下降10～15mmHg
胶体渗透压	↓	降低10%～15%
肺总量	↓	减少4%～5%
功能残气量	↓	减少20%
弥散能力	↔	无变化
潮气量	↑	增加
呼吸频率	↔	无变化
每分通气量	↑	增加50%
PaO_2	↑	增加100～105mmHg
$PaCO_2$	↓	降低28～32mmHg
pH	↑	轻度呼吸性碱中毒
肺泡-动脉氧分压差	↑	妊娠晚期增加至20mmHg

二、评估胎儿情况

1. 产科患者急诊与创伤。初步评估：首先确定威胁生命的主要问题；及时抢救能改善胎儿的结局；根据胎儿宫内健康状况决定是否终止妊娠；再次评估，全面评估；密切监护。

2. 其他情况。

超声评估胎儿：胎心存在与否，心率，位置；胎儿数量，胎方位；胎盘位置；是否存在血肿；羊水量的多少；胎儿位置，在宫内还是宫外；腹腔内游离液体；其他结构损伤。

CTG评估：心动过速、心动过缓；正常、异常减速。

在没有诱导宫缩的情况下，进行胎心监测是产前筛查和诊断的重要部分，能评估当时的胎儿情况。其理论依据是胎动时会有自发性胎心加速，这是胎儿宫内健康的表现。

NST用于产前胎心监测已有30余年的历史。NST是将胎心加速的发生与胎儿宫内健康状况联系起来。这来自于Hammache的早期工作，主要是根据子宫胎盘不同程度缺血导致的胎心变化，从而鉴别胎儿是否存在潜在危险（见图10.1）。

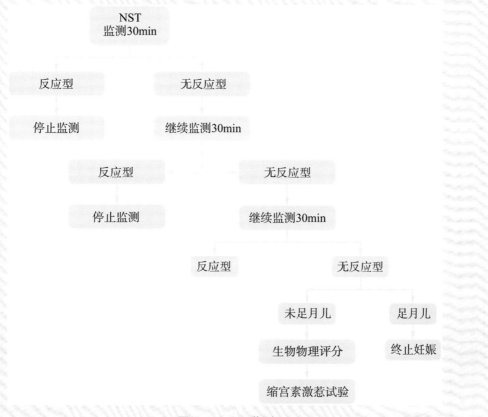

图 10.1　NST 监测

子宫:大小,形状,张力,宫缩,压痛与否。

决策依据:胎儿存活或死亡;胎心率正常或异常;胎盘正常或异常;羊水正常或异常;子宫正常或破裂。

三、胎心监测

1. 正常CTG(见图10.2)不同于孕产妇心率,可以表明胎儿情况稳定。

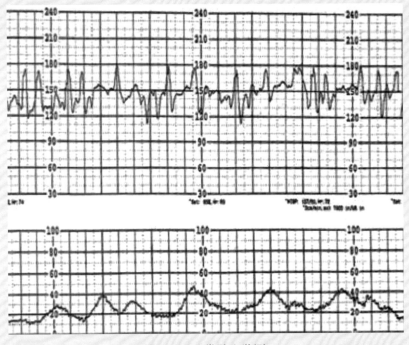

图10.2　正常胎心监测

2. 胎心变异减少(见图10.3),胎儿存在潜在危险。进一步评估胎儿,可以选用彩色超声。胎心变异减少的原因有:胎儿休息、低氧血症、未成熟、心动过速;使用镇静、降压、麻醉药物;先天畸形、心律失常。

3. 胎心减速,胎儿存在潜在危险,尚能继续存活30min,应考虑终止妊娠。

4. 国际妇产科联盟(FIGO)的减速分类(见图10.4)。

5. 胎心心动过速,胎心率超过180次/min(见图10.5),胎儿存在潜在危险,应继续监测。可能的病因有孕产妇低血容量、贫血、发热。

6. 胎心心动过缓,胎心率低于60次/min,胎儿有死亡风险。随着时间的延长,脑损伤、脑死亡风险增加。病因有心律失常、脐带受压等。应立即终止妊娠。

7. 若出现正弦波型,说明严重贫血(Hb<5g/dL)(见图10.6),胎儿有死亡风险,应立即终止妊娠。

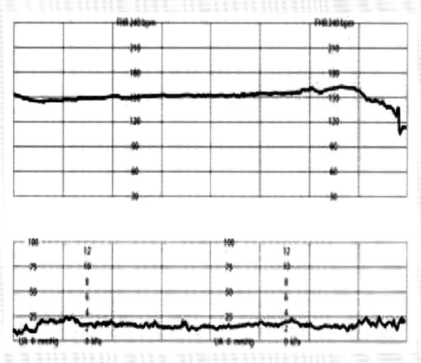

图 10.3　胎心监测显示变异减少

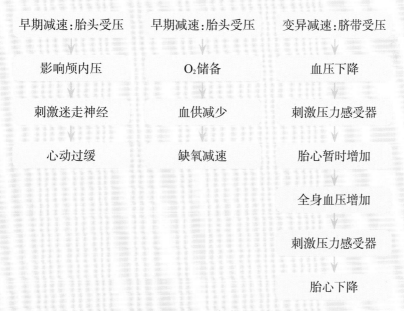

早期减速:胎头受压	早期减速:胎头受压	变异减速:脐带受压
↓	↓	↓
影响颅内压	O₂储备	血压下降
↓	↓	↓
刺激迷走神经	血供减少	刺激压力感受器
↓	↓	↓
心动过缓	缺氧减速	胎心暂时增加
		↓
		全身血压增加
		↓
		刺激压力感受器
		↓
		胎心下降

图 10.4　FIGO 的减速分类

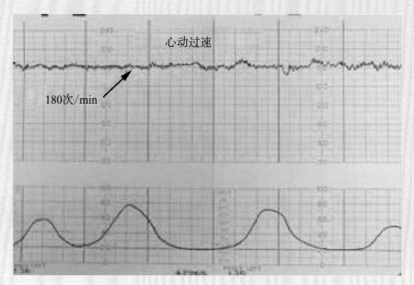

图 10.5　胎心心动过速

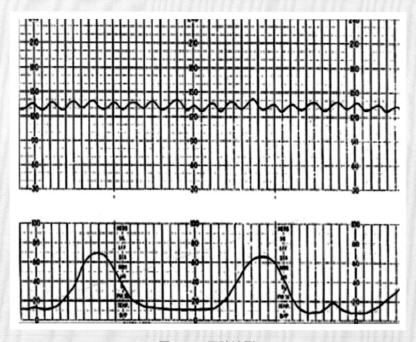

图 10.6　正弦波型

8. 若孕产妇正常胎心率（见图 10.2）出现频繁宫缩，则应在高危病房或重症监护病房连续监护 4h，实行一对一的护理。

反应型（见图 10.7）：连续监护 20min，有 2 次以上胎心加速。每次胎心加速，胎心率增加 15 次/min 以上，并且持续 15s 以上，通常这些情况与胎动同时发生。

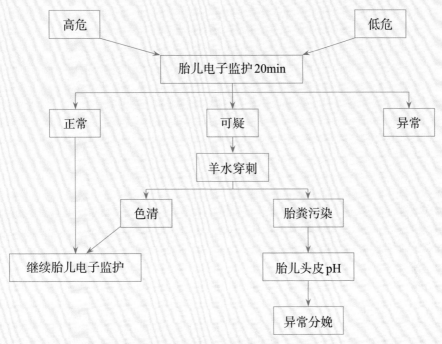

图 10.7　连续监护

胎心变异是指胎心基线小幅度的波动。这取决于胎儿交感神经和副交感神经的相互作用,也受孕周、孕产妇用药、胎儿先天性异常、胎儿酸中毒、胎儿心动过速等影响。胎心基线变异通常大于 5 次。

四、针对胎儿电子监测的决策

彩色超声能提供胎儿氧供情况、有无低氧血症、有无酸中毒等信息。通过 3D 或者 4D 超声检查,能发现胎儿生长受限(FGR)时的微小组织变化(见图 10.8)。胎儿受损是指胎儿发生低氧血症或代谢性酸中毒,这是许多 FGR 胎儿的病理状态。

利用超声检测子宫、胎盘、胎儿循环血流情况,可发现胎儿受损。超声比胎儿生物物理评分或 NST 能更早发现胎儿宫内窘迫。

孕产妇和胎儿的超声检查提供了可靠的早期胎儿血流灌注情况,通过彩色超声能诊断低氧血症和酸中毒。通过超声检查,可预筛选出可能发展为妊娠期高血压(PIH)的孕产妇和可能发生胎儿宫内生长受限(IUGR)的孕产妇,从而起到预防作用。超声检查是一种无创性检查,可作为高危妊娠的检查手段,有助于改善围生儿结局。除此之外,还有多种有效的方法可用于诊断和治疗 FGR,有助于降低围生儿死亡率。

切记:产科管理不能仅依靠超声检查结果的异常表现,还应结合所有临床检查、生物化学检查,以便进行最有效的产科管理。

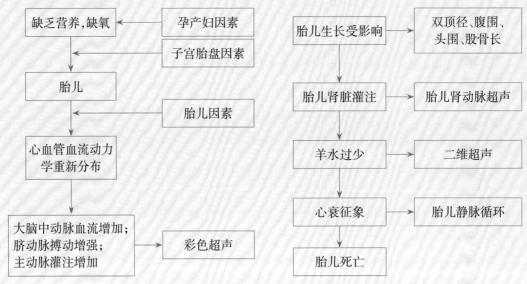

图10.8 导致胎儿死亡的病理生理过程和超声检查在监护中的作用

五、注意事项

(一) 产前监护[1]

- 孕产妇体位:左侧倾斜15°卧位,能有效缓解主动脉、下腔静脉的受压情况。

- 预防血栓形成:根据RCOG指南,预防性使用规定剂量的低分子肝素[7,8]。

- 泌尿系感染风险增加:常规检验中段尿。

- 药物使用:注意生理性妊娠血液稀释;在硬膜外或椎管内麻醉下,外周血管阻力增加可导致药物分布容积增加。

- 液体平衡:贫血、心脏病、PIH、子痫——液体超负荷可导致预后不良。根据NICE指南,妊娠期高血压患者应在重症监护室诊治[9]。

- 方便急诊送手术室:产科推车。

- 备药:肼屈嗪、硫酸镁、缩宫素、麦角新碱、卡前列素、拉贝洛尔、子痫抢救包、产后出血抢救包。

- 产前类固醇激素的使用:严格根据RCOG指南[10]。

- 多学科合作:每日请相关科室医师会诊。

- 胎儿监测计划。

- 常规胎儿发育超声检查。

- 若孕产妇未发觉胎动比孕28周有所增加,则应每日行胎心监护。

（二）产后监护

- 母乳喂养。

- 无须侧卧。

- 使用低分子肝素预防血栓形成。

- 在ICU住院期间注意随访。

- 离开ICU后可建议康复治疗或理疗。

- 常规监护还包括检查抗D抗体、助产士做好会阴护理、母乳喂养，根据NICE产后护理指南执行[11]。

- 临床药剂师应确保妊娠期和哺乳期的用药安全。

六、总　结

在任何相关机构，孕产妇的临床监护都应从妊娠期持续到产后。各科医护人员应首先确保重症监护的需求，重视女性患者的基本生理需求与产科专业监护需求的匹配。

另外，ICU、产科、麻醉科、新生儿科及护理部等多学科合作，才能更好地保障入住重症监护的孕产妇的母婴健康。

参考文献

［1］ Providing equity of critical and maternity care for the critically ill pregnant or recently pregnant woman. 2011. http://www.rcog.org.uk/files/rcog-corp/Prov_Eq_Matand-CritCare.pdf.

［2］ Mabie WC, Sibai BM. Treatment in an obstetric intensive care unit. Am J Obstet Gynecol,1990, 162: 1-4.

［3］ Lund CJ, Donovan JC. Blood volume during pregnancy: significance of plasma and red cell volumes. Am J Obstet Gynecol, 1967, 98: 394-403.

［4］ Miller MA. Managing the critically ill pregnant patient. PCCSU Article, 2009, PCCSU Volume 23.

［5］ Oian P, Maltau JM. Transcapillary forces in normal pregnant women. Acta Med Scand Suppl, 1985, 693: 19-22.

［6］ Benedetti TJ, Starzyk P, Frost F. Maternal deaths in Washington state. Obstet Gynecol, 1985, 66: 99-101.

［7］ Thrombosis and embolism during pregnancy and the puerperium, reducing the risk.

London: RCOG, 2009. www.rcog.org.uk/files/rcog- corp/GTG37a ReducingRisk-Thrombosis.pdf.

[8] The acute management of thrombosis and embolism during pregnancy and the puerperium. London: RCOG, 2007. www.rcog.org.uk/fi les/rcog- corp/GTG37b1022011.pdf.

[9] The management of hypertensive disorders during pregnancy. London: NICE, 2010. http://guidance.nice.org.uk/CG107.

[10] Antenatal corticosteroids to reduce neonatal morbidity and mortality. London: RCOG, 2010. www.rcog.org.uk/files/rcog-corp/GTG%207.pdf .

[11] Postnatal care: routine postnatal care of women and their babies. London: NICE, 2006. http://guidance.nice.org.uk/CG37.

第十一章　产科HDU与ICU的感染预防及控制策略

一、引　言

目前,医院感染(HAI)的发病率、死亡率居高不下,是医疗费用增加的主要原因。HAI是患者住院时间延长,再入院率和医疗费用支出明显增加的主要原因。产科医院感染也是常见的一种医院感染,主要是由孕产妇阴道微生物菌群失调导致的。产科HDU在经过初始规划、改进、教育和培训后迅速发展起来,但在基础建设、人才培养、规范化治疗流程、医学科学研究等方面仍需结合每个国家具体国情,做进一步改善。

根据相关指南,应切实可行地设计和建设HDU病房,并确保产科优质护理。指南应该适用于不同地区、不同等级的教学与非教学医院。在三级医院,HDU/ICU病房收治患者的主要指征之一是脓毒症(35.08%)[1]。

但是,在印度,这些相关建设的发展仍存在诸多的困难。如人口增加、贫困加剧、生活环境拥挤、卫生条件差和营养不良等,都促进了疾病的传播。环境恶化,空气、土壤和水污染,也增加了感染性疾病的传播。

2011年,在印度古吉拉特邦的产科病房进行医院感染控制调研[2]发现,虽然70%的受访者认为遵循了标准感染控制程序,但只有5%的医疗机构有规范的医院感染控制文件。另外,超过70%的医疗机构在进行手卫生操作时,不用酒精擦拭,并存在外科手套重复使用的情况,尤其在产房做阴道检查操作时。虽然大部分医疗设备和用品是合格的,但在1/3的医疗机构中没有非接触式洗手盆。对分娩室的医院感染控制调查发现,只有15%的医疗机构能做到每次分娩后立即擦拭物体表面。正常分娩后需要常规使用抗生素,但仅25%的医疗机构可以进行血液培养。少数医院有感染数据,感染发生率为3%~5%。

生殖道感染引起的脓毒症已成为英国孕产妇死亡的主要原因。在产科HDU中,不仅收住了脓毒症的产妇,而且还收住了有发生脓毒症风险的产妇。虽然由于抗生素的应用和无菌预防措施的实施,脓毒症的发生大幅减少,但还是应提高所有产科医护人员对产科脓毒症的认识和管理,并且广泛实施产妇预警评分系统[3]。

产科脓毒症可能是由于与妊娠相关的感染,也可能是由于社区获得性病原体(例如肺炎球菌肺炎)的感染。最新未公开的英国第八次孕产妇死亡调查报告显示,生殖道脓毒症的相关死亡率从2003－2005年的0.85/10万增加到2006－2008年的1.13/10万。预防和管理不合格是脓毒症孕产妇死亡率增高的主要原因[1]。

二、妊娠期脓毒症的特点

针对非妊娠人群的菌血症、感染、脓毒症、全身炎症反应综合征、严重脓毒症和脓毒症休克等已有明确的定义。同时,这些定义也适用于孕产妇,但由于在妊娠过程中,孕产妇本身会发生生理性变化,因此对孕产妇罹患脓毒症的病理、生理改变常难以区分。孕产妇由于妊娠期的生理改变,所以更易于被感染,并且发生脓毒症后不易康复。妊娠足月,心排血量、血容量可显著增加,全身血管阻力减小,孕产妇一旦发生脓毒症,即可发生血管舒张和心肌抑制,进而导致心血管系统发生失代偿的风险。在妊娠期间,孕产妇出现相对低蛋白血症,如果同时又存在脓毒症及毛细血管渗漏的情况,则更易发生肺水肿。由于每分通气量的增加而产生轻度呼吸性碱中毒(和代偿性轻度代谢性酸中毒),从而造成孕产妇的脓毒症/脓毒症休克相关的代谢性酸中毒难以纠正。

(一)脓毒症的定义

产科医师必须准确把握脓毒症的定义。全身炎症反应综合征(SIRS)的主要临床表现有心动过速、呼吸急促、发热或体温过低、白细胞计数>1.2万/mL 或<0.4万/mL。脓毒症有确定的感染的 SIRS;脓毒症综合征(严重脓毒症)具有明确的感染和器官功能障碍的 SIRS。

对病情不稳定的患者,在鉴别诊断中必须考虑脓毒症的可能。通常情况下,脓毒症的早期症状和体征是非特异性的(呼吸急促可以作为早期的重要体征),血常规等化验异常(如白细胞计数、C 反应蛋白水平升高)比较常见,这些异常变化对提醒医务人员早期识别脓毒症十分重要。

需要注意的重要的一点是,产科患者可能有双重病理生理改变,即同时出现两种产科疾病。如果患者为重度子痫前期,那么可能出现与该原发疾病相关的症状,但也可能合并脓毒症。子痫前期的临床迹象可以混淆和加重脓毒症的症状、体征和化验检查结果。产科大多数感染的菌种是与生殖系统相关的需氧菌和厌氧菌等,包括链球菌、大肠杆菌、克雷伯氏菌和拟杆菌属。

产后脓毒症的诱发因素包括以下几个方面。

- 剖宫产术。
- 分娩和破膜时间过长。
- 阴道分娩损伤。
- 产钳助产。
- 会阴侧切术。

- 胎盘滞留。
- 反复阴道检查。
- 宫腔内操作。
- 社会地位低,低收入人群卫生条件差。

对患者首诊的临床评价,需要了解详细的病史,并进行全面的体格检查。患者通常会出现产后发热、下腹痛和子宫压痛。如果不及时处理,可导致精神不振、厌食、恶露发臭和严重腹痛。若出现发热、呕吐、下腹痛、肠梗阻和可触及的腹部肿块等情况,提示可能已经形成盆腔脓肿。在一般检查中,可以识别脓毒症的两个时期。

(1) 高动力期:患者面色潮红,脉洪。

(2) 低动力期:患者面色苍白,皮肤湿冷,脉搏细速。

(二) 产科感染的来源

产科感染常见的发病诱因包括泌尿道感染、肾盂肾炎、产后子宫内膜炎(剖宫产/阴道分娩)、绒毛膜羊膜炎和流产感染。同时,产科也有肺炎、伤寒和疟疾感染的病例。

肾盂肾炎是孕产妇脓毒症的主要病因之一。妊娠期生殖系统的变化,如输尿管扩张及膀胱括约肌松弛,可使孕产妇易发生尿潴留。阴道壁上皮相对酸性的内环境遭到破坏,同时糖原储存减少,使得孕产妇容易发生绒毛膜羊膜炎和流产合并感染。妊娠子宫增大、胃内压力增加以及胃-食管括约肌张力降低,易增加孕产妇分娩时发生误吸和吸入性肺炎的风险。

(三) 最重要的微生物是B组链球菌和大肠杆菌

与阴道分娩相比,剖宫产产妇子宫内膜炎的发生率高10%～20%。

(四) HDU/ICU的感染预防及控制策略

HDU的初始规划[4]:根据具体的各种类型的空间设计、床的布局,为每张床提供最佳空间,使用可活动吊塔或床头电源设施。患者可使用面积应不小于每个床位所占用的10m²大小(大于12m²是理想的)。根据具体情况设计和规划空间,配备设施,并且配备人员等。具体配备的设施包括为每张床配备ETO灭菌设施和污染控制桶。

(五) 医疗环境保护

在HDU内,控制医院感染的有效步骤和规划应包括地板、墙壁、支柱和天花板、照明、环境温度/电源/通风、废物处理和污染控制、访视制度、HDU内部使用的鞋子等。

负压隔离病房用以隔离感染患者/疑似被空气飞沫感染的患者(飞沫直径<5μm)。在这样的房间里,窗户关闭;与外界空间维持2.5Pa的压力差,保证维持房间内负压状态;保持外部空间-污染空间气流方向的单向流动,也可通过高效空气滤过器(HEPA)再循环使用。但是循环空气在隔离结核病患者的病房是不能采取的,也是不

推荐的。

在三级医院中,可能需要为有高感染风险的患者设立正压隔离病房以提供保护,例如中性粒细胞减少症患者、移植后的患者。

三、废物处置和污染控制

对医院的患者、医护人员以及整个社会而言,废物处置和污染控制是受强制性管制的,也是巨大的安全问题。更重要的是,我们应严格遵守卫生管理部门的所有政策法规。必须为每个患者提供四套垃圾桶(黄色,蓝色,红色,黑色),用于处理不同种类的废物;也可以是两个患者共用一套,以节省空间和资金。

四、手卫生和预防感染

当手没有接触可见的污染物时,首选的手卫生方法是使用酒精类洗手液——免洗手消毒液(英国NICECG 74指南推荐)。因为用酒精类洗手液清洁双手比用肥皂和流水洗手更快、更简单。如果没有酒精类洗手液,则推荐使用肥皂和流水洗手。

医务人员使用酒精类洗手液的时机

使用酒精类洗手液清洁双手可杀死或抑制微生物,但不会彻底去除微生物或污染物[5]。酒精类洗手液仅适用于手无明显污染时,但是如果单独使用酒精会使皮肤干燥,所以最好使用市售的成品。如果没有市售的成品,则可以在约100mL的60%~80%酒精中加入2mL甘油、丙二醇或山梨醇配制成酒精类洗手液,放入存放酒精类洗手液的可重复使用的容器中。

医务人员使用酒精类洗衣液的时机如下。

- 到达病房时。
- 在检查患者前后。
- 触摸任何可能污染的物品后。
- 接触患者体液/分泌物,或接触黏膜/非完整的皮肤,或给切口换药。
- 采集标本后。
- 临床操作戴手套之前。
- 脱手套后。
- 侵入性操作前(如中央静脉或留置导管,腰椎穿刺等)。
- 离开病房前。

五、手套

（一）手套种类

手套有无菌手套、一次性检查手套、橡胶手套等。

1. 无菌手套

在与血液或皮下组织接触时，应使用无菌手套，例如外科手术、产科盆腔检查等。这种手套应在使用一次后丢弃，切勿重复使用同一双手套。

2. 一次性检查手套

一次性检查手套是干净的，但不是无菌的，在与完整的黏膜接触时可使用一次性检查手套，戴手套的主要目的是降低操作者直接暴露于疾病的风险。这种手套应在使用一次后丢弃，切勿重复使用同一双手套。

3. 橡胶手套

橡胶手套主要在处理污染的物品，处理医疗或化学废物及清洁病房卫生时使用。

（二）穿戴手套注意事项

1. 在脱掉橡胶手套前，应先清洗橡胶手套。

2. 在脱手套后，务必用酒精类洗手液清洁双手；如果有明显污染，建议使用肥皂和流动水清洗双手。

3. 无菌手套和一次性手套在使用一次后，应当立即丢弃。切勿重复使用这些手套，重复使用会造成感染的传播。

4. 应该为每张床配备酒精类洗手液，且照护人员（医师/护士/家属/辅助医护人员）应该在接触患者之前使用酒精类洗手液。另外，因洗手的依从性低、空间限制、维修问题，为每张床配备洗手盆尚难以普及和应用。

5. 手术室式水槽应配肘/脚操作的供水系统，并且能供应冷热水，消毒肥皂液应安置在容易触及并且空间宽敞的地方，以便两个人可以同时洗手。这样的水槽应该匹配完善的排水系统，否则在使用几年或几个月后会造成极大的问题。

6. 所有进入ICU者（不论医师或护士）都应该戴口罩和帽子，最好是每天更换隔离衣。

7. 污染物品不宜长时间留置在ICU，为避免传播感染、散发异味，应尽快处理。污染的床单应按照规定的时间及时更换。

（三）术前手消毒

1. 如果日常需要进行外科手术操作，则应该保持指甲清洁。

2. 在使用酒精类洗手液或消毒液清洗之后，双手应上举，始终保持在肘部水平以上。

3. 严格遵守使用酒精类洗手液或消毒液的相关制度。

4. 使用温水可提高消毒液的效果。避免使用热水,因为热水会去除皮肤表面的保护性油脂。

(四) 双层手套

世界卫生组织建议,在乙型肝炎、丙型肝炎和艾滋病发病率高的国家,预计手术操作时间超过30min的手术者,接触大量血液或其他体液(例如阴道分娩)的手术者以及骨科手术的手术者,应使用双层手套(即戴两对无菌手套)。一项回顾性的研究显示,佩戴双层无菌手套可显著降低手术者发生针刺伤的风险(因此从理论上讲,将减小医护人员被感染的可能),并且不影响外科手术的操作。对于接触血液或其他体液的非手术人员,佩戴单层手套可提高自我保护,在这种情况下,为避免资源浪费,不推荐使用双层手套。

六、脓毒症休克患者的管理

对脓毒症休克患者的管理需要多学科团队的共同参与。菌血症可迅速进展为严重脓毒症和脓毒症休克,从而导致患者死亡。在产科,最常见的致病微生物是A型链球菌、B型链球菌、肺炎球菌和大肠杆菌感染。

(一) 脓毒症的识别

对于脓毒症患者,若延迟使用有效抗生素,则其死亡率可明显增高。在MEOWS图表上定时记录患者的生命体征,将有助于早期识别脓毒症危重症孕产妇。

(二) 脓毒症常见部位及原因

- 子宫内膜。
- 泌尿道。
- 会阴侧切术。
- 剖宫产术。
- 肺部感染。
- 乳腺。
- 下肢静脉炎。
- 硬膜外麻醉部位。
- 全身合并疾病(如流感)。

(三) 脓毒症的相关化验检查

- 血常规:白细胞计数升高或降低,血小板计数正常或下降,C反应蛋白升高。

- 凝血筛查化验:弥散性血管内凝血改变。
- 肾损伤:尿素氮和电解质异常。
- 肝功能损伤:肝功能异常,低白蛋白血症。
- 心电图:心律失常或心肌缺血。
- 血气分析:低氧血症,酸中毒。
- 血培养:培养出需氧菌和厌氧菌。
- 其他培养:阴道分泌物、痰、尿、大便、伤口、导管。
- 特殊检查:胸部X线、超声、CT扫描、剖腹手术。

(四) 诊断标准

全身感染包括以下的诊断指标。

- 发热(体温>38.8℃)或低体温(体温<36℃)。
- 心动过速(心率>90次/min)。
- 呼吸急促(呼吸频率>30次/min)。
- 低血压(SAP<90mmHg)。
- 低氧血症。
- 毛细血管充盈减少。
- 皮肤花斑。
- 神志改变。
- 少尿。
- 明显液体正平衡。
- 白细胞计数<0.4万/mL或>1.2万/mL。
- C反应蛋白水平>2倍正常值。
- 肌酐水平升高。
- 非糖尿病患者高血糖(GLU>7.7mmol/L)。
- 凝血功能障碍(INR>1.5,APPT>60s,血小板计数<100×10⁹/mL)。
- 血乳酸水平>3mmol/L。

标准1:考虑患者是否存在患脓毒症[5]。

有已知或强烈怀疑的感染并且存在以下任何两种情况:

- 发热(体温>38℃)或体温过低(体温<36℃)。
- 心动过速(心率>100次/min)。
- 呼吸急促(呼吸频率>20次/min)。
- $PaCO_2$>4.3kPa。

- 白细胞计数>1.2万/mL或<0.4万/mL。

标准2:提示低灌注或器官衰竭。

发生以下情况中的任何一项。

- 收缩压<90mmHg或MAP<65mmHg。
- 尿量<0.5mL/(kg·h),且超过1h以上。
- 意识水平改变(未使用镇静药物或无已知的中枢神经系统疾病)。
- 代谢性酸中毒(pH<7.30和碱剩余<5mmol/L)或血乳酸水平>4.0mmol/L。

(五)治　疗

如果满足标准1和标准2,则脓毒症或重度脓毒症的诊断成立,及时记录诊断时间,在病情加重的情况下,应及时通知患者的家属。

在诊断后1h内应完成以下操作。

- 面罩吸氧(100%氧浓度)。
- 早期液体复苏(液体使用量可高达20mL/kg)。
- 血培养(也留取生殖道分泌物、痰、尿和咽拭子等培养)。
- 使用广谱抗生素(结合微生物学家的建议)。
- 检测所有采血样本,包括C反应蛋白、血乳酸含量。
- 导尿。
- 乳汁取样。
- 检查所有这些步骤是否在1h内完成。

对患者的持续监护治疗是非常重要的。确定感染部位并积极使用抗生素。在给予抗生素之前,应在有可能感染的部位采集标本留取培养。尤其要注意,75%阳性培养标本来源于感染部位。严重感染时,20%的血培养结果呈阳性。

(六)对脓毒症患者的急性治疗方案

- 氧浓度可高达100%。
- 液体复苏。
- 临床监护和监测。
- 在HDU特护单上详细记录。
- 物理治疗。
- 药物治疗,如抗生素治疗。
- DVT预防。
- 并发症治疗。
- 治疗合并产科的疾病。

拯救脓毒症运动的指南[6]更新了对脓毒症和脓毒症休克患者的管理要求,并且建议应立即或在6h内完成以下"集束化治疗",以显著提高患者的存活率。

1. 测定血乳酸水平。

2. 使用抗生素之前,应进行血培养/拭子培养。

3. 一旦确诊为严重脓毒症和脓毒症休克,应根据当地流行病学,在1h内使用广谱抗生素。

4. 如果存在低血压和(或)血乳酸水平>4mmol/L,则治疗包括:①给予初始最小量为20mL/kg的晶体/胶体液。②如果在输注足够的液体后,上述指标仍未得到改善,则可以使用血管活性药(去甲肾上腺素,肾上腺素)和(或)强心药(例如多巴酚丁胺),以维持平均动脉压(在65mmHg以上)。进一步的管理包括特级护理、转入ICU继续治疗。

5. 在脓毒症休克中,如液体复苏后仍存在低血压和(或)血乳酸水平超过4mmol/L,则:①积极液体复苏,应使中心静脉压至少达到8mmHg(如果孕产妇在机械通气下,则需超过12mmHg)。②可考虑应用激素。

6. 用面罩吸氧使氧饱和度维持在正常范围内。如果血红蛋白水平低于7g/dL,则可考虑输血。后续治疗包括持续的支持治疗、去除感染源;如果需要,可输注血液制品,并注意预防下肢血栓形成。同时,也要认识到一些脓毒症孕产妇的死亡与液体超负荷和肺水肿相关。由于血流动力学的变化,孕产妇极易发生肺损伤。因此,为了保持血液循环与肺损伤之间的平衡,在治疗上应更加细致。

七、MRSA筛查

印度两所医院详细描述了耐甲氧西林金黄色葡萄球菌(MRSA)筛查的各方面细节。然而,对普通产科住院患者无须筛查,除非符合高风险标准。

高风险标准如下:

- 已知患者患有或曾患有MRSA。
- 患者本人是医护人员。
- 患者多次住院(住院患者最近一年内住院次数在3次或3次以上)。
- 长期住院患者。对所有住院时间超过30d的患者必须筛查。如果因为某些原因未进行筛选,那么在他们持续住院期间,应每30天筛查1次。
- 在患者住院时,筛查应在24h内进行。

八、预防性抗生素的使用

1. 所有接受择期或紧急剖宫产[7]的孕产妇,应接受预防性抗生素应用(I-A)。

2. 抗生素的选择。对于剖宫产的患者,应该单次应用一代头孢菌素。如果患者对青霉素过敏,则可选择克林霉素或红霉素(I-A)。

3. 对剖宫产患者预防性应用抗生素的时间应在皮肤切开前的15～60min,不推荐增加剂量(I-A)。

4. 如果剖宫产手术时间过长(>3h)或预计失血量>1500mL,则可以在应用抗生素初始剂量的3～4h后,再次给予预防性应用的抗生素剂量(Ⅲ-L)。

5. 预防性抗生素应用可降低三度和四度会阴裂伤患者发生感染的风险,并促进修复(I-B)。

6. 对于病理性肥胖(BMI>35)的患者,可以考虑将抗生素剂量加倍(Ⅲ-B)。

7. 如果仅仅是为预防心内膜炎,则在对孕产妇进行任何类型的产科操作时,也不应预防性给予抗生素[7,8](Ⅲ-E)。

九、结 论

早期筛查高风险孕产妇,定期产前检查,在分娩前和产后严格执行无菌操作,都可以降低患者入住 ICU/HDU 的概率。由于推荐级别不同,所以难以对各个指南进行比较。在引入 NICE 指南指导之前,医院感染率为5.7%～9.0%;在引入指南之后,多个中心手术切口(SSI)的发病率降低了,有降低3.3%和3.8%等。关于是否在预防保健方案中执行筛查措施,地方卫生部门可对比国际循证指南的建议再决定。除此之外,卫生政策制定者还应对全民早期筛查的社会价值做出判定。

参考文献

[1] Acosta CD, Kurinczuk JJ, Lucas DN, et al. Severe maternal sepsis in the UK, 2011 – 2012: a national case-control study. PLoS Med, 2014, 11(7): e1001672.

[2] Mehta R, Mavalankar DV, Ramani KV, et al. Infection control in delivery care units Gujarat state, India: a needs assessment. BMC Pregnancy Childbirth, 2011, 11: 37.

[3] Arulkumaran S, Sivanesaratnam V, Chatterjee A, et al. Essentials of obstetrics. 2nd ed. New Delhi: Jaypee Brothers Medical Publishers (P) Ltd, 2011. cited 2015 Jan 10. Available from: http://www.jaypeedigital.com/BookDetails.aspx?id = 978881844 89095&sr = 1.

［4］EngenderHealth for Averting Maternal Death and Disability Program, Columbia University. Infection Prevention Practices in Emergency Obstetric Care［Internet］. EngenderHealth, 2003. Available from:http://www.engenderhealth.org/pubs/quality/infection-prevention.php.

［5］Intrapartum care: care of healthy women and their babies during childbirth | introduction | Guidance and guidelines | NICE［Internet］.［cited 2015 Jan 10］. Available from: https://www.nice.org.uk/guidance/cg190/chapter/introduction.

［6］Dellinger RP, Levy MM, Rhodes A, et al. Surviving Sepsis Campaign: international guidelines for management of severe sepsis and septic shock, 2012. Intensive Care Med, 2013, 39(2): 165-228.

［7］Van SJ, Van EN, Society of Obstetricians and Gynaecologists of Canada Infectious Diseases Committee. Antibiotic prophylaxis in obstetric procedures. J Obstet Gynaecol Can, 2010, 32(9): 878-892.

［8］American College of Obstetricians and Gynecologists. ACOG Practice Bulletin No. 120: use of prophylactic antibiotics in labor and delivery. Obstet Gynecol, 2011, 117(6): 1472-1483.

第十二章 产科患者成分血及血液制品的输注

一、引 言

输血在产科至关重要。产科出血而导致的孕产妇死亡人数占孕产妇死亡总数的25%～30%,贫血占15%,同时胎儿的生命也会由于不恰当输血或贫血而受到威胁。目前,不恰当输血的发生率为15%～45%,主要是由于对诊断不明的患者进行了输血治疗,或对诊断明确的需要输血治疗的患者输血太迟或输血不足。因为输血反应、感染传播风险以及血液制品使用的严格控制,所以只有具备明确指征的患者才能得到输血救治。血液和血液制品的输注需要由有专业的技术和受过培训的各类医务人员(医师、血库工作人员和护士)完成,以确保用血的安全。输血的最大风险是输注了不正确的血液或血液制品。因此,正确采样、交叉配型和管理过程均需要严格遵循指南。在通过其他方式不能有效防止或治疗有高发病率或死亡率的病情时,适当使用血液制品被认为是安全的。输血要点如下。

1. 输血可以拯救生命,但也是有风险的。

2. 需要始终衡量输血与不输血的利弊。

3. 输血不能仅依据血红蛋白水平,也需考虑患者的临床需求。

4. 输血并不能治疗贫血的病因。

5. 输血不能纠正缺铁性贫血。

如何尽量避免妊娠期或分娩时输血?

1. 对妊娠期贫血应及时治疗,优选口服补血药。如果患者不能耐受口服铁或依从性差,则可选择注射铁剂治疗。

2. 建议有出血风险的孕产妇在医院分娩。

3. 尽量减少分娩时失血。

4. 积极管理第三产程,以减少失血。

二、血液和血液成分

来自单个供体的血液可以分成不同的血液成分,并且可以根据患者的需求选择性使用。

1. 血液制品是指从人血中提取制备的用以治疗的任何物质。

2. 全血是指经抗凝处理后的全部血液。

3. 血液成分包括以下几个方面。

（1）从全血中分离出的血液成分：

- 红细胞浓缩液。

- 红细胞悬浮液。

- 血浆。

- 血小板浓缩液。

（2）机采血浆或血小板。

（3）冷沉淀，由富含凝血因子Ⅷ和纤维蛋白原的新鲜冰冻血浆制备血浆衍生物：

- 白蛋白。

- 浓缩凝血因子。

- 免疫球蛋白。

三、血液安全

（一）影响输血的相关因素

1. 献血者感染的疾病可能通过输血而传染给受血者。

2. 献血者的选择和筛选原则。

3. 献血者传染病筛查的质量控制。

4. 有效进行血液分型，血液成分制备，血液和血液制品储存及运输。

5. 在没有其他替代品时，凭处方输血和输血液制品。

6. 通过系统的质量控制，确保患者输注相容的血液。

（二）输血过程中的要点

1. 输血应该有标准的操作程序。

2. 血库和临床工作人员之间应该有准确清晰的沟通，以确保血液使用安全。

3. 如果血液申请表填写不完整、血标本标签不恰当，则不应发放血液。

4. 所发放的血液应在输血前或输血期间妥善储存，以防止血液污染或功能丧失。

5. 输血前必须对患者的身份进行反复核对，在输血期间和输血完成后，应对患者进行合理的监测。

每个医院都需要采取以下步骤，以确保输血安全。

（1）提供填写合格的血液申请表。

（2）为常规外科手术做血液准备。

（3）明确血液和血液制品的应用指征。

（4）对每个阶段的输血过程必须严格遵循标准操作程序。

- 紧急情况下预定使用血液和血液制品。
- 为择期手术预定使用血液和血液制品。
- 必须上交完整的血液申请表。
- 选取和正确标记交叉匹配的预输血血液样品。
- 从血库采集血液制品。
- 正确运输和储存血库中的血液及血液制品,在反复核对患者身份后再行血液制品的输注。
- 在患者病程中详细记录输血过程。
- 在输血期间和输血完成之后仍需继续对患者进行监测。
- 观察、处理和记录输血的任何不良反应。

(5) 医护人员认真接受培训,并按照标准操作程序操作。

(三) 血液制品预定

1. 血液制品预定程序

血液制品预定程序取决于:

- 紧急用血需求。
- 明确用血需求。
- 可能用血需求。

2. 告知患者

用通俗易懂的语言告知患者及其亲属,患者输血的需求、输血相关的风险以及可能的替代方案,在告知所有信息并确认患者及其家属完全理解后,应当请其签署同意书。对无意识的患者,应该由其亲属签署同意书。

- 评估患者输血的需求。
- 告知患者及其亲属输血的必要性,并将其记录在患者的病程中。
- 在相关的文书中记录患者的输血指征。
- 记录血液制品的类型和数量。
- 血液申请表填写准确完整,需准确填写输血的原因,以便可以选择适合的血液制品进行兼容性试验。
- 正确标记血液样本。

3. 记录患者的输血文件

- 输注的血液和血液制品的类型及数量。
- 输注捐赠的每单位剂量血液的编码。
- 输注血液的血型。

- 开始输血的时间。
- 核查和输注人员的签名。

（四）紧急用血要求

输血科应该理解临床医师在治疗需要立即输血的患者时所面临的压力，故在面对这种紧急情况下，输血科应采取适当的实验室流程。

输血科工作人员和临床工作人员之间应该使用规范的语言，以避免造成任何误解。

- 极其紧急：在10～15min内。
- 很紧急：1h内。
- 紧急：3h内。
- 同一天，或预约的日期和时间。

（五）血液申请表信息

- 申请日期。
- 需要用血的日期和时间。
- 需要用血的病区。
- 患者姓名。
- 患者年龄。
- 患者性别。
- 住院号。
- 临床诊断。
- 输血原因。
- 所需的血液/血液制品单位数。
- 需求的紧急程度。
- 血型（如已知）。
- 体内存在的抗体（任何）。
- 既往输血史。
- 既往输血不良反应。
- 既往怀孕次数和母婴相容性。
- 相关病史/病情。
- 申请血液的医护人员姓名和签名。

如果在短时间内，同一个患者需要再次输血，则应在再次发送到输血科的血液申请单上使用相同的识别标记物，使得输血科工作人员明确他们正在处理同一患者的用血请求。

如果患者需要重复输血，为避免不相容输血的发生，必须发送新的血液样本进行交叉匹配，特别是在输血超过24h的情况下。这是因为输注血红细胞后可能引起免疫刺激，从而形成抗体。因此，用于交叉匹配的血样不应超过7d，这是因为在妊娠晚期最可能发生红细胞同种异体免疫。

由于存在同种异体免疫的风险，因此只有Kell阴性血液才可以安全输入育龄妇女体内。

不建议在妊娠期间进行自体输血的储备。

四、血液和血液制品的储存

（一）红细胞/全血

1. 红细胞/全血储存温度为2～6℃；低于2℃，会造成红细胞冻结溶血；高于6℃，则有细菌污染的风险。

2. 应在从冰箱取出后30min内进行输注。

3. 如果红细胞/全血在冰箱外保存时间超过30min，则应将其丢弃，这是因为血液有细菌污染和细胞功能丧失的风险。

4. 如果存放在家用冰箱中，则应存储在中间架，冷却器托盘下面，禁止放在冷冻室。

（二）浓缩血小板

1. 储存温度为20～24℃，因为血小板在较低温度下会失去凝血或聚集的能力。

2. 储存时间限制为3～5d。

3. 应该尽快输注，不应该保存放在冰箱里。

（三）新鲜冰冻血浆（FFPs）

1. 储存于-25℃。

2. 如果FFPs未在-25℃或更低的温度储存，则超过24h，其凝血因子Ⅴ和Ⅷ水平会迅速下降。

3. 应在解冻后30min内输注。

（四）血液和血液制品储存温馨提示

1. 不要反复打开储存血液和血液制品的冰箱门。

2. 不应将血液或血液制品放置得过于紧密，否则会造成冷空气不能在包装之间循环。

3. 切勿在冰箱中放置血液或血液制品以外的物品。

4. 不应将血小板储存在冰箱中。

5. 切勿将血液储存在家用冰箱或冷冻室内。

（五）血液和各种血液制品及其特征

血液成分及其衍生物，血小板制品，血浆制品的特征分别见表12.1－表12.3。

表 12.1　在产科患者输注血液成分及其衍生物

参　　数	全　血	PRBC（CPDA-1）	PRBC-SAGM
具体内容	在CPDA-1溶液中收集血液	已去除大部分血浆的红细胞浓缩物	通过添加营养液（SAGM）将大部分血浆和血沉棕黄层除去的红细胞浓缩物
容量	399mL（350mL 血 ＋ 49mL CPDA-1）和513mL（450mL 血＋63mL CPDA-1）	200～300mL	250～350mL
血红蛋白	12g/100mL	20g/100mL（≥45g/袋）	≥45g/袋
红细胞压积	30%～40%	65%～75%	55%～65%
保存条件	2～6℃	2～6℃	2～6℃
保质期	35d	35d	42d
适应证	急性失血后的红细胞补充	贫血患者	贫血患者
	换血疗法	急性失血时，伴随晶体和胶体液的输注	既往红细胞输注后出现发热反应
	PRBC不可获得时		
管理	从冰箱中取出后应在30min内输注	从冰箱中取出后应在30min内输注	从冰箱中取出后应在30min内输注
	在输血开始的4h内完成输注	在输血开始的4h内完成输注	在输血开始的4h内完成输注

表 12.2　血小板制品

参　　数	浓缩血小板（PC）	单采血小板（SDAP）
具体内容	从350mL或450mL全血中制备，也称为随机供体血小板（RDP）	使用单采血液制备浓缩血小板，也称为单供体单采血小板（SDAP）
容量	50～90mL	200～300mL
血小板含量	$(3.5\sim4.5)\times10^{10}/U$	$(3\sim7)\times10^{11}/U$
剂量	1U浓缩血小板/10kg体重	通常一包等于一个治疗剂量
保存条件和保质期	在20～24℃下保存3～5d	在20～24℃保存5d
适应证	血小板减少症	同RDP
	血小板功能缺陷	输注浓缩血小板频繁发生发热反应
	预防由血小板减少症引起的出血，例如骨髓抑制	
治疗	除非大量失血，否则在输血前15min应缓慢输注	与随机供体血小板相同
		ABO相容性更重要

表12.3　血浆制品

参　　数	新鲜冰冻血浆	冷沉淀
具体内容	采集后6h内从全血中分离出来,然后快速冷冻在−25℃或更低温度	收集新鲜冷冻血浆,在4℃条件下形成的沉淀物
容量	150～220mL	15～20mL
成分	包含正常血浆水平的稳定凝血因子、白蛋白和免疫球蛋白。凝血因子Ⅷ至少为正常新鲜血浆水平的70%	凝血因子Ⅷ:80～100U/袋 纤维蛋白原:150～300mg/袋
剂量	初始剂量为15mL/kg	1袋/10kg体重
保存条件和保质期	在−25℃或更低温度下保存长达1年	在−25℃或更低温度下保存长达1年
适应证	多种凝血因子缺乏 肝病 华法林过量 大量输血的患者中凝血因子缺乏 DIC 血栓性血小板减少性紫癜(TTP)	凝血因子Ⅷ缺乏的替代治疗 血管性血友病因子(血管性血友病) 凝血因子Ⅷ(血友病A) 凝血因子Ⅷ 作为获得性凝血病中纤维蛋白原的来源
治疗	通常必须与ABO相容,以避免受血者发生溶血的风险 解冻后尽快输注 不稳定凝血因子快速降解; 解冻后6h内使用完	可以跨血型(ABO型)输血 解冻后尽快输注 解冻后必须在6h内使用完

五、输血前准备

　　由临床医师填写患者姓名、患者配偶姓名、年龄、住院号、病区和血型,鉴别患者身份,输血科用于核对并发放血液。输注时间限制见表12.4。

表12.4　输注时间限制

输注的时间限制	开始输注	完成输注
全血/红细胞	从冰箱中取出包装30min内	在4h内(在高温度环境下,则应在更短时间内完成)
浓缩血小板	即刻	20min内
新鲜冰冻血浆	30min内(拿到血浆、到开始输注的时间)	20min内(开始输血到输血结束的时间)

　　已经在室温下保存4h以上的血袋,及已经打开或显示有任何变质迹象的血袋,应丢弃。

（一）输血管道

1. 无菌。

2. 柔软塑料管道（具备安全性和保护静脉的作用）。

（二）输血器

1. 应该具有170～200μm的过滤器（可以滤过在收集和储存期间可能形成的凝块和小团块）。

2. 输注血液应每12小时或在每输注2～4U的红细胞后更换一次。

3. 通过小的输血管路快速加压输血可导致溶血。

4. 切勿使用红细胞输注装置来输注血小板，这是因为血小板将会黏附在过滤器中的纤维蛋白上。

5. 输血前，不要往任何血液成分中添加任何药物。

6. 血液制品不得与不相容的溶液接触，如5%葡萄糖溶液、乳酸盐溶液等。

7. 在通过中心导管输血的情况下，药物或溶液应通过单独的管腔给药，并且不能损害血液制品。

8. 不要使用热水、微波炉或热辐射加热血液成分。

（三）输血前是否需要血液加温

1. 在择期输血时，无须对血液加温，因输血时间通常会在2～4h。

2. 在以下情况下，需要对血液加温：需要大量、快速输血，因为冷的成分可能导致低体温，使心脏并发症、心脏病发病率和死亡率增加；临床存在显著的冷凝集反应。

3. 血液只能在具有可读数温度计和声音报警的血液加温器中加热。

六、红细胞输注标准——慢性贫血

（一）孕周＜36周

1. Hb浓度为5.0g/dL或更低，没有心力衰竭或缺氧的临床症状。

2. Hb浓度在5.0～7.0g/dL，并且存在以下条件。

- 明确或早期发现心力衰竭或缺氧的临床证据。
- 肺炎或任何其他严重的细菌感染。
- 疟疾。
- 已存在心脏病。

（二）孕周≥36周

1. Hb浓度在6.0g/dL或以下。

2. Hb浓度在6.0～8.0g/dL，并且存在以下条件。

- 明确或早期发现心力衰竭或缺氧的临床证据。
- 肺炎或任何其他严重的细菌感染。
  - 疟疾。
  - 既往有心脏病病史。

如果产后 Hb 浓度为 7～8g/dL,在没有持续出血或出血危险的情况下,是否输血取决于个体生命的基本情况。在健康、营养良好、无临床症状的患者中,没有证据证明输血对人体是有益的。

七、急性失血中的输血适应证

1. 估计或预测失血量>15%的总血容量。
2. 舒张压<60mmHg。
3. 收缩压降低>30mmHg。
4. 少尿/无尿。
5. 心动过速(>100次/min)。
6. 精神状况变化。
7. 呼吸短促,轻度头晕或轻度活动就眩晕。

(1) 失血量超过30%将导致明显的临床症状;但在失血量高达40%的年轻健康的患者中,通常可单独使用晶体液进行复苏。

(2) 可先输注高达2L的晶体液进行扩容,直到开始进行输血。

八、输注血小板的标准

1. 最近的血小板计数<1万/L,用于稳定、非发热患者的预防。
2. 最近的血小板计数<2万/L,用于不稳定或伴有发热患者的预防。
3. 最近的血小板计数<5万/L,存在出血或快速血小板计数下降的风险。
4. 血小板功能障碍(出血时间延长,超过1.5倍的正常出血时间上限)。①瘀点;②紫癜;③出血;④有创操作或外科手术。

九、输入新鲜冰冻血浆的标准

1. PT 和(或)APTT 大于正常值的上限。
2. 患者疑似凝血功能缺陷(PT/PTT 待定),存在出血或有创操作出血的风险。
3. 大量输血。
4. DIC。

5. 华法林治疗。

6. 维生素K缺乏。

7. 肝脏疾病。

(一) 输血前

● 在给予血液或血液成分之前,必须告知患者输血的适应证、风险和益处以及可能的替代方案,并将其记录在医疗文书中。

● 签署知情同意书。

● 核查患者的身份。

● 除在患者文书中的记录外,还应在表格和血袋的标签上记录患者的姓名、住院号、血型和血量。

● 检查血液成分(标在血袋上)的有效期。

● 应将输注前患者的生命体征记录在记录单和病历中。

● 从输血科取出血液或血液成分,并在30min内开始输注。

● 对发热的患者应及时给予退热剂,并等待患者退热,从而尽可能推迟输血。

1. 血袋核查:

(1) 从输血科取出的时间。

(2) 到达病房/手术室的时间。

(3) 开始输血的时间。

2. 如果发生以下情况,则不能输血:

(1) 血袋有泄漏。

(2) 血浆呈粉红色(表示溶血)。

(3) 红细胞出现紫色或黑色(表示有污染)。

(4) 血袋中存在凝块(表明抗凝剂未正确混合)。

(5) 红细胞和血浆有溶血的迹象。

在开始输血前,对患者进行床边最后的身份核查。

(二) 输血期间

输血期间,应监测输血患者。

1. 对于每个输血单位,应在以下阶段监测患者。

(1) 开始输血前。

(2) 输血开始。

(3) 开始输血后15min。

(4) 输血期间至少每小时。

（5）输血完成后。

（6）输血完成后4h。

2. 在每个阶段，在患者图表上记录以下信息。

（1）患者的一般外观。

（2）体温。

（3）脉搏。

（4）血压。

（5）呼吸频率。

（6）液体平衡。

（7）入量，即口服和静脉注射液体量。

（8）出量，即尿量。

3. 记录以下信息。

（1）输血开始时间。

（2）输血完成时间。

（3）所有输注产品的容量和类型。

（4）输入所有血液制品的数量。

（5）任何不良反应。

4. 仔细监测患者，特别是在输血的前15min，发现不良反应的早期体征和症状。

应尽可能向患者说明出现输血不良反应时可能的症状。患者出现以下任何症状都要告知医师。

- 荨麻疹或瘙痒。
- 发热伴有或不伴有寒战或重度寒战。
- 腰酸背痛。
- 输注部位疼痛。
- 呼吸困难。
- 心悸。

（三）FFPs、血小板和冷沉淀的输注要点

1. 除非在不能及时获得血细胞计数和凝血结果的情况下，否则不应仅根据临床疑似需要就进行输注。

2. 输注的FFPs和冷沉淀物应与受体的血型相同，但如果不能及时获得相关结果，可以给予不同血型的FFPs，只要该输注单位不具有高的抗A或抗B活性即可。

3. RhD阴性妇女如果接受RhD阳性FFPs或冷沉淀，可不需要抗D预防。

4. 应输注相同血型的血小板。

5. 对接受 Rh 阳性血小板的 Rh 阴性妇女,应给予抗 D 预防。

6. 在与血液科医师讨论后认为,rFⅦa 是治疗难治性出血的一个选择。

十、输血反应

遇到所有疑似输血反应,应及时报告输血科。

(1) 输血反应可能是急性或延迟反应。

(2) 输血开始 24h 内发生的输血反应为急性反应;输血后数天、数月发生的为延迟反应。

(3) 1%~2% 输血患者可能发生急性反应。

(一) 急性输血反应的调查研究

1. 立即向输血科报告所有输血反应的情况。

2. 求助于麻醉医师、值班医师团队、高年资医师和输血科工作人员。

3. 记录患者输血相关情况的文书如下。

- 输血反应的类型。
- 输血开始后发生反应的时间。
- 输注血液/血液制品的类型和量。
- 血袋输血的细节,如捐赠编号、袋号、血型和有效期限。

4. 核查患者的身份是否与血袋上的标签和报告相符。

5. 立即取样并送化验。从与输血部位对侧的静脉取得一个"EDTA"抗凝和一个无抗凝的血液样品。检查以下项目。

- 血象。
- 凝血时间。
- 尿素、肌酐。
- 直接 Coombs 实验。
- 电解质。
- 血红蛋白、胆红素。
- 尿标本,用于检测血红蛋白尿。
- 送患者的血及血袋的培养。
- 患者 24h 尿标本,以观察有无溶血。

在输血反应后 12 和 24h,重复检测以上指标。

剩余的血液或血液制品以及输血装置不应丢弃而应送到输血科进行化验。

(二) 完成输血反应表

1. 完成输血反应表,并与血袋一起送到输血科。

2. 将所有调查的结果记录在输血反应表中,并在出院记录上详细记录以供将来参考。

十一、输血反应的类型及其处理

(一) 类别1:轻微

1. 由供体血浆中蛋白质引起组胺释放。

2. 症状为瘙痒。

3. 临床表现有荨麻疹、皮疹。

4. 处理如下。

(1) 缓慢输血。

(2) 服用抗组胺药(马来酸氯苯那敏0.1mg/kg或等效药物)。

(3) 如果临床症状在30min后没有进展,则可以继续以正常速率输血。

(4) 如果临床症状在30min内没有得到改善和(或)病情恶化,则可视为类别2。

5. 预防。如果有过敏反应史,则可以在输血开始前30min给予扑尔敏0.1mg/kg或静脉注射抗组胺药以预防。

(二) 类别2:中度

类别2输血反应是由储存的血液成分中白细胞释放的细胞因子或输注的白细胞与患者血浆中的抗体产生的致热源释放引起的。

1. 症状有焦虑、瘙痒、呼吸困难、心悸和头痛。

2. 临床表现有潮红、风疹、寒战、发热、烦躁和心动过速。

3. 处理如下。

(1) 停止输血,更换输液器并开始输注生理盐水。

(2) 立即通知输血科。

(3) 收集输血管路、新鲜尿液、从输血部位对侧的静脉抽取的血液样品(一份无抗凝的和一份抗凝的),填写相关表格并发送给输血科和实验室进行调查。

(4) 抗组胺药肌注(如氯苯那敏0.1mg/kg或等效药物)和解热药的使用。

(5) 如果存在过敏性体征(如支气管痉挛、喘鸣),则可静脉给予皮质类固醇和支气管扩张剂。

(6) 收集24h尿液标本,明确是否存在溶血。

(7) 如果临床症状改善,则可用新的输血装置重新输血,并密切观察。

（8）如果临床症状在15min内没有得到改善和（或）症状恶化，则可视为类别3输血反应。

4. 预防如下。

（1）定期接受输血者或既往有发热性非溶血性反应的患者。

（2）在开始输血前1h给予解热药；输血开始3h后，重复给予。

（3）慢慢地输注血液/血液制品，即每单位的全血/红细胞输注需超过3~4h和每单位浓缩血小板输注需长达2h。

（4）给患者保暖。

（5）如果发热反应仍然不能控制，则使用去白细胞的红细胞/浓缩血小板。

（三）类别3：危及生命

类别3输血反应包括各种类型的严重威胁生命的反应，急性血管内溶血，细菌污染和脓毒症休克，容量超负荷，过敏反应，输血相关肺损伤。

1. 症状有焦虑、胸痛、腰痛、呼吸急促、输液部位附近的疼痛以及头痛。

2. 临床表现有发热、寒战、心动过速、呼吸急促、不安、低血压、血红蛋白尿和DIC的临床特点。

3. 处理如下。

（1）停止输血，更换输液器并用生理盐水保持静脉通路通畅。

（2）输注生理盐水（最初20~30mL/kg）以维持收缩压。如果血压持续偏低超过5min，则可抬高患者双腿。

（3）保持呼吸道通畅，通过面罩给予高流量氧气。

（4）通过肌肉注射，缓慢给予肾上腺素（作为1:1000溶液）0.01mg/kg体重。

（5）如果存在过敏性表现（例如支气管痉挛、喘鸣），则可静脉给予皮质类固醇和支气管扩张剂。

（6）使用利尿剂，如静注呋塞米1mg/kg。

（7）收集输血管路、新鲜尿液、从输血部位对侧的静脉抽取的血液样品（一份无抗凝的和一份抗凝的），填写表格并一起送到输血科和实验室进行调查。

（8）评估穿刺部位或伤口的出血情况。如果有DIC的临床或实验室证据，则可输注血液制品。

（9）如果病情需要，则可给予强心剂。

（10）如果尿量减少或存在急性肾衰竭的实验室证据（K^+、尿素、肌酐水平升高），则应当：保持液体平衡；进一步给予呋塞米；如果需要，考虑输注多巴胺；由于患者可能需要透析，所以可以寻求专家帮助。

(11) 如果怀疑菌血症(寒战、发热、衰竭),则可以开始静注广谱抗生素,以杀灭或抑制假单胞菌和革兰氏阳性菌。

十二、严重输血反应

(一) 急性血管内溶血

急性血管内溶血主要是由于输注血型不合的血液造成的,通常为ABO不相容,其他罕见,存在于患者血浆中的抗体可使不相容的红细胞溶解。

1. 血型不合输血的主要原因包括以下几个方面。①血液申请表填写不正确。②血液样本错误,即错误的患者样本被送去做相容性检查。③样品瓶标签错误。④输血前,对血液/血液制品核查不充分。

2. 症状包括肢体插管部位疼痛,腰痛,焦虑,恶心、呕吐,酱油色尿。

3. 临床表现有发热、寒战、心动过速、低血压、呼吸困难、血红蛋白尿、少尿及DIC的临床特点。

4. 治疗与类别3输血反应相同。

5. 预防措施如下。①送至输血科的输血申请表应填写完整且正确。②应正确地对样本进行标记。③在输血前,必须对患者身份进行核查。

(二) 细菌污染和脓毒症休克

- 0.4%的红细胞受到影响。
- 1%～2%的浓缩血小板。

造成血液污染的原因可以是以下任何一种。

(1) 采集血液时,献血者皮肤的细菌造成的。

(2) 献血者在献血时有菌血症造成的。

(3) 血液处理过程造成的。

(4) 血袋损坏造成的。

(5) 解冻FFPs/冷沉淀物造成的。

细菌生长的风险随着血液在冰箱内保存时间的延长而增加。

(1) 所涉及的微生物主要是假单胞菌和葡萄球菌。在浓缩血小板中,假单胞菌可以在2～6℃生长,葡萄球菌在20～24℃生长。

(2) 症状和体征有发热、寒战、低血压、恶心、呕吐、腹泻和呼吸困难等。

(3) 治疗采用支持治疗和静脉使用抗生素治疗。

(三) 容量负荷

容量负荷示意见图12.1。

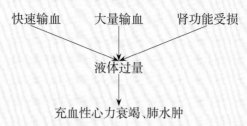

图12.1　容量负荷（特别是在慢性严重贫血和心脏病患者中发生）

治疗采用支持治疗和使用利尿剂。

（四）全身性过敏反应

1. 罕见但严重的输血反应。

2. 继发于血浆细胞因子/Ig A缺乏。

3. 在开始输血的几分钟内发生。

4. 临床表现为瘙痒、荨麻疹、痉挛、血管性水肿、嘶哑、喘鸣、喘息、胸闷、发绀、恶心、呕吐和腹泻等。

5. 可能表现为心衰、呼吸衰竭但没有发热。

6. 处理同类别3输血反应。

（五）输血相关的急性肺损伤

输血相关的急性肺损伤（TRALI）由供体血浆中的抗体对患者白细胞起反应。

（1）在开始输血的1～4h内发生。

（2）临床表现为呼吸窘迫、心动过速、发热、低血压等。

（3）胸部X线检查表现为毛玻璃样改变。

（4）没有特殊处理。

（5）需要强化呼吸和一般支持措施。

（六）输血后延迟并发症

输血后延迟并发症可以在输血后数天、数月或数年发生。延迟输血反应见表12.5。成年人输血速度推荐见表12.6。

输血传播感染包括：①HIV-1和HIV-2；②乙型和丙型肝炎；③人类嗜T细胞病毒Ⅰ和人类嗜T细胞病毒Ⅱ；④美洲锥虫病；⑤疟疾；⑥梅毒；⑦巨细胞病毒；⑧其他罕见感染，如人类微小病毒B_{19}和甲型肝炎。

其他延迟并发症：①延迟溶血反应；②输血后紫癜；③移植物抗宿主病；④铁超负荷（反复接受输血的患者）。

表12.5 延迟输血反应表

并发症	表 现	处 理
延迟的溶血反应	输血后5～10d:发热,贫血,黄疸	通常无须处理; 如果出现低血压和少尿,则治疗同急性血管内溶血
输血后紫癜	输血后5～10d:增加出血倾向,血小板减少症	大剂量类固醇; 大剂量静脉注射免疫球蛋白; 血浆交换
移植物抗宿主病	输血后10～12d:发热,皮疹和脱屑,腹泻,肝炎,全血细胞减少症	支持治疗; 无特殊处理
铁超负荷	输血相关心衰和肝衰	用铁结合剂(去铁胺/去铁敏)预防

表12.6 成年人输血速度推荐

成 分	开始15min	15min后	注意事项	ABO相容性
红细胞	1～2mL/min(60～120mL/h)	快速耐受速度约为4mL/min(240mL/h)	输注时间不应超过4h	全血:ABO相同
			对于有液体负荷超载风险的患者,可将流速调整为1mL/(kg·h)	RBC:ABO与受体的供体相容
				需要交叉匹配
血小板	在前5min为2～5mL/min(120～130mL/h)	300mL/h或耐受(在第一个5min后)	输注时间一般在1h以上	不需要交叉匹配
				ABO/Rh相容性优先,但不是必需的
				HLA可能匹配
血浆	在前5min为2～5mL/min(120～130mL/h)	快速耐受(在第一个5min后):约为300mL/h	发放前可能需要解冻	不需要交叉匹配
				ABO与受血者红细胞的相容性

(七)输血文件

输血记录是为了避免不必要的医疗纠纷。

1. 患者记录表

在患者记录表中应注意以下几点。

(1)必须注意的是,应使用通俗易懂的语言告知患者及其亲属输血的相关事项。

(2)需要请建议输血的临床医师签名。

(3)输血前检查患者身份、血袋、相容性标签,完成输血前核查人员的姓名和签名。

(4)关于输血,注意以下几个方面。①输注每个单位血的类型和量;②每个输血单位的独特捐献编号;③每单位输注血液的血型;④每单位输血开始的时间;⑤在每单位输血之前、期间和之后进行监测记录；⑥每单位输注操作人员签名。

（5）任何输血反应。

2. 输血监管

输血监管的目的是跟踪与输血相关的不良事件，以确定动态趋势，从而制定改善血液安全所需的干预措施。

十三、结　论

输血是一个多步骤过程，需要综合运用不同岗位的专业知识。因此，临床医师与输血科工作人员之间需要密切地联系，以确保血液安全。恰当的医疗文书记录以及不同级别的身份核查，不仅是为了患者的安全，同时也为了保护医务人员免受医疗纠纷的影响。因此，我们必须确保有适应证的患者在适当的时间内按规定输注相应的血液制品。

参考文献

［1］The clinical use of blood by WHO Blood Transfusion Safety Geneva.

［2］Blood Transfusion Guidelines, PGIMER, Chandigarh, First printed in 2004 and Updated in 2014.

［3］Blood Transfusion in Obstetrics RCOG Green top Guidelines No 47, Dec 2007, Minor Revisions in July 2008.

第十三章 危重症孕产妇水电解质平衡

一、引 言

孕产妇心血管系统发生很多生理性变化。在对产科病情复杂的患者进行血容量管理时,需考虑心血管系统的这些变化。从妊娠早期开始,身体内水分缓慢增加6~8L,这是由于体内钠的含量增高了500~900mEq[1-3]。这导致在妊娠期的前6个月,血浆容积稳步上升;在妊娠期的后3个月(约32周)时,达到平台期[4]。足月单胎妊娠的血浆容积比未孕状态高出约50%[5]。红细胞数量随着血浆的增加而增多,但增加速度不及血浆,从而出现血红蛋白浓度生理性下降[4]。

二、平衡和失衡

钠离子的平衡和失衡图解见图13.1。

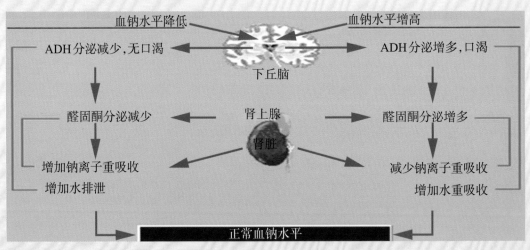

图13.1 钠离子的平衡和失衡

孕产妇心排血量在大约孕10周开始增加,在妊娠中晚期达平台期,由于心排血量和心率增加。心排血量较未孕时增加30%~50%[6-10]。在妊娠晚期,心率超过基线10~15次/min,进而达到峰值[10]。收缩压和舒张压在妊娠初期及中期均降低,在孕24~28周达到最低点,然后在足月前增加至非妊娠期水平[11]。收缩压平均降低5~10mmHg,舒张压平均降低10~15mmHg[12]。血压和心排血量均可能受到孕产妇体位的影响。妊娠晚期,在仰卧位时,妊娠子宫会压迫主动脉和腔静脉[13,14]。

胶体渗透压(COP)是受妊娠影响的另一个重要变量。在整个妊娠期,血浆和间质

COP 均降低,后者下降幅度更大[15]。同时,妊娠期毛细血管静水压增加[16]和(或)血浆 COP 降低,可能导致妊娠晚期水肿的形成。产后,血浆 COP 进一步下降,在产后 6～16h 达到最低点,并在随后的 24h 后恢复到分娩时水平[17,18]。

妊娠生理变化既影响孕产妇循环容量状态的评估,也影响随后的治疗。

妊娠期生理参数的改变对治疗的影响如下。

1. 血浆容量增加 50% 导致稀释性贫血。
   - 氧承载能力下降。
   - 凝血因子储备增加,有效对抗出血。
   - 心率增加 15～20 次/min。
   - 由于孕产妇对氧的需求增加,故在 CPR 时常规的胸外按压效果欠佳。
   - 心排血量增加 40%。
   - 动脉血压下降 10%～15%。
   - 子宫血流量增加至心排血量的 10%。
   - 大出血风险增加。
   - 心脏位置改变——心脏转向左上方。
   - 心脏各腔室增大,特别是左心房。

2. 对心脏节律的影响,易发生室上性心动过速。

三、出　血

(一)血流动力学改变

产科患者收住 ICU 的常见指征是血流动力学不稳定,表现为低血压、高血压或罕见的心律失常。

产妇低血压的原因有:①产科出血(特别是产后出血);②脓毒症;③围生期心肌病;④羊水栓塞;⑤肺栓塞;⑥子宫破裂;⑦硬膜外或椎管内麻醉。

妊娠期血压降低的主要表现为舒张压降低。舒张压降低的原因有:①孕酮的作用,导致全身血管阻力的下降;②胎盘(低阻力血管床)发育。子宫收缩相当于血液从子宫胎盘到母体循环的自体回输,这导致第三产程(胎盘的分娩期)心排血量进一步增加。胎儿娩出后,母体主动脉、腔静脉压迫减轻,从而增加了前负荷,而此时子宫胎盘血管床也开始收缩。

(二)血流动力学不稳定患者的监测与复苏

复苏的首要目标是维持孕产妇的心排血量,保持足够的组织和胎盘灌注。这需要建立深静脉通路便于输血及输液,并做以下血液检查:

- 全血细胞计数。
- 尿素、肌酐和电解质。
- 肝功能测试。
- 血气分析。
- 凝血功能筛查。
- 交叉配血。

由于危重症孕产妇血流动力学不稳定,初始抢救的核心是容量复苏联合应用血管活性药和(或)强心药物。产科患者的胶体渗透压较非孕状态时下降约14%。产科患者,尤其是子痫前期患者,因毛细血管渗漏及过度液体负荷可能引起肺水肿。复苏的液体选择取决于导致血流动力学不稳定的原因。对于出血引起的失血性休克,主要采用输血治疗;而对于其他原因引起的休克,需要慎重地使用晶体液、胶体液或两者的组合。一般来说,对危重症孕产妇而言,机体处于轻微负平衡状态可能更好,因为可以排除超负荷液体和非心源性肺水肿的潜在有害影响。因此,对危重症孕产妇来说,处于轻微负平衡状态利大于弊。

血管加压素通常用于产科,特别是用于剖宫产的椎管内或硬膜外麻醉术后。麻黄素和去氧肾上腺素是最常用的药物,用来抵消交感神经阻滞的影响。与麻黄素相比,去氧肾上腺素导致胎儿酸中毒的可能性更小。如果在临床中需要使用升压药,则药物的选择应由母体平均动脉压、全身血管阻力和心排血量共同决定,并应对母体适当补液。

升压药的应用可能对子宫胎盘灌注产生有害影响。在所有血流动力学不稳定的患者中,应不断评估机体对治疗的反应及机体组织灌注的状态。

组织灌注的基本指标包括:①意识水平(格拉斯哥昏迷评分);②生命体征;③尿量;④酸碱状态和乳酸盐浓度。

可以考虑的其他监测包括:①微创监测(如经食管超声心动图);②有创性监测(如中心或混合性静脉血氧饱和度);③无创评估(如经胸超声心动图,不适合连续监测,但对于心脏功能的评估很有价值)。对子宫-胎盘-胎儿(胎儿健康)的评估是指导组织灌注和复苏的重要指标。

出血通常使病情更加凶险,是孕产妇死亡的主要原因[19]。1%~2%孕产妇在出血后需要输血治疗。虽然子宫收缩乏力是输血的主要原因,但胎盘残留、创伤、前置胎盘和胎盘早剥也是引起出血的重要病因[20]。发生产后出血后,与客观测量相比,目测评估失血量的误差可高达50%[21-23],这就导致产后大出血的发生率被严重低估了[24]。此外,生命体征正常却也不能排除潜在失血的可能[25]。上述因素可能导致诊断和治疗的延迟。

之前描述的妊娠生理改变可以使大多数孕产妇耐受不可避免的产时出血。早期出血时，血管张力增加、心率加快、心肌收缩力增强，以改善氧供；全身血容量重新分布，优先供应肾上腺、大脑、心脏，减少其他脏器血供（包括子宫）。

在分娩前，若发生这种失血可能导致胎儿缺氧和窒息。在持续失血和不充分的复苏后，微循环持续发生继发性变化。最初，液体渗漏进入毛细血管床；随后，毛细血管内皮损伤，导致血管渗透性增加，液体渗漏到细胞间隙；最后，细胞死亡、器官缺血[26]。

治疗的主要目标是恢复和维持组织氧输送。首先需维持血容量，同时应积极给予氧疗。

乳酸林格氏液和0.9％氯化钠溶液（生理盐水）是两种最常见的晶体液。它们主要分布在整个细胞外液、血管内和组织间液中。输注1L乳酸林格氏液，200mL将留在血管系统，而700mL将进入间质[17]。

（三）失血1L需要补充大约3L晶体液

与生理盐水相比，乳酸林格氏液的优点是含少量额外的电解质和乳酸盐，乳酸盐通过肝脏转化为碳酸氢盐。理论上，碳酸氢盐可缓冲灌注不良和代偿性酸中毒所致的乳酸酸中毒。水电解质需求量，晶体液的组成和性质分别见表13.1和表13.2。

乳酸林格氏液是美国外科医师学会推荐的液体复苏的首选液体，其次是生理盐水（因生理盐水的成分有导致高氯性酸中毒的可能）[27]。乳酸林格氏液中包含有生理剂量的钠、氯、钾、钙，因此高钾血症及高钙血症患者禁用。乳酸林格氏液在体内可分解出乳酸，因此对乳酸酸中毒患者（pH＝6.6）亦禁用乳酸林格氏液。

表13.1　水电解质需求量

电解质	需求量
水	20～40mL/(kg·d)
钠离子	0.5～1.0mmol/(kg·d)
钾离子	0.5～1.0mmol/(kg·d)
镁离子	0.1～0.2mmol/(kg·d)
钙离子	0.05～0.15mmol/(kg·d)
磷酸盐离子	0.2～0.5mmol/(kg·d)
氯离子/醋酸根	保持酸碱平衡

表13.2　晶体液的组成和性质

溶　液	pH	Na^+(mEq)	Cl^-(mEq)	mOsm/kg
5％葡萄糖溶液	5			253
0.9％氯化钠溶液（生理盐水）	6.1	154	154	308

溶　液	pH	Na$^+$(mEq)	Cl$^-$(mEq)	mOsm/kg
乳酸林格氏液	6.7	130	109	274
3%氯化钠溶液	5.8	513	513	1026
7.5%氯化钠溶液	5.7	1283	1283	2567

注:其中乳酸林格氏液还含有K$^+$(4mEq)、Ca^{2+}(3mEq)和乳酸盐(28mEq),其可转化为HCO$_3^-$。

胶体液可以用作晶体液的替代或辅助。胶体液是含有大分子量物质的溶液,分布主要限于血管内。因此,血管内容量增加而组织间隙液体几乎没有增加。所有这些胶体液都可能引起过敏,但其发生率较低(小于0.04%)。

5%白蛋白溶液是扩容最常用的胶体液。其不良反应有游离钙水平的降低,这可能与部分钙离子和柠檬酸盐结合有关。白蛋白也可导致血小板聚集,凝血因子因稀释而减少,这可能导致凝血酶原时间(PT)和部分凝血活酶时间(PTT)的延长(见表13.3)。出血时间的延长也可能与纤维蛋白溶解增加、血小板黏附减弱和凝血因子Ⅷ活性降低相关。

表13.3　胶体溶液的特性

溶　液	pH	mOsm/kg	作用时间(h)
5%白蛋白溶液	6.9	300	2
6%羟乙基淀粉溶液	5.5	310	12~24
40右旋糖酐溶液	4.5	300	<3
70右旋糖酐溶液	4.5	300	6
5%血浆蛋白溶液	7.0	300	2

5%白蛋白溶液制备过程中灭活了HIV、乙型及丙型肝炎病毒,从而杜绝了这些病毒对机体造成感染的风险。血浆总蛋白主要由白蛋白及少量的α-球蛋白和β-球蛋白组成。羟乙基淀粉衍生自玉米淀粉并且包含大小不同的分子物质,可较长时间地维持血浆胶体渗透压,其作用的削弱可能与输入24h后血浆淀粉酶水平的升高有关。

右旋糖酐有高、低两种分子量制剂,他们分别由葡聚糖70和葡聚糖40组成。由于其可致血小板聚集能力下降和凝血因子稀释,故可造成出血风险增加。

选择晶体液还是胶体液作为低血容量性休克复苏的初始最佳液体,仍存在相当大的争议。在维持相同渗透压的情况下,晶体液所需要的量比胶体液大得多。

四、产科患者输液与输血治疗

对危重症孕产妇的液体管理非常重要。不恰当的液体输注可以造成严重的危害。而个体化评估对液体管理又十分必要。

液体量应当根据以下临床参数进行目标性滴定：①血压；②外周毛细血管充盈程度；③尿量；④中心静脉压。

在ICU，也可以使用其他指标，诸如氧供和氧消耗指数以及混合血氧饱和度水平，来进一步优化液体管理。

- 根据尿量进行容量评估是一个比较粗糙的指标，因少尿并不总是需要液体治疗（需要全面评估）[28]。
- 维持基本的液体需要量——30mL/(kg·d)。
- 用恰当的液体及时纠正患者的低容量状态。
- 在正常血容量状态下，静脉充盈，四肢温暖，血压和心率正常。
- 在低血容量状态下，患者可能存在四肢厥冷，呼吸频率>20次/min，收缩压<100mmHg，HR>90次/min，体位性低血压，少尿和意识障碍等。以上这些均与液体丢失或摄入不足有关。
- 45°被动直腿抬高试验有反应。
- 侵入性导管监测。
- 补充累积的液体丢失量，不要提前输注预期丢失量。
- 动态血气分析。
- 复苏。对于由脱水、失血或脓毒症导致的低血容量状态，需及时补充血管内容量，估计可能丢失的液体量，包括基本液体需要量[约30mL/(kg·d)]。
- 回顾最近的尿素氮&电解质(U&Es)，其他电解质和血红蛋白。

(一) 补充生理需要量

如果输液时间超过6h或液体含有钾，则应通过静脉微泵或滴泵给予静脉补液。应将输液速度单位规定为mL/h（见表13.4），而不是一袋"×小时"。切勿以超过100mL/h的速度进行生理需要量补充，不要随意加快输液速度。快速输液仅用于补充丢失的液体。

表13.4　输液速度规定

重量(kg)	液体需求量(mL)	补液速度	速度(mL/h)
35～44	1200	500mL/10h	50
45～54	1500	500mL/8h	65
55～64	1800	500mL/7h	75
65～74	2100	500mL/6h	85
≥75(最高速度为100mL/h)	2400	500mL/5h	100

首选的维持液为含0.18%NaCl溶液及4%葡萄糖溶液500mL(含或不含20mmol钾)。将该液体制成1L补液袋,在患者可以进食和饮水或喂食前给予肠外营养。如果以正确的速率给予该液体,则可以满足机体对所有水及Na^+和K^+的需求。但该液体(或任何液体)若过量输注,则可引起低钠血症。如果血清钠水平≤132mmol/L,则可改用勃脉力复方电解质注射液148(PL148)。

1. 电解质需求

(1) 钠1mmol/(kg·d),约1×500mL 0.9%NaCl溶液。

(2) 钾1mmol/(kg·d),给予20mmol钾/500mL 0.9%NaCl溶液。

(3) 当血钠水平<125mmol/L时,使用0.9%NaCl溶液或其他等渗液体可能是危险的,液体限制可能也是很重要的,需要频繁的尿素氮&电解质(U&Es)监测。

2. 钾平衡

血钾水平正常也可能存在低钾状态。在ICU,可通过中心静脉补钾治疗(在100mL液体中加入3g氯化钾,并以25~50mL/h输注),同时确保中心静脉导管准确固定及无污染。含钾液体必须通过微泵泵入。如果患者能进食,则口服补钾亦可。

评估过去24h累积损失的液体量,通过PL148补液。将氯化钾加入0.9%NaCl溶液中用于补充上消化道或胆汁丢失的钾,并且腹泻也可能导致钾的进一步流失。注意液体高渗状态可导致液体潴留,因此应尽量避免出现高钠血症。

3. 液体成分

液体成分见表13.5。

表13.5 液体成分

液体成分/L	Na^+	K^+	Cl^-	Mg^{2+}	Ca^{2+}	其他	Osm/L
0.9%氯化钠	154	0	154	0	0	0	308
0.18%氯化钠	30	0	30	0	0	40g/L葡萄糖	284
4%葡萄糖(可自行加K^+)							
0.45%氯化钠	77	0	77	0	0	50g/L葡萄糖	406
5%葡萄糖							
Hartmann's	131	5	111	0	2	乳酸盐29mmol/L	274
Plasmalyte	140	5	98	1.5	0	醋酸盐27mmol/L	297
148(PL148) gluconate 23							
5%葡萄糖	0	0	0	0	0	50g/L糖	278

注:血浆摩尔渗透压浓度为285~295mOsm/L。

（二）液体复苏

液体复苏应用于严重脱水、脓毒症或出血导致的低血容量、低血压状态，以及用于紧急复苏，通常可使用PL148或胶体液（Gelaspan/白蛋白）。PL148是一种平衡的电解质溶液，并且较0.9%氯化钠溶液更易利用。

仅在出现严重脓毒症时给予白蛋白。

根据大出血治疗方法进行规范救治。

脓毒症治疗。

相关科室会诊。

对于严重失血，在输血前使用胶体液或PL148。在ICU中，脓毒症休克可能需要血管活性药物的支持。并且对此类患者大量输液并不能维持血压，相反，输入过多液体可能是有害的。

总之，在评估病因的前提下，选择液体种类及补液量。

- 如果病情不确定，请咨询上级医师。
- 对静脉补液患者需要定期进行血液监测。
- 建议患者及早进食。

如果出现以下情况，则考虑转入重症监护。

- GCS≤8或评分出现进行性下降。
- 吸入氧浓度≥60%，氧饱和度<90%。
- $PaCO_2$>7kPa且无创通气效果欠佳。
- 持续性低血压和（或）少尿，补液试验无反应。
- 代谢性酸中毒，表现为碱缺失（碱水平≤8mmol/L，碳酸氢盐水平<18mmol/L，乳酸水平>3mmol/L，2h内无改善。

烦躁或焦虑的患者因情绪激动而不配合治疗（例如氧疗/输液治疗），必要时请示上级医师是否转诊。

在以下严重低血容量状态时，需要快速补液：低血压，心动过速，低CVP/JVP，少尿，皮肤弹性差，组织灌注差，毛细血管再充盈时间>4s。

在硬膜外麻醉时，低血压患者可能需要血管收缩药，而不是液体复苏，但必须评估导致低血压的其他原因。给予250～500mL晶体液（用PL148）快速静滴，5～15min后观察患者液体反应。

参考资料：2009南安普顿液体复苏共识。

理论上，渗漏到细胞间质内的液体可能阻碍向细胞内的氧输送。此外，晶体液扩容的持续时间较短。

对低血容量性休克患者,肾功能也是需要关注的重要指标。动物和人类的实验数据表明,晶体液较胶体液不易损伤肾功能。

(三)输血治疗

在严重出血情况下,仅靠液体复苏改善组织氧供是不够的。急性的大量失血可导致血液的携氧能力降低,需要输血治疗。成分输血已经大大减少了全血在失血性休克中的应用(见表13.6)。

表13.6 成分输血指南

成 分	说 明	适应证	效 果	保存期限	存储条件
红细胞悬液	450mL 全血中可收集 300~350mL 的 RBSs	急性或慢性症状性贫血;增加携氧能力	一个单位 RBC 使 Hct 增加 3%,Hb 大约增加 1g/dL	42d	2~6℃
新鲜冰冻血浆	200~250mL,6h 内从全血中收集制备的,含有所有凝血因子,包括不稳定因子(凝血因子 V 和Ⅷ)	多种凝血因子缺乏,大量输库存血后,肝脏疾病,DIC,TTP	输注 10~15mL/kg 将凝血因子水平提高 20%~30%	冰冻条件下可保存一年	-30℃或更低 37℃解冻后 6h 内使用
冷沉淀	10~25mL	血友病 A,血管性血友病,低纤维蛋白原血症,FⅧ缺乏	凝血因子Ⅷ:1单位/kg增加2%	冰冻条件下可保存一年	-30℃或更低,37℃解冻后 6h 内使用
血小板	每单位含 PLT>5×10^{10}	血小板减少性出血,血小板功能缺陷	每单位血小板计数增加 5000~10000	5d	20~24℃,持续振荡

1. 红细胞悬液

红细胞悬液可用于治疗出血引起的失血性休克。每个单位红细胞预期可增加约 1g/dL 的血红蛋白量。当携氧能力不足时,应给予红细胞悬液。

2. 新鲜冰冻血浆

新鲜冰冻血浆(FFPs)从全血中分离出之后,需在 8h 内冷冻保存。FFPs 被用于 PT 和 PTT 延长的有出血倾向的患者,但不应用于扩容。在大量输血的情况下,必须进行常规凝血功能监测。许多机构建议,对连续输注 5U 红细胞悬液的患者应同时输注 1U 的 FFPs。

3. 冷沉淀

冷沉淀是 FFPs 在 1~6℃解冻时获得的不溶成分。它含有凝血因子Ⅷ和Ⅻ、vWF

（血管性血友病因子）和纤维蛋白原,冷沉淀含有浓缩的纤维蛋白原。因此,也可用于消耗性凝血病患者。对于孤立的低纤维蛋白原血症的患者,应使用冷沉淀而不是FFPs。

4. 血小板

在出血患者中,当血小板计数低于5万/mL时,应输注血小板。血小板不应用于预防性输注。血小板的输注应根据患者的临床情况和动态血小板计数来决定。在相当于患者自身1.5～2倍的血液被替换后,才会出现血小板减少。每输注一个单位的血小板浓缩物,血小板计数预期可以上升0.5万～1万/mL。

（四）输血相关并发症

输血相关并发症的存在是显而易见的,这是必须安全使用血液制品的主要原因之一。

大部分难以避免的输血风险是由于可检测的抗体处于"窗口期"(感染和发病之间,见表13.7)而不能被检测。目前,虽然输血相关感染性疾病的风险很低,但仍不能达到零感染。其他不良反应包括急性或延迟性溶血反应、同种免疫、过敏及发热反应。

表13.7　每单位血液制品输血感染的风险和"窗口期"

感　染	每单位风险	窗口期
HIV	1/4万～1/66万	20～45d
HCV	1/3300	28d
HBV	1/20万	14～120d
HTLV	1/5万～1/7万	未知

注:HBV,乙型肝炎病毒;HCV,丙型肝炎病毒;HIV,人类免疫缺陷病毒;HTLV,人T细胞淋巴细胞病毒。

五、子痫前期液体管理

妊娠期高血压(PIH)患者的液体管理对产科医师提出了挑战。对于子痫前期的患者,更应谨慎地进行液体管理。

通常,PIH的临床特征在于,妊娠相关的血液容量扩张未能达到正常的标准;而在妊娠后期,大量液体从血管内渗漏至组织间隙,导致组织间液增加。血管内容量减少与组织间液增加之间的矛盾使大家对液体管理有不同观点:对于血管内容量减少,一些人提倡补液治疗;而由于组织间液增加,也有一部分人推荐限液甚至应用利尿剂。

建议应根据临床具体情况制订液体管理计划。在单纯PIH患者整个产程和产后早期(12～24h),晶体液输注速度限制在75～125mL/h。在这段时间内,大多数情况下可以根据患者是否出现自发性利尿而决定下一步临床输液策略。在更复杂的情况下或计划实施其他干预措施时,患者的血管内容量状态将成为液体管理的首要考虑因素。

在患者有少尿、肺水肿,或需要降压治疗、局部镇痛或麻醉时,都需要进行精细的液体管理。

对于尿量<30mL/h,持续2h的患者,可予以500~1000mL晶体液行初始复苏;如果复苏后仍没有足够的尿量,则应通过仔细评估氧合状态来指导下一步的治疗策略;如果机体持续出现氧债,则可进行有创血流动力学监测。

液体过多可引起肺水肿、脑水肿或喉水肿等并发症。采用血管扩张剂进行治疗可改善由选择性肾动脉痉挛引起的少尿。在这种临床情况下,可以考虑使用小剂量多巴胺(因其可引起选择性肾动脉舒张)。而针对左心室功能减弱和血管痉挛患者发生血管内液体超负荷,治疗应包括限液治疗和应用血管扩张剂。

少尿的子痫前期患者的血流动力学分组见表13.8。

表13.8 少尿的子痫前期患者的血流动力学分组

分 组	心搏出量	PCWP	SVR	治 疗
Ⅰ	增高	低	增高	输液
Ⅱ	正常/增高	正常/增高	正常	降低前负荷;考虑应用多巴胺
Ⅲ	降低	增高	增高	降低后负荷和液体限制;考虑应用利尿剂

注:PCWP,肺毛细血管楔压;SVR,全身血管阻力。

在需要液体复苏的患者中,因为考虑到产后早期胶体渗透压下降,产后静脉输液致胶体渗透压进一步降低,所以应用胶体液复苏似乎是理想的选择。70%~80%的PIH患者分娩后会发生PIH相关性肺水肿。这是由于产后组织间液回流,PCWP增加,从而更易导致肺水肿的发生。流体静压的增加、COP的降低和内皮损伤引起的血管通透性的改变,增加了发生肺水肿的风险。相应治疗包括吸氧、限制液体、应用利尿剂,必要时给予血管扩张剂以降低后负荷。对于病情非常复杂的患者,应鼓励使用肺动脉漂浮导管来辅助治疗。

对PIH患者的液体管理是复杂的,应该根据具体的临床情况进行调整。在多数情况下,要求保持出入量平衡。当出现并发症或低血压时,可能需要进行液体复苏。在病情特别复杂的情况下,肺动脉导管监测可能有助于指导液体复苏治疗。

- 及时终止妊娠。
- 严格的液体管理,包括记录每小时出入量。
- 避免血压急剧下降(避免舌下含服硝苯地平,在推注催产素时更应该谨慎)。

- 避免合用药代动力学相互影响的药物。
- 避免使用β受体激动剂。
- 避免应用麦角新碱。
- 迅速补充丢失的血容量,但需注意液体复苏过程的滴注速度。
- 避免使用非甾体类抗炎药(NSAIDs)。

应避免使用NSAIDs,因为此类药物在某些易感患者中可诱发突发性无尿。子痫前期患者血容量低于正常孕产妇,因此分娩时失血的耐受性比正常孕产妇要差得多,肾动脉血管痉挛、微血管病变和失血均可导致急性肾小管坏死。在这种情况下,不能以普通标准来判断产后大出血。当失血量大于500mL和(或)丢失液体导致心动过速时,应严密监测生命体征及出入量等。

当前认为,及时治疗严重高血压能降低发生脑出血的风险。但是血压的急剧下降,特别是血管扩张剂的不合理应用,可能导致低血压状态,甚至需要液体复苏治疗。随着血管舒张情况的逆转和血压的升高,输注的液体随后将转移到组织间隙中。需要特别注意的是,舌下含服硝苯地平,联合应用肼屈嗪,会引起血压急剧下降。如果有发生非心源性肺水肿的风险,还应禁用β受体激动剂。

(一) 静脉液体治疗

1. 输注晶体液还是胶体液?

因为血清胶体蛋白水平低,所以有人主张应用胶体液输注(人工胶体或人血白蛋白制品),增加血浆胶体渗透压。相比之下,晶体液稀释了胶体蛋白水平。

关于白蛋白在重症患者液体复苏中的地位,目前尚存在争议。SAFE研究比较了对重症患者分别应用白蛋白与生理盐水进行液体复苏的结果,发现两组病患的远期生存率相似。目前,尚无充足证据证明在重症患者中使用白蛋白会增加死亡率。

在子痫前期患者的围生期液体管理中,应用白蛋白的临床意义尚未被证实。目前,尚无证据证明白蛋白能改善患者生存率,且有证据表明它可能带来更多的副反应,并且输注白蛋白的费用高。因此,我们建议首选晶体液,避免滥用胶体液。

2. Hartmann's液或生理盐水?

与生理盐水相比,Hartmann's液能更有效和持久地维持体内液体容量。输注Hartmann's液的受试者能更快、更充分地出现利尿反应。Hartmann's液可能更适合子痫前期的患者,但仍需进一步研究证实。

精确的液体疗法因人而异,可使用一些简单的公式来预计摄入量,例如有研究倾向于以24h内最大液体量2.5L或1mL/(kg·h)来确定入量,另外也有研究倾向于将前1h的尿量加上40mL或1mL/(kg·h)来确定入量。患者一旦能够口服摄入,应立即开立医嘱,增加口服补液,并逐步减少静脉输液量。

(二) 高风险病例的管理

HELLP综合征、脓毒症或失血导致严重少尿或无尿的患者,发生急性肾功能衰竭的风险将大大增加,因此持续微泵输注呋塞米或多巴胺将有助于肾功能恢复。但由上述原因导致的危重症孕产妇急性肾衰竭的发病率和死亡率尚无报道。

(三) 肺水肿的治疗

患者取端坐位,并通过面罩给氧。在有液体超负荷证据的情况下,予以呋塞米静脉内给药。但是如果血管内容量不足,则必须监测血压,以预防低血压的发生。呋塞米的作用是复杂的,还能降低肺动脉压力。在病情危重时,若合并其他原因导致的肺水肿,可给予持续气道正压通气(CPAP)。

六、脓毒症休克

妊娠期和产褥期合并感染较常见。这些感染导致菌血症的发生率低(如有报道称少于1%)。但在菌血症患者中,高达5%的患者可能发生脓毒症休克(见表13.9)。脓毒症休克的死亡率为20%～50%。与非妊娠人群相似,及时启动经验性抗生素治疗和适当的液体复苏是治疗孕产妇脓毒症休克的基石。

表13.9　脓毒症休克相关发生率

相关并发症	脓毒症休克发生率
产后子宫内膜炎(剖宫产术后)	8.5%
产后子宫内膜炎(自然分娩后)	1%～4%
尿路感染	1%～4%
流产合并感染性休克	1%～2%
绒毛膜羊膜炎	0.5%～1%
坏死性筋膜炎	<1%

对于脓毒症休克孕产妇,首要的治疗目标是改善氧供和维持重要器官的灌注。积极的液体复苏是早期治疗的关键,旨在改善低血容量及低血压状态,维持或增加心排血量。通常,复苏需要大量的液体。如果单纯行液体复苏,低血压和心功能仍不能得到改善,则应该评估是否需加用血管活性药物(见表13.10),以防止液体过量。

表13.10　常用血管活性药物特性

药　物	剂　量	血　压	外周血管阻力	心排血量	肾灌注
异丙肾上腺素	1～5μg/min	无变化/降低	降低	增加	增加
多巴酚丁胺	2～20μg/(kg·min)	增加	降低	增加	无变化

续表

药 物	剂 量	血 压	外周血管阻力	心排血量	肾灌注
小剂量多巴胺	1～10μg/(kg·min)	无变化	降低	增加	增加
大剂量多巴胺	>20μg/(kg·min)	增加	增加	增加	降低
肾上腺素	1～8μg/min	增加	增加	增加	降低
去甲肾上腺素	2～8μg/min	增加	增加	无变化/增加	降低
去氧肾上腺素	20～200μg/min	增加	增加	降低	降低

注：按血管收缩活性的强弱顺序列出血管活性药物。

七、肺动脉漂浮导管

在产科条件下，多数的液体管理包括生命体征监测和导管监测。在复杂的产科患者中，肺动脉漂浮导管能指导容量状态的评估和管理。在20世纪70年代初，Swan-Ganz导管从研究实验室的应用到引入内科和外科重症监护病房，应用于危重症患者的监测。现在，在产科危重症患者中使用Swan-Ganz导管的机会也不断增加。

（一）肺动脉导管在产科患者中的应用指征

（1）大量失血合并：①呼吸障碍；②充分的液体复苏后仍然少尿。

（2）妊娠引起的高血压合并：①对液体复苏无反应的持续少尿；②病因不明或对常规治疗无反应的肺水肿。

（3）脓毒症休克合并：①急性呼吸窘迫综合征；②围生期心脏病。

（二）临床妊娠和非妊娠患者心肺参数的正常范围参考值

临床妊娠和非妊娠患者心肺参数的正常范围参考值见表13.11。

表13.11 临床妊娠和非妊娠患者心肺参数的正常范围参考值

心血管参数	非妊娠	妊娠
心率(次/min)	71±10	增加17%
平均动脉压(mmHg)	86±7.5	无变化
中心静脉压(mmHg)	3.7±2.6	无变化
肺毛细血管楔压(mmHg)	6.3±2.1	无变化
心排血量(L/min)	4.3±0.9	增加43%
外周血管阻力(dynes·cm/s⁵)	1530±520	减少21%
肺毛细血管阻力(dynes·cm/s⁵)	119±47	降低34%
胶体渗透压(mmHg)	20.8±1	降低14%
胶体渗透压-肺毛细血管楔压梯度(mmHg)	14.5±2.5	降低28%

参考文献 ▶▶

［1］ Seitchik J. Total body water and total body density of pregnant women. Obstet Gynecol, 1967, 29: 155.

［2］ Theunissen IM, Parer JT. Fluid and electrolytes in pregnancy. Clin Obstet Gynecol, 1994, 37: 3.

［3］ Lindheimer MD, Katz AI. Sodium and diuretics in pregnancy. N Engl J Med, 1973, 288: 891.

［4］ Scott DE. Anemia during pregnancy. Obstet Gynecol Ann, 1972, 1: 219.

［5］ Pritchard JA. Changes in the blood volume during pregnancy and delivery. Anesthesiology, 1965, 26: 393.

［6］ Katz R, Karliner JS, Resnik R. Effects of a natural volume overload state （pregnancy）on left ventricular performance in normal human subjects. Circulation, 1978, 58: 434.

［7］ Bader RA, Bader MG, Rose DJ, et al. Hemodynamics at rest and during exercise in normal pregnancy as studied by cardiac catheterization. J Clin Invest, 1955, 34: 1524.

［8］ Walters WAW, MacGregor WG, Hills M. Cardiac output at rest during pregnancy and the puerperium. Clin Sci, 1966, 30: 1.

［9］ Kamani AA, McMorland GH, Wadsworth LD. Utilization of red blood cell transfusion in an obstetric setting. Am J Obstet Gynecol, 1988, 159: 1177.

［10］ Kapholz H. Blood transfusion in contemporary obstetric practice. Obstet Gynecol, 1990, 75: 940.

［11］ Newton M, Mosey LM, Egli GE, et al. Blood loss during and immediately after delivery. Obstet Gynecol, 1961, 17: 9.

［12］ Pritchard JA, Baldwin RM, Dickey JC, et al. Blood volume changes in pregnancy and the puerperium: II. Red blood cell loss and changes in apparent blood volume during and following vaginal delivery, cesarean section, and cesarean section plus total hysterectomy. Am J Obstet Gynecol, 1962, 84: 1271.

［13］ Brant HA. Precise estimation of postpartum haemorrhage: difficulties and importance. Br Med J, 1967, 1: 398.

［14］ Gilbert L, Porter W, Brown VA. Postpartum haemorrhage: a continuing problem. Br J Obstet Gynaecol, 1987, 94: 67.

［15］ Jansen RPS. Relative bradycardia: a sign of acute intraperitoneal bleeding. Aust NZ J Obstet Gynaecol, 1978, 18: 206.

［16］ Slater G, Vladek BA, Bassin R, et al. Sequential changes in the distribution of cardiac output in various stages of experimental hemorrhagic shock. Surgery, 1973, 73: 714.

［17］ Shoemaker WC. Comparison of the relative effectiveness of whole blood transfusions and various types of fluid therapy and resuscitation. Crit Care Med, 1976, 4: 71.

［18］ American College of Surgeons Committee on Trauma. Advanced trauma life support program 1988 Core Course. Chicago: American College of Surgeons, 1988: 65.

［19］ Wagner BKJ, D'Amelio LF. Pharmacologic and clinical considerations in selecting crystalloid, colloidal, and oxygen-carrying resuscitation fluids, part 1. Clin Pharm, 1993, 12: 335.

［20］ Weaver D, Ledgerwood A, Lucas C, et al. Pulmonary effects of albumin resuscitation for severe hypovolemic shock. Arch Surg, 1978, 113: 387.

［21］ Wagner BKJ, D'Amelio LF. Pharmacologic and clinical considerations in selecting crystalloid, colloidal, and oxygen-carrying resuscitation fluids, part 2. Clin Pharm, 1993, 12: 415.

［22］ Velanovich V. Crystalloid versus colloid resuscitation: a meta-analysis of mortality. Surgery, 1989, 105: 65.

［23］ Pascual JMS, Watson JC, Runyon AE, et al. Resuscitation of intra- operative hypovolemia: a comparison of normal saline and hyperosmotic/hyperoncotic solutions in swine. Crit Care Med, 1992, 20: 200.

［24］ Nerlich M, Gunther R, Demling RH. Resuscitation from hemorrhagic shock with hypertonic saline or lactated Ringer's（effect on the pulmonary and systemic microcirculations）. Circ Shock, 1983, 10: 179.

［25］ Nakayama S, Sibley L, Gunther RA, et al. Smallvolume resuscitation with hypertonic saline（2,400 mOsm/liter）during hemorrhagic shock. Circ Shock, 1984, 13: 149.

［26］ Atrash HK, Koonin LM, Lawson HW, et al. Maternal mortality in the United States, 1979－1986. Obstet Gynecol, 1990, 76: 1055.

［27］ Americal College of Surgeons Committee on Trauma. Advanced trauma life support program 1988 core course. Chicago: American College of Surgeons, 1989: 65.

［28］ Siegel D, Cochin M, Geocaris T, et al. Effects of saline and colloid resuscitation on renal function. Ann Surg, 1973, 177: 51.

第十四章　危重症孕产妇机械通气

一、引　言

危重症孕产妇的机械通气治疗是一门艺术。目前,呼吸机种类繁多,且通气模式越来越多,令使用者更加困惑。因此,对呼吸机的最基本和最新的模式有一定的了解变得尤为重要。

二、机械通气的目标

机械通气的目标如下[1]。

- 解除窒息。
- 缓解呼吸窘迫。
- 纠正严重低氧血症。
- 纠正重度高碳酸血症。

三、机械通气应用指征

机械通气应用指征如下[2]。

- 子痫。
- 急性呼吸窘迫综合征(由吸入、羊水栓塞等原因导致的ARDS)。
- 肺水肿。
- 严重的心力衰竭。
- 呼吸系统疾病恶化,如支气管哮喘。
- 严重创伤。

四、机械通气相关术语

机械通气可分有创机械通气和无创机械通气(见图14.1)。

- 无创机械通气没有在产科人群进行广泛的研究,并且有增加反流误吸的风险[2]。
- 对伴有意识水平降低、呼吸驱动缺乏或严重酸中毒的患者,行无创机械通气是不合适的。
- 在治疗危重症孕产妇时,优先选择的治疗措施是有创机械通气。
- 在通气策略上,孕产妇与普通人群类似。

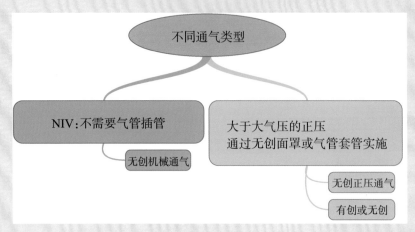

图14.1　通气类型

五、基于送气方式的呼吸机模式

（一）呼吸循环机制

呼吸循环机制是呼吸机控制呼吸的一种方式（见图14.2）。

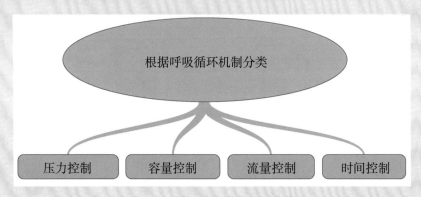

图14.2　根据呼吸循环机制分类

1. 压力控制通气

在临床医师设定具体的压力为呼吸机目标后，呼吸机提供呼吸直至达到预设的压力。在压力控制期间，容量是无法控制的（容量是可变的），因此有发生容积伤的风险。

2. 容量控制通气

在临床医师设定潮气量为目标后，呼吸机提供呼吸直至达到预设的容量。在容量控制期间，因无法设定压力（容量的给予是在压力的变化下进行的），因此有发生气压伤的风险。

3. 流量控制通气

在临床医师设定流量为目标后,呼吸机提供呼吸直至达到预设的流量。

4. 时间控制通气

在临床医师设定时间为目标后,呼吸机提供呼吸直至达到预设的时间间隔。

（二）通气模式

通气模式是指呼吸机提供呼吸支持的方式,或预设定患者与呼吸机之间相互作用的方法,也是呼吸机完成给患者送气的特定指令。通气模式有简单的,如容量控制和压力控制;也有特殊的,如双重控制模式(结合容量及压力控制模式),见图14.3。

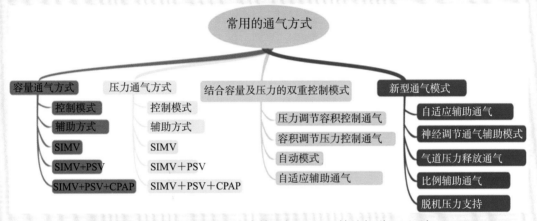

注:SIMV,同步间歇指令通气;PSV,压力支持通气;CPAP,持续气道正压通气。

图14.3　常用的通气方式

1. 容量通气

在容量通气过程中,临床医师可通过设置目标潮气量、呼吸频率、吸气流速等参数,使呼吸机完成满足医师及患者要求的工作类型。吸气流速可以通过设定I∶E(吸气与呼气时间比)及TI(吸气相时间)来调整。

2. 压力通气

在压力通气过程中,医师可通过设置目标压力($<30cmH_2O$)、呼吸频率及吸气流速等参数,使呼吸机完成满足医师及患者要求的工作类型。吸气流速可以通过设定I∶E及TI或吸气时间百分比来调整。

3. 双重控制模式

双重控制模式帮助医师设置目标压力,同时保证生理需求的合适潮气量。这种模式可以在最低的吸气压力下给出适当的潮气量。

六、呼吸机初始设定 ▶▶ --------------------------------

若患者满足机械通气指征,则呼吸机的初始设定如下(见图14.4)。

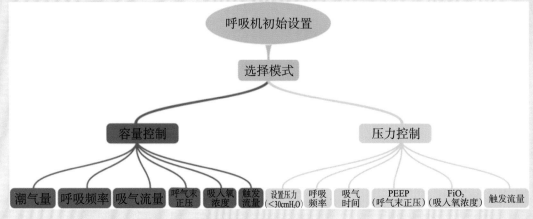

图14.4　呼吸机初始设置

（一）潮气量

- 由于孕激素受体的介导,产妇呼吸中枢对二氧化碳的敏感性增加,其每分通气量增加约40%[3]。

- 潮气量计算基于理想体重(IBW)。

- 潮气量基于呼吸力学设定,比如在药物过量、有机磷农药中毒、神经肌肉传导阻滞疾病等情况下,潮气量为6~8mL/kg(理想体重)。注意平台压不能高于30cmH_2O。

- 在阻塞性疾病中,潮气量应为8~10mL/kg。

- 在限制性疾病中,尤其是ARDS/ALI,潮气量应为4~8mL/kg。有研究表明,增加潮气量可能导致患者的病死率增加。

（二）呼吸频率

- 为保证足够的每分通气量设定(潮气量×呼吸频率)。

- 可根据患者血气分析来调整呼吸频率。妊娠期间,轻度的呼吸性碱中毒是可以接受的($PaCO_2$为32~35mmHg)。

- 为避免高碳酸血症,正常呼吸频率应设置在12~20次/min。

- 在阻塞性疾病中,呼吸频率可设置为8~12次/min[4]。

- 对限制性疾病尤其是ARDS/ALI患者,呼吸频率往往应设置在15~25次/min[4]。

- 孕产妇的$PaCO_2$应低于普通患者,这是为了使胎儿不受到高碳酸血症导致的酸中毒的影响(轻度的呼吸性碱中毒是可以接受的)[2]。

- 持续的低碳酸血症和呼吸性碱中毒(pH>7.48)可能导致子宫动脉血管收缩,减少胎儿灌注。

- 产妇应避免可允许性高碳酸血症[2]。
- 有研究表明,将$PaCO_2$提高至60mmHg并不会致使胎儿有风险[5]。
- 在采集血气分析时,产妇应取坐位、半卧位或头高45°位[3,6]。
- 在仰卧位采集的血气分析显示$PaCO_2$更低[2]。

(三) 吸气流量波形图及流量设定

- 流量波形图应为方波、递减波。
- 在机械通气开始时,为方波。
- 递减波或减速波与压力控制通气相关,医师不能更改此设定。
- 正常肺呼吸过程出现的两种波形都可以接受。
- 在限制性通气功能障碍患者,尤其是ARDS/ALI患者,递减波是可以接受的,因为这样可以保持较低峰值压力,改善气体分布和交换,改善气道高压。
- 在阻塞性通气功能障碍患者,递减波是可以接受的,这是因为其可以改善气体分布。
- 正常肺高吸气流速(见表14.1)是可以接受的(50~60L/min)。
- ARDS患者吸气时间减短,COPD患者吸气流速更快,这样吸气时间短、呼气时间延长,可以保证二氧化碳的排出(见图14.5和图14.6)[4]。

表14.1 吸气流速设定[4]

高流速	低流速
高峰值吸气压力	低峰值吸气压力
气体分布不佳	改善气体分布及交换
缩短吸气时间及降低吸呼比(I:E)	增加吸气时间及吸呼比(I:E)
	增加平均气道压
	缩短呼气时间,使气道陷闭或产生内源性PEEP

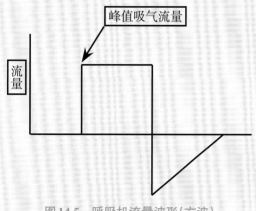

图14.5 呼吸机流量波形(方波)

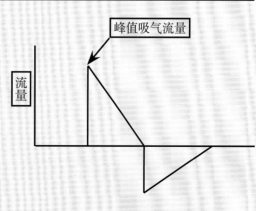

图14.6 呼吸机流量波形(递减波)

（四）吸入氧浓度及呼气末正压

- 为了使胎儿获得足够的氧，孕产妇需要有较高的氧分压值，以保持经胎盘氧分压梯度的高值。

- 为避免通气血流比例（V/Q）失调，防止低氧血症，通常将孕产妇的初始吸入氧浓度设置为100%，但需要尽快降低氧浓度，以防止氧中毒及肺不张的发生[4]。

- 呼气末正压（PEEP）是指在呼气末保持正压，从而有效地防止肺泡塌陷，维持功能残气量（FRC），提高氧合[4]。

- 为防止进一步减少静脉血回流及心排血量，对妊娠时间>20周的孕产妇应避免使用高水平PEEP。

- 正常生理条件下的PEEP为3～5cmH₂O，对所有机械通气患者应常规给予。这种生理PEEP并不影响血流动力学。

- 孕产妇目标PaO₂应大于67.5mmHg，以避免胎儿缺氧。

- 对伴有ARDS的孕产妇，应避免低氧分压或限制吸入氧浓度。

- 因胎儿存在潜在的低氧血症及酸中毒的风险，故应杜绝孕产妇发生高碳酸血症。

七、机械通气监测

机械通气监测包括呼吸机压力、肺泡压力及呼吸图形等。

（一）呼吸机压力及肺泡压力

1. 气道峰值压（PIP）＝气道压＋平台压

（1）呼吸机上可见的最高压力限制一般设定高于PIP 5～10cmH₂O。

（2）若气道峰值压增高，这意味着气道压高。

2. 平台压

（1）平台压是吸气末测得的压力，是在吸气过程中或暂停时监测得到的。

（2）它反映肺组织和肺泡的压力。

（3）它直接反映肺静态顺应性。

（4）肺顺应性增加意味着平台压升高，会有发生气压伤的风险。

3. 顺应性

（1）顺应性是指肺的扩张能力，包括了静态和动态两种顺应性。它反映的是每单位压力致容积的变化。顺应性（C）＝$\Delta V/\Delta P$。ΔV＝容积改变（肺扩张），ΔP＝压力改变（呼吸功）。

（2）妊娠期间，呼吸系统总顺应性下降（主要是胸壁顺应性下降）致肺跨压增高。

因此,平台压需略高于$30cmH_2O$,但要避免在ARDS患者中使用。这样做是为了达到可接受的PO_2及PCO_2。

4. 气囊压力检测

(1)气管导管套囊压力应保持低于25mmHg。这样可以避免气管缺血和坏死[4]。

(2)最小漏气技术(MLT)保证气囊贴近气管壁[4]。

(二)呼吸机的图形

- 呼吸机图形可以用来解释患者与呼吸机之间的相互作用。

- 它有助于临床医师根据图表做出适当的改变。

- 图示有两种——标量图和环形图。

- 标量图是压力、容积或流速随时间变化的图形。

- 环形图是反映反应压力-容积或流速-容积之间关系的图形。

- 呼吸机图形帮助临床医师识别内源性PEEP、漏气、吸气峰压、主动呼气、吸气流量不足与顺应性(见图14.7—图14.9)。

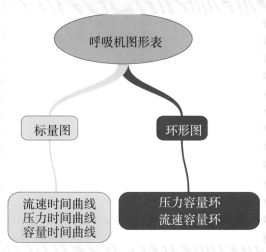

图14.7 呼吸机图形分类

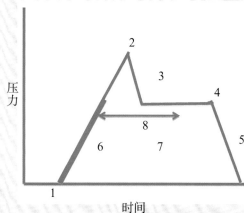

图14.8 压力时间曲线的组成。1,开始;2,峰值吸气压力;3,平台压;4,呼气开始(呼吸阀打开);5,呼气;6,气道阻力;7,扩展压;8,吸气暂停

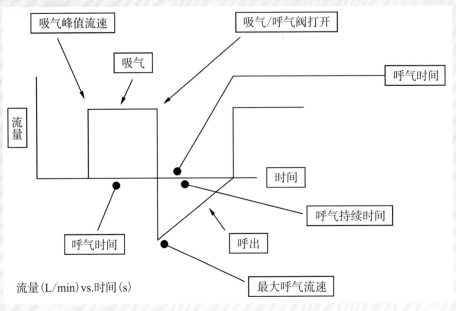

图14.9　流量表

八、危重症孕产妇血流动力学监测

(一) 常规监测

- ECG。
- NIBP。
- SpO_2。
- 尿量。

(二) 特殊监测

- IBP。
- 中心静脉压监测(有争议)。
- 动脉血气分析(监测氧和通气)。
- $EtCO_2$。
- 胎心监测。
- 平台压。
- 顺应性。

(三) 体　位

在孕18~20周,可发生主动脉、腔静脉的压迫。因此,患者往往采取侧位或前倾体位,致使子宫左移[7]。

九、脱　机

脱机是指患者逐步从机械通气撤离,鼓励患者自主呼吸。脱机的进程是患者摆脱机械通气支持及将呼吸功转移给患者的过程[4](见表14.2和表14.3)。

表14.2　可能影响成功脱机的临床情况[8]

情　况	举　例
患者/病理生理学	发热,感染,肾功能衰竭,脓毒症,睡眠剥夺
心脏/循环	心律失常,血压(高或低),心排血量(高或低),容量失平衡
饮食/酸碱/电解质	酸碱平衡紊乱,电解质紊乱,贫血

表14.3　常用脱机标准

类　别	例　子	值
通气标准	二氧化碳分压	$<50mmHg$,pH正常
	肺活量	$>10\sim15mL/kg$
	自主潮气量	$>5\sim8mL/kg$
	自主呼吸频率	<30次/min
	每分通气量	$<10L$
氧合标准	PEEP应用下氧分压	$FiO_2=0.4$下,$>100mmHg$
	PEEP未应用下氧分压	$FiO_2=0.4$下,$>60mmHg$
	血氧饱和度	$FiO_2=0.4$下,$>90\%$
	肺动静脉分流	$<20\%$
	肺泡动脉氧分压	$FiO_2=1$下,$<350mmHg$
	PaO_2/FiO_2	$>200mmHg$
肺储备功能	最大通气量	$FiO_2=0.4$时,两倍每分通气量
	最大吸气压	20s内,$>20\sim30cmH_2O$
肺功能测量	静态顺应性	$>30mL/cmH_2O$
	Vd/Vt生理无效腔	$<60\%$

浅快呼吸指数(RSBI)[8]

- RSBI＝呼吸频率(F)/潮气量(VT)。

- RSBI正常值≤100～105。

- 预测自主呼吸试验。

- 它的敏感性和特异性分别为97％和65％。

十、机械通气的危害

机械通气的危害见图14.10[9]。

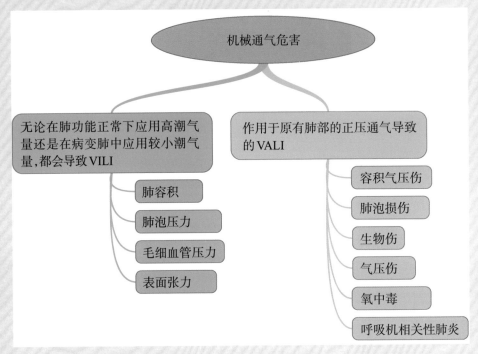

图14.10　机械通气危害

十一、FAST HUG 计划

每天给患者制订一个"FAST HUG"治疗计划[10]。

- F＝喂养。
- A＝镇痛。
- S＝镇静。
- T＝预防血栓。
- H＝抬高床头。
- U＝预防应激性溃疡。
- G＝控制血糖。

十二、总　结

最值得注意的是,对孕产妇的监护治疗事关母体和胎儿的生命安全。临床医师必须清楚认识到,孕产妇在妊娠期间的生理性变化,需要牢记孕激素水平的升高会导致血管扩张;必须积极地与产科医师沟通[2];必须提高对反流误吸的防范;增加对下腔静脉、腹主动脉压迫的关注。妊娠期雌激素水平的改变可能导致上呼吸道水肿。因此,采用较小的气管插管,但是这会造成呼气阻力升高[11]。另外,在妊娠期应避免使用致畸药物。

严密的孕产妇监护必须与胎心监护一同进行,并且至少连续监测4～8h。若病情恶化,则应当进行更加频繁的监测[2]。关于妊娠期ARDS患者的管理,目前尚缺乏足够的临床依据。因此,综合母胎科学、麻醉学、重症监护学的多学科协同管理是改善孕产妇和胎儿预后的关键。

参考文献

［1］Tobin MJ. Principles and Practice of Mechanical Ventilation. 2nd ed. Columbus: McGraw-Hill Education, 2006.

［2］Anjan T, Singh PM. The critically ill obstetric patient-recent concepts. Indian J Anaesth, 2010, 54: 421-427.

［3］Ang CK, Tan TH, Walters WA, et al. Postural influence on maternal capillary oxygen and carbon dioxide tension. Br Med J, 1969, 4: 201-203.

［4］Mechanical ventilation-clinical applications, Vijay Deshpande & T.R. Chandrashekar.

［5］Ivankovic AD, Elam JO, Huffman J. Effect of maternal hypercarbia on the newborn infant. Am J Obstet Gynecol, 1970, 107: 939-946.

［6］Carlin A, Alfirevic Z. Physiological changes of pregnancy and monitoring. Best Pract Res Clin Obstet Gynaecol, 2008, 22: 801-823.

［7］Chestnut DH. Chestnut's Obstetric Anesthesia: Principles and Practice. 3rd ed. Edinburgh: Elsevier Saunders, 2004.

［8］Yang KL, Tobin MJ. A prospective study of Insexes predicting the outcome of trials of weaning from mechanical ventilation. NEJM, 1991, 324: 1445-1450.

［9］MacIntyre NR. Evidence-based ventilator weaning and discontinuation. Respir Care, 2004, 49(7): 830-836.

［10］Vincent JL. Give your patient a fast hug (at least) once a day. Crit Care Med, 2005, 33(6): 1225-1230.

［11］HinovaA, Fernando R. The preoperative assessment of obstetric patients.Best Pract Res Clin Obstet Gynaecol, 2010, 24: 261-276.

［12］Cole DE, Taylor TL, McCullough DM, et al. Acute respiratory distress syndrome in pregnancy. Crit Care Med, 2005, 33(10 Suppl): S269-S278.

第十五章 危重症孕产妇营养支持

一、引 言

让食物成为你的药物,而不是让药物成为你的食物。

——希波克拉底

对危重症患者的营养支持本身就是一个挑战。危重症孕产妇受妊娠代谢改变及严重疾病的影响,同时还需保证足够的营养以利于胎儿的健康生长,这就使问题变得更加复杂。在对危重症孕产妇的管理中,妊娠生理学及严重疾病代谢的变化使诊断及治疗面临更大的困境。由于孕产妇处于免疫抑制及高凝状态,故更易发生血栓栓塞和感染进而导致脓毒症的高风险。孕产妇入住ICU的最常见原因包括重度子痫前期和子痫、出血及其并发症、感染性流产、伴有心力衰竭的心脏病、严重贫血和非产科原因(如创伤和脓毒症)。

在印度,每5分钟就有一名孕产妇死于妊娠相关疾病。据估计,在印度育龄妇女死亡原因中,妊娠占15%[1],印度孕产妇死亡率为190/10万。根据2002-2004年地区健康水平调查Ⅱ(DLHS-Ⅱ)显示,在城市地区,3/4(76%)以上的分娩是安全的;而在农村地区,则不到2/5(37%)的分娩是安全的[2]。因此,适当地将产前护理延伸到农村地区,同时及时将危重症孕产妇转诊到三级医院,可以最大限度地降低死亡率。危重症孕产妇需产科、儿科、重症医学科、营养科等多学科综合管理。

二、妊娠期代谢变化

孕产妇在妊娠期的代谢变化非常显著。妊娠早期,脂肪储存及胰岛素敏感性增加,促进合成代谢。妊娠晚期,为最大限度地保证胎儿的生长,母体呈分解代谢状态,胰岛素抵抗增加,从而使葡萄糖及游离脂肪酸增加。营养储存需满足妊娠早期的胎盘、妊娠晚期的母体及产后哺乳的需求[3]。

为达到危重症孕产妇代谢增加的需求,要求医务人员对孕产妇的血流动力学变化及其他生理学变化有透彻的理解(见表15.1)。

表15.1　妊娠生理学变化及对复苏的影响[4]

		妊娠生理变化	对复苏影响
心血管系统变化	血浆容量	↑50%	稀释性贫血
			携氧能力↓
	心率	↑15～20次/min	CPR循环需求↑
	心排血量	↑40%	
	子宫血流量	占心排血量10%	急性大出血风险
	全身血管阻力	↓	CPR期间血流瘀滞
	动脉血压	↓10～15mmHg	血容量储备↓
呼吸系统变化	呼吸频率	↑	缓冲能力↓，更容易发生酸中毒
	氧消耗	↑20%	缺氧进展更快
	肺残余量	↓25%	缓冲能力↓，更容易发生酸中毒
	$PaCO_2$	↓	
	喉头水肿		插管困难
其他	胃蠕动	↓	增加误吸的风险
	食管下括约肌	松弛	增加误吸的风险
	子宫	增大	压迫主动脉致仰卧位低血压，静脉回流减少，影响CPR效果
	体重	增加	通气困难

Green Top 指南(No. 56 Jan 2011)推荐

Claude Bernard 提出了"稳态"原则,即组织细胞内环境的稳定[5]。他提出,内环境稳定是机体活动的条件。危重状态与内环境紊乱密切相关,为了稳定病情,应尽快恢复机体稳态。

危重症患者的高代谢与高营养需求并存。分解代谢状态与合成代谢抵抗使得脑组织对能量底物的利用优先于肌肉组织[6,7],即重要组织优先于胰岛素依赖性器官(脂肪和肌肉)。胰岛素抵抗的程度与疾病的严重程度相关[8]。在危重症患者发生分解代谢14d后,肌肉组织将消耗到一个非常严重的水平。

在危重疾病中,实际能量消耗极难预测和评估[9]。其不仅受高热、心动过速和寒战等内在生理因素的影响,还受外在治疗措施(如镇静剂、β受体阻滞剂的使用和主动降温)的影响[10-13]。

三、评估能量消耗

间接测热法似乎是评估危重症患者能量消耗最可行的方法。间接测热法需要测量4个独立变量,即每日摄取的脂肪、碳水化合物和蛋白质的量,每日氮排泄量,每日氧消耗量,每日 CO_2 产量。对整个24h内完全静止的卧床患者,需推测3～5次静息能量消耗(REE)测量值,以便更好地评估24h总能量消耗(TEE)。Van Lanschot等研究对比了Harris-Benedict方程与通过连续间接测热法对TEE估测的准确性。结果表明,连续间接测热法实施相对困难,在实际情况下不太可行。而在通过公式估计热量需求时,存在对TEE的过高估计。Harris-Benedict方程是由经验导出的一个方程,其变量反映了活动、年龄、性别、身高和体表面积的相对比重[7](见图15.1):

$$BEE = 665 + 9.6W + 1.7H - 4.7A$$

$$BEE \times 1.25* + 300kcal(单胎)$$

$$BEE \times 1.25* + 500kcal(双胎)$$

公式中,W 为体重(kg),H 为身高(cm),A 为年龄(岁)。*1.25为孕产妇校正因子。BEE代表每天的能量消耗(kcal/d)。

能量消耗在每个阶段都有具体目标。在急性期,机体呈高代谢状态,需要保证有效的脏器支持;在恢复期,需要恢复合成代谢和恢复脏器功能[14]。

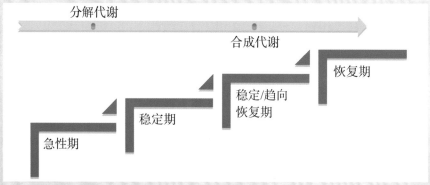

注:第一阶段为急性期(6～24h);第二阶段为稳定期(2～4h);第三阶段为稳定/趋向恢复期(24～72h);第四阶段为恢复期(时间不确定)。

图15.1　危重症不同阶段代谢特点

四、营养支持

营养支持不仅仅是提供热量,还应提供蛋白质、液体、电解质、矿物质、微量元素和膳食纤维等。营养治疗的目的是保持肌肉体质量,维持免疫功能,避免代谢并发症。营养治疗需要更关注特定的目标,如减弱应激的代谢反应、防止细胞氧化应激损伤、有利于调节免疫应答等。

五、营养支持适应证

（一）Nice 指南（32 Feb 2006）推荐

营养不良和存在营养不良风险者的营养支持适应证见表 15.2。

表 15.2　营养不良和存在营养不良风险者的营养支持适应证

	营养不良者	存在营养不良风险者
营养支持	BMI＜18.5kg/m² 者	近 5d 无进食或进食极少,甚至更长时间无进食或进食极少
	过去 3～6 个月体重丢失＞10% 者	吸收能力差,营养丢失多或因分解代谢需额外营养
	BMI＜20kg/m² 者及过去 3～6 个月非故意体重丢失＞5% 者	

（二）危重症患者营养需求

- 总热量 25～35kcal/(kg·d)。总热量的目标设定需注意:使用正性肌力药物(如儿茶酚胺类)时,热量需求将增加 2.5 倍[15];体温每上升 1℃,热量需求增加 10%[16];当患者发生脓毒症时,基础能量需求增加 1.9 倍[17,18]。

- 蛋白质 0.8～1.5g/(kg·d)。在妊娠早期和中期需额外增加 20%。

- 水分 30～35mL/kg,以补充额外的丢失。

- 脂肪对胎盘及胎儿的发育十分重要。尽管有案例研究认为,妊娠期间使用大豆油和红花籽油是安全的,但其在美国食品药品监督管理局(FDA)妊娠用药分类推荐级别中仍是 C 级。建议脂肪乳输注比例应小于总热量的 30%。

- 尽管提倡在孕产妇饮食中添加 ω-3 脂肪酸,以降低早产和子痫前期的发生率,但目前的研究在这方面没有显示出有益的结果[19,20]。目前有研究认为,二十二碳六烯酸(一种 ω-3 脂肪酸)对新生儿视觉和神经有一定的益处[21]。

- 适当的电解质、矿物质、微量营养素和膳食纤维。

（三）危重症孕产妇的特殊需求

- 充足的维生素 B_6、维生素 B_{12} 及叶酸补充剂。

- 将血糖控制在 80～120mg/dL,以防止高血糖及巨大儿。

- 在妊娠中期和晚期,体重增加 0.23～0.46kg/周。

- 防止酮症酸中毒,减少碳水化合物的摄入。

- 定期超声检查,监测胎儿生长及健康情况。

- 当处于妊娠高凝状态和长时间制动时,需注意预防血栓的形成。

- 注意监测血清铁、铁蛋白、维生素B_{12}及叶酸水平。
- 预防性补充维生素K。
- 摄入充足的膳食纤维以防止便秘。
- 瘦素为脂肪组织分泌的一种激素。脂联素/瘦素的比值可用于评估重症产科患者的代谢状态[22]。
- 血清蛋白标志物(白蛋白,前白蛋白,转铁蛋白,C反应蛋白)不能用于评估蛋白质供给是否足够,避免应用于ICU营养评估。

(四)营养支持模式

- 肠内营养(EN)。
- 全肠外营养(TPN)。

(五)肠内营养

早期EN支持治疗作为一种积极的治疗策略,可降低疾病严重程度,减少并发症,缩短ICU治疗时间,改善患者预后。

早期EN具有保持肠道完整性、调节应激和全身免疫应答反应、减轻疾病严重程度等作用,同时还具有调节肠道免疫及预防应激性溃疡的作用。

EN是妊娠期间营养支持的优先途径,但孕产妇实际操作往往比较困难。因为孕产妇胃食管括约肌张力减退,胃排空延迟,所以鼻胃管留置可增加反流的风险。与其他营养途径相比,鼻肠管侵入性小且耐受性更好。鼻胃管的使用会增加误吸的风险,因此推荐使用幽门后营养支持治疗。目前,关于孕产妇使用经皮内镜胃造瘘术的病例报道很少。与鼻肠管相比,经皮内镜胃造瘘术不需要放射学定位,引起胃食管反流、食管炎和吸入性肺炎的发生亦相对较少,但需要更专业的临床知识。

在对危重症孕产妇采用营养支持治疗时,需谨慎。开始时,营养支持不应该超过估计的目标能量和蛋白质需求的50%。根据代谢及胃肠道耐受性,在24~48h达到目标量(见表15.3和表15.4)。长时间饥饿后再次进食(肠内营养和全肠外营养时都有可能发生)可能导致心力衰竭(见图15.2)。

表15.3　EN和TPN的适应证

适应证	EN	TPN
内科疾病	炎症性肠病	胃肠道无功能或胃肠道穿孔
	呼吸衰竭,肾衰竭,肝衰竭	
神经系统疾病	脑血管意外,脑外伤或脑肿瘤	
外科疾病	瘘,烧伤,脓毒症,胃肠道肿瘤	
其他疾病	妊娠剧吐,神经性厌食,从静脉营养过渡到EN	

表 15.4　EN 和 TPN 的比较

EN	TPN
误吸、恶心、呕吐	脓毒症、血栓性静脉炎、导管操作相关并发症
院内感染少,费用低	费用高

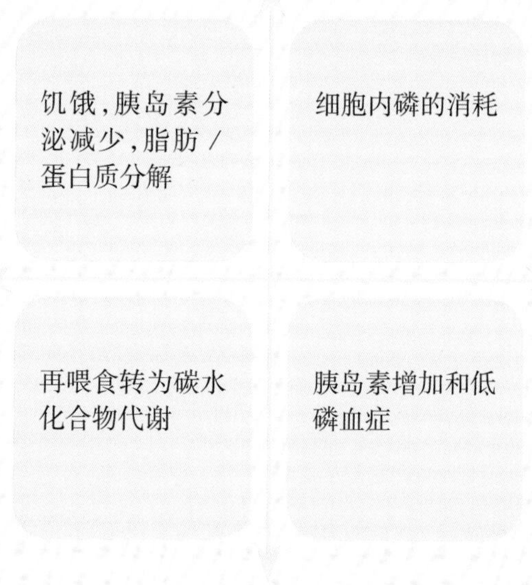

饥饿,胰岛素分泌减少,脂肪/蛋白质分解	细胞内磷的消耗
再喂食转为碳水化合物代谢	胰岛素增加和低磷血症

图 15.2　再喂养综合征:分解代谢转变为合成代谢

六、营养支持并发症

(一)导管相关并发症

孕产妇在妊娠期间常处于免疫抑制状态,易并发感染和血栓形成。据 Russo-Stieglitz 报道,孕产妇中心静脉导管相关并发症的发生率为 34%,锁骨下静脉导管相关并发症的发生率为 50%,外周静脉导管相关并发症的发生率仅为 9%。经外周中心静脉导管感染更容易导致早产及脓毒症。

(二)再喂养综合征

再喂养综合征在第二次世界大战后首次被描述。

1. 评估再喂养风险

(1) BMI<16kg/m²,评估再喂养风险具有以下一个或以上特点。

- 过去 3~6 个月非特意体重丢失>15%。
- 过去 10d 很少或没有营养摄入。
- 喂养前患者不存在低钾、低镁、低磷。

(2) BMI<18.5kg/m², 评估再喂养风险有以下两个或以上特点。

- 过去3～6个月非特意体重丢失>10%。
- 过去5d很少或没有营养摄入。
- 药物包括胰岛素、抑酸剂、利尿剂和化疗药物。

2. Nice指南2006推荐

针对这些风险, 预防再喂养综合征的适当措施如下。

- 起始最大给予10kcal/(kg·d)的营养支持, 缓慢加量, 经过4～7d达到目标需求量。
- 极端个例的起始量仅为5kcal/(kg·d)。
- 密切监测液体平衡和液体潴留情况。
- 在进行营养支持前和营养支持期间的前10d, 提供200～300mg/d的硫胺素片和平衡的多种维生素/微量元素补充剂。
- 口服、肠内或静脉给予钾2～4mmol/(kg·d), 可能需要给予磷酸盐0.3～0.6mmol/(kg·d)、镁0.2mmol/(kg·d)(静脉补充)和0.4mmol/(kg·d)(口服)。喂养前, 无须完全纠正血浆离子水平。

七、特殊情况的营养支持

(一) 合并急性肾功能衰竭

合并急性肾功能衰竭(ARF)主要与水、电解质和酸碱平衡紊乱, 如低钠或高钠血症、高钾血症、高磷酸盐血症和代谢性酸中毒有关。对于每日肾替代疗法(RRT)患者, 不需要限制钾、镁和磷酸盐。血清电解质水平在很大程度上取决于透析液的电解质成分和RRT的强度。慢性RRT患者常发生低磷血症和低镁血症, 因此应该提前预估。所需的大量营养素受基础疾病的类型和严重程度、体外RRT的类型和强度、营养状况和相关并发症的影响, 但不受ARF本身的影响。在进行液体限制和调整电解质配方的同时, 应注意满足RRT患者更多关于微量营养素的需求。应注意监测维生素A的毒性。维生素C不适当补充可导致继发性草酸血症。尽管有补充微量元素和维生素, 仍需注意孕产妇可能发生硫胺素和硒的缺乏[23]。

从代谢观点来看, 慢性肾脏疾病(CKD)或慢性心脏病伴有急性疾病的患者与ARF患者相似。

(二) 合并CKD

推荐在稳定CKD患者能量摄入超过30～35kcal/(kg·d)及机体氮平衡更佳的情况下进行管理。管理目的是预防和治疗蛋白质能量消耗导致的恶液质; 确保最佳能量水平、必需营养素和微量元素；限制蛋白、磷酸盐的摄入，减轻疾病进展[24]。

（三）合并炎症性肠病（IBD）

由于口服摄取不足、吸收不良、肠道丢失增加和热量需求增加，炎症性肠病（IBD）患者营养不良患病率很高，营养缺乏持续存在，但其类型和发病率据IBD疾病类型而变化。贫血或缺铁性贫血更常见于溃疡性结肠炎，而克罗恩病患者常合并严重的营养不良和低蛋白血症。EN可缓解和减轻克罗恩病炎症反应，而TPN无此作用。相比之下，溃疡性结肠炎患者的炎症反应不会因营养支持而改变。

TPN的应用局限于某些情况。在闭合性肠瘘或克罗恩病合并复杂瘘，克罗恩病患者广泛肠切除后可导致的短肠综合征，或因其他原因使EN无法实施时，才会应用TPN。与EN相比，TPN对瘘的愈合并没有明显的优势。IBD的免疫治疗，如谷氨酰胺、短链脂肪酸和ω-3脂肪酸的应用仍处于临床试验研究过程中[25]。

八、总　结

- 对危重症孕产妇的营养支持十分重要。
- 营养支持超越了仅仅提供蛋白质、脂肪、微量营养素、矿物质和热量的范畴，其范围已扩展到免疫营养。
- 满足孕产妇大量增加的对主要营养素和微量元素的需求，特别是硫胺素、维生素B_{12}、叶酸、铁和膳食纤维。
- 危重疾病各阶段代谢状态可分为高分解状态、稳定状态、恢复合成阶段。根据危重疾病具体的不同阶段、不同代谢状态，制订营养支持计划。
- 营养支持计划的制订必须考虑妊娠合并其他疾病（如合并急性肾衰竭和炎症性肠病）时的营养需求。
- 合理使用肠内与肠外营养，使营养支持最优化，相关并发症最小化。
- 对危重症孕产妇的营养支持不仅仅是提供能量，而且对维持妊娠代谢环境，满足母体和胎儿的需求及抗击危重疾病也是十分必要的。

参考文献

[1]　Information Kit, World Health Day 1998. World Health Organization. Available from: http://www.who.ch/whday/1998/index.html.

[2]　WHO, UNICEF, UNFPA, The World Bank, and the United Nations Population Division. Trendsin maternalmortality: 1990 to 2013. Geneva: World Health Organization, 2014.

[3] Lain KY, Catalano PM. Metabolic changes in pregnancy. Clin Obstet Gynecol, 2007, 50(4): 938-948.

[4] Green top guideline no. 56, Maternal collapse in pregnancy and puerperium. Royal College of Obstetricsand Gynecology, January 2011.

[5] Preiser JC, Ichai C, Orban JC, et al. Metabolic response to the stress of critical illness. Br J Anaesth, 2014, 113(6): 945-954.

[6] Lena D, Kalfon P, Preiser JC, et al. Glycemic controlin the intensive care unit and during the postoperativeperiod. Anesthesiology, 2011, 114: 438-444.

[7] Biolo G, Grimble G, Preiser JC, European Society of Intensive Care Medicine Working Group on Nutritionand Metabolism, et al. Position paper of the ESICM working group on nutrition and metabolism. Metabolic basis of nutrition in intensive care unit patients: ten criticalquestions. Intensive Care Med, 2002, 28: 1512-1520.

[8] Mowery NT, Dortch MJ, Dossett LA, et al. Insulinresistance despite tight glucose control is associated with mortality in critically ill surgical patients. J Intensive Care Med, 2009, 24: 242-251.

[9] Fraipont V, Preiser JC. Energy estimation and measurementin critically ill patients. J Parenter Enteral Nutr, 2013, 37: 705-713.

[10] Vincent JL, Preiser JC. When should we add parenteral to enteral nutrition? Lancet, 2013, 381: 354-355.

[11] Heidegger CP, Berger MM, Graf S, et al. Optimisation of energy provision with supplemental parenteral nutrition in critically ill patients: a randomised controlled clinical trial. Lancet, 2013, 381: 385-393.

[12] Casaer MP, Mesotten D, Hermans G, et al. Early versuslate parenteral nutrition in critically ill adults. N Engl J Med, 2011, 365: 506-517.

[13] Schetz M, Casaer MP, Van den Berghe G. Does artificial nutrition improve outcome of critical illness? Crit Care, 2013, 17: 302.

[14] Pamplin JC, Murray SJ, Chung KK. Phases-of-illness paradigm: better communication, better outcomes. Crit Care, 2011, 15: 309.

[15] Wilmore DW, Long JM, Mason AD, et al. Catecholamines mediator of the hypermetabolic response to thermal in injury. Ann Surg, 1974, 180: 653-659.

[16] Gariballa S, Forster S. Energy expenditure of acutely ill hospitalized patients. Nutr J, 2006, 5: 1-5.

［17］ Long CL, Schaffel N, Geiger JW, et al. Metabolic response to injury and illness: estimation of energy and protein needs from indirect calorimetry and nitrogen balance. J Parenter Enteral Nutr, 1979, 3: 452-456.

［18］ Frankenfield DC, Wiles CE, Bagley S, et al. Relationships between resting and total energy expenditure in injured and septic patients. Crit Care Med, 1995, 22: 1796-1804.

［19］ Makrides M, Duley L, Olsen SF. Marine oil, and other prostaglandin precursor, supplementation for pregnancyuncomplicated by pre-eclampsia or intrauterine growth restriction. Cochrane Database Syst Rev, 2006, 3: CD003402.

［20］ Lewin GA, Schachter HM, Yuen D, et al. Effects of omega-3 fatty acids on child and maternal health. Evid Rep Technol Assess, 2005, 118: 1-11.

［21］ Kris-Etherton PM, Innis S. Position of the American Dietetic Association and Dietians of Canada: dietary fatty acids. J Am Diet Assoc, 2007, 107: 1599-1611.

［22］ Mendieta ZH, Gabriela H, Layton CF. The adiponectin/leptin ratio is an useful tool to evaluate themetabolic status in an obstetric ICU. Rom J Int Med, 2013, 51（2）: 107-113.

［23］ Cano NJM, Aparicio M, Brunori G. Guideline on parentral nutrition in acute renal failure. ESPEN guidelines. Clin Nutr, 2009, 28（4）: 401-414.

［24］ Dragomir C, Grigoras I. Role of nutrition in the management of inflammatory bowel disease-current status. Ann Gastroenterol, 2007, 20（4）: 246-250.

［25］ Triantafillidis JK, Papalois AE. The role of total parenteral nutrition in inflammatory bowel disease: curren taspects. Scand J Gastroenterol, 2014, 49（1）: 3-14.

第三部分

第十六章　产后出血的预防及治疗

一、临床认知

（一）定　义

产后出血（PPH）是指胎儿娩出后任何可导致孕产妇重要生理改变（如血压下降）的失血。产后出血的死亡风险不仅取决于失血的量和速度，而且还取决于孕产妇的健康状况。

（二）病理生理学

健康孕产妇发生相当一部分的失血，通过代偿机制可无血流动力学改变。当失血量达总血容量的20％时，可表现为轻度休克，非重要生命器官和组织的血流灌注减少，如皮肤、脂肪、骨骼和肌肉，表现为皮肤苍白、发冷；当失血量达总血容量的20％～40％时，表现为中度休克，肝、肠、肾等重要脏器的血流灌注减少，血压下降，四肢皮肤尤其是腿部更易出现花斑；当失血量超过总血容量的40％时，表现为重度休克，失血导致心、脑血流灌注减少，表现为躁动、易激惹和昏迷，心电图、脑电图异常，严重者可突发心搏骤停[1]。

（三）预　防

将有高危因素的孕产妇转至有输血设备和重症监护病房（ICU）的医院分娩。英国皇家妇产科医师学会（RCOG）建议，应对有产后出血高风险的孕产妇进行预防和管理，并对无法预料的产后出血的治疗方案做了推荐[2]。

预防应包括产前风险评估以及对贫血等相关疾病的治疗，以确保孕产妇能耐受产后出血。

胎儿娩出后，对第三产程的积极处理包括缩宫素的使用、脐带牵拉、子宫按摩。这些方法可减少产后出血，预防产后贫血，避免可能的输血，从而有效缩短第三产程，减少药物的使用[1]。

缩宫素作为一线药物，在注射后的2～3min起效，副作用较少，可用于所有患者。如果患者使用缩宫素未见明显效果，则可使用其他促宫缩药，如麦角新碱500μg肌注，或麦角新碱与缩宫素（5U/mL）联合注射，或使用米索前列醇。

米索前列醇是前列腺素E₁的类似物，比缩宫素更稳定，可口服、舌下含服、直肠给药[3]。其主要的副作用有恶心、呕吐、腹泻，偶有全身震颤和体温升高的报道。直肠给药较口服给药的优点是可减少发热和震颤。对于不能注射缩宫素和麦角新碱的情况，应考虑口服米索前列醇[4]。最近一篇循证医学文献分析认为,相对于使用前列腺素类药物(肌注前列腺素类或米索前列醇)预防产后出血,人们更喜欢将传统的肌注宫缩剂作为第三产程的治疗药物,尤其对低风险产妇[5]。

肌注卡贝缩宫素比缩宫素作用时间更长,宫缩幅度更大,频率更高。但没有足够的证据表明,静注卡贝缩宫素预防产后出血的能力强于缩宫素。然而,卡贝缩宫素可减少其他宫缩剂的使用及子宫按摩,而其副作用与普通缩宫素相当[6]。

仅有少量数据显示,脐带夹闭时间对产后出血的发生率有影响。曾有研究报道,脐带夹闭时间与产后出血无相关性[7]。然而,迅速夹闭脐带可减少新生儿红细胞数量,延迟脐带夹闭可减少贫血、颅内出血及迟发性脓毒症的发生,尤其对早产儿而言[8,9],情况更为显著。因此,ICM/FIGO合作组认为,在积极的处理原则中不包括过早夹闭脐带。脐带夹闭可以在给新生儿擦干后、母乳喂养前进行。胎盘也通常会在同一时间剥离,这一过程中可牵拉脐带以助胎盘娩出。提前夹闭脐带的操作适用于胎儿呼吸窘迫,可以在需要行紧急心肺复苏时采用。

为避免产妇过度疲劳,在宫缩和胎盘剥离开始之前,不宜牵拉脐带,以减少对产妇娩出胎盘的干扰[10]。对第三产程的处理需要有经验的助产士协助,不适当的脐带牵拉会增加子宫内翻的风险。

二、止血治疗流程

止血治疗流程(HAEMOSTASIS)如下。

(一) 常规治疗

H:寻求帮助。

A:评估生命体征、失血量;液体复苏。

E:确定病因,包括张力、组织、创伤、凝血因子;促宫缩药(麦角新碱、催产素),确保能及时提供血液制品。

M:按摩子宫。

O:促宫缩药;前列腺素类药(静脉给药、直肠给药、肌肉注射、宫体注射)。

(二) 专科手术治疗

S:转移到手术室;双手按压出血部位;抗休克(尤其适用于转诊时)。

T:排除宫腔残留和组织损伤,可行宫腔球囊填塞。

A:压缩缝合法。

S:盆腔血管结扎(包括子宫、卵巢、髂内动脉等)。

I:介入栓塞子宫动脉。

S:经腹子宫次切或全切术。

三、药物治疗

（一）评估（生命体征、失血量）和心肺复苏

尽可能准确评估失血量,注意预防失血性休克。不同的评估方法各有差别[11],指南对可视失血量评估的准确性进行了改进[12]。建立两路大口径静脉通道,进行血液检测(血常规、血型交叉试验、凝血功能、肝肾功能等)。

在产后出血中,若低估了失血量以及失血速度,则液体复苏经常较保守。在发生肺水肿、呼吸衰竭的误导下,低血容量常被延迟诊断或被误诊。在输血之前,丢失1L血需要补充4～5L的晶体液(生理盐水和乳酸林格氏液)或胶体液,原因是大部分输入的液体会从血管内转移至组织间隙中[11]。

（二）黄金时间

若失血量超过血容量的1/3[血容量(mL)＝体重(kg)×80]或超过1000mL,则将出现血流动力学的改变。从休克发生到开始复苏的间隔时间越长,越容易出现代谢性酸中毒,进而患者生存的可能性越小。黄金时间是指尽早开始复苏,确保抢救能成功的时间。若在第1个小时内不能进行有效的液体复苏,则患者存活的可能性会骤减[10]。

对产后出血的评估普遍推荐"30"原则。患者收缩压每降低30mmHg,心率增加30次/min,呼吸频率＞30次/min,血红蛋白或血细胞比容降低30％,或患者尿量＜30mL/h,表明患者失血量至少达30％,将从中度休克发展为重度休克[13]。

休克指数(心率/收缩压)也可作为产后出血的监测指标。休克指数的正常值是0.5～0.7。若有严重失血,则休克指数将上升到0.9～1.1[13]。在识别急性早期失血时,休克指数的改变较心率、收缩压、舒张压等单个数值的变化更有价值[14]。

（三）促宫缩药

麦角新碱是一种麦角类生物碱,可能导致严重的高血压和心肌缺血,可作为宫缩乏力的二线药物(0.25mg/15min重复使用,最大剂量为2mg)。若普通剂量的缩宫素或麦角新碱治疗效果不佳,则可增加剂量;对80％～90％的产后出血有效。另外,其有收缩支气管的作用,因而哮喘患者禁用。其他副作用有腹泻、呕吐、发热、头痛和皮肤潮红。

起初,重组凝血因子Ⅶ用于治疗遗传性血友病、获得性血友病或其他遗传性出血性疾病。近年,也用于治疗非血友病性出血,如凶险性产科出血。已有大量病例报道称,当其他常规治疗无效时,经验性使用重组凝血因子Ⅶ可替代止血药物[15]。

四、手术治疗))

宫腔球囊填塞可有效减少因宫缩乏力造成的产后出血，还可行子宫动脉结扎术或B-Lynch缝合术以减少出血。若患者生命体征平稳，但有持续性出血，尤其是出血速度不快时，可行子宫动脉栓塞术[16]。

（一）转移到手术室（抗休克服装）

在缺乏设备的条件下，如家中分娩、地处偏远地区，可将孕产妇转移到设备条件更齐全的上级医院。一种新型的非充气的抗休克服装（NASG）通过外部加压于腿、腹部，增加回心血量以保证重要器官的血流灌注，缓解休克症状，稳定病情，使患者能安全到达目标医院。有时，转院过程耗时过长，使用这种装置能降低转院途中孕产妇的死亡率。

（二）排除宫腔残留和组织损伤，可行宫腔球囊填塞

长久以来，宫腔球囊填塞是控制产后出血的安全、快速且有效的方法[17]。

可用于宫腔球囊填塞的球囊有很多，如Foley导尿管、避孕套、三腔二囊管（SBOC）、Rusch泌尿外科静压球囊导管、Bakri球囊导管。SBOC是最常用的导管，成功率高达70%～100%[18]。据Condus等报道，SBOC宫腔球囊填塞可作为产后出血的预防措施[19]，治疗产后出血的有效率＞87%。最近也有报道称，球囊填塞也可用于继发于阴道大范围裂伤的产后出血[20]。

宫腔球囊填塞能用于大部分发生产后出血的产妇，也可帮助产科医师决定是否要行开腹手术。该方法有以下优点：①插管方便，仅需少量麻醉；②可由低年资医护人员完成操作；③取出填塞物无痛苦；④可快速鉴别填塞无效的患者。有文献报道，对宫腔球囊填塞后的产妇早期运用球囊填塞，可减少总失血量，降低出血相关的感染及远期并发症（如影响月经、再妊娠等）的发生率。

1. 宫腔球囊填塞操作流程

- 在腰麻、硬膜外麻醉或全身麻醉下，排除产道损伤、宫腔残留组织。
- 用持物钳保护宫颈前唇。
- 若选择使用SBOC，则应剪去远端管，以方便插入和放置于宫腔内。
- 用持物钳夹住导管，缓缓插入宫腔内。
- 将温灭菌水打入球囊，直到宫颈管内看到球囊。当压力超过患者血压时，停止打水，即可达到止血效果。
- 若宫颈或球囊出水管道未见继续流血，则表明宫腔球囊填塞有效，不用再注入液体。

- 若出血未停止,则表明宫腔球囊填塞无效,可考虑开腹手术。
- 于腹部触诊宫底高度,并用笔画线标记宫底,以了解子宫扩张程度。
- 使用缩宫素(40U加入1L生理盐水)静滴,以维持宫缩。
- 在宫腔球囊填塞后,应做好对患者的监护工作。每隔30分钟,观察一次患者脉搏、血压、宫底高度、阴道出血情况及球囊管腔流血情况;每2小时检查体温;通过留置导尿,每1小时记录一次尿量情况。
- 在放球囊后,静脉使用广谱抗生素3d。

2. 取出球囊

- 在6~8h后,若宫底仍在同一高度,宫颈或球囊出水管道无活动性出血,产妇生命体征平稳,并给予了足够的输液、输血,那么取出球囊是安全的。
- 在取出球囊后,嘱患者禁食2h,以备急诊麻醉手术的可能。
- 慢慢排空球囊,让它继续放置于宫腔内30min。
- 尽管无持续出血,但仍应持续给予缩宫素。
- 30min后,若仍无继续出血,则可停用缩宫素,而后再取出球囊。
- 若排空球囊后再出血,则应重新给球囊打水。

(三)压缩缝合法

若患者病情稳定,手压子宫能有效止血,那么压缩缝合法是有用的。各种缝合方法都起源于B-Lynch缝合术[21]。该术式的缺点是需开腹,并需切开子宫,也有些改良术式[22,23]可不切开子宫。常见的并发症有宫体切口愈合不良、宫腔化脓感染、子宫坏死[18]。

(四)盆腔血管结扎法

盆腔血管结扎法需要开腹,是有创性的处理方法,通过逐步结扎子宫、卵巢和髂内动脉来完成操作。也有报道称,可以经阴道结扎子宫动脉。结扎髂内动脉可阻断各种生殖系统的出血,但是比较耗时,技术要求高,并且存在对其他组织造成损伤的可能。前提条件是患者血流动力学稳定,且有保留生育功能的要求。并由有手术资质的医师完成操作。报道成功率为40%~100%[18]。

盆腔血管结扎法的注意事项如下。

1. 所有结扎都应使用可吸收线。

2. 首先,结扎子宫下段上部的双侧子宫动脉。

3. 若仍有出血并考虑是子宫下段出血,则需注意以下几个方面。①下推膀胱。②在子宫下段更低位置,上次结扎的下面3~5cm处,重新结扎双侧动脉。在该平面,在宫颈阴道支返折处结扎双侧子宫动脉,该结扎可阻断大部分子宫动脉分支和子宫下段血流,还包括宫颈上行支血管。③结扎应包括一部分子宫肌层,结扎相关动脉分支,避免损伤不相关的子宫血管。

4. 结扎双侧卵巢动脉。经骨盆漏斗韧带无血管区进行缝线结扎,以结扎卵巢血管。

5. 结扎双侧髂内动脉。对此,需要了解盆腔解剖且由有经验的医师来完成操作。

6. 根据患者血流动力学情况,予以血液或血液制品,或其他复苏措施。

任何治疗措施都是根据设备条件、变化参数(如出血程度、总失血量、血流动力学状态等)来进行选择的。

(五) 经腹子宫次切或全切术

经腹子宫次切或全切术通常是产后出血的最后选择。在保守治疗无效时,应及时行此手术。妊娠子宫血管丰富,易因解剖结构的改变而损伤尿道。当出血来自子宫下段、宫颈、阴道穹隆时,不推荐行子宫次切或全切术。

五、总 结

对于产后出血,应由多学科协助的医护团队对患者进行快速心肺复苏,恢复循环血流量,明确出血原因,以预防和治疗产后出血。

参考文献

[1] Prediville WJ, Elbourne D, McDonald S. Active versus expectant management in the third stage of labour. Cochrane Database Syst Rev, 2000, (3): CD000007.

[2] Royal College of Obstetricians and Gynaecologists. The role of emergency and elective interventional radiology in postpartum haemorrhage. Good practice guideline. London: RCOG, 2007.

[3] Hofmeryr GJ, Walraven G, Gulmezoglu AM, et al. Misoprostol to treat postpartum haemorrhage: systematic review. Br J Obstet Gynaecol, 2005, 112: 547-553.

[4] Deman R, Kodkany BS, Goudar SS, et al. Oral misoprostol in preventing postpartum haemorrhage in resources－poor communities: a randomised controlled trial. Lancet, 2006, 368: 1248-1253.

[5] Gulmezoglu A, Forna F, Villar J, et al. Prostaglandins for preventing postpartum haemorrhage. Cochrane Database Syst Rev, 2007, (3): CD000494.

[6] Su L, Chong Y, Samuel M. Oxytocin agonists for preventing postpartum haemorrhage. Cochrane Database Syst Rev, 2007, (3): CD005457.

［7］ Ceriani Cernadas JM, Carroli G, Pellgrini L, et al. The effect of timing of cord clamping on neonatal venous hematocrit values and clinical outcome at term: a radomized, controlled trial. Pediatrics, 2006, 117: e779-e786.

［8］ Rabe H, Reynold G, Diaz-Rossello J. Early versus delays umbilical cord clamping in preterm infants. Cocrane Database Syst Rev, 2004,（4）: CD003248.

［9］ Mercer JS, Vohr BR, McGrath MM, et al. Delayed cord clamping in very preterm infants reduces the incidence of intraventricular hemorrhage and late-onset sepsis: a randomized, controlled trial. Pediatrics, 2006, 117: 1235-1242.

［10］ Lalonde A, Davis BA, Acosta A, et al. Postpartum hemorrhage today: ICM/FIGO initiative 2004－2006. Int J Gynecol Obstet, 2006, 94: 243-253.

［11］ Chua S, Ho LM, Vanaja K, et al. Validation of a laboratory method of measuring postpartum blood loss. Gynecol Obstet Invest, 1998, 46: 31-33.

［12］ Bose P, Regan F, Paterson-Brown S. Improving the accuracy of estimated blood loss at obstetric haemorrhage using clinical reconstructions. Br J Obstet Gynaecol, 2006, 113: 919-924.

［13］ Chandraharan E, Arulkumaran S. Massive postpartum haemorrhage and management of coagulopathy. Obstet Gynaecol Reprod Med, 2007, 17: 119-122.

［14］ Birkhahn RH, Gaeta T, Terry D, et al. Shock index in diagnosing early acute hypovolemia. Am J Emerg Med, 2005, 23: 323-326.

［15］ Franchini M, Lippi G, Franchi M. The use of recombinant activated factor Ⅶ in obstetric and gynaecological haemorrhage. Br J Obstet Gynaecol, 2007, 114: 8-15.

［16］ ACOP Bulletins. ACOG Practice Bulletin: Clinical Management Guidelines for Obstetrician-Gynecologists Number 76, October 2006: postpartum hemorrhage. Obsetet Gnynecol, 2006, 108: 1039-1047.

［17］ Maier RC. Control of postpartum hemorrhage with uterine packing. Am J Obstet Gynecol, 1993, 169: 317-321, discussion 321-323.

［18］ Doumouchtsis SK, Papageogrphious AT, Arulkumaran S. Systematic review of conservative management postpartum hemorrhage: what to do when medical treatment fails. Obstet Gynecol Surv, 2007, 62: 540-547.

［19］ Condous G, Arulkumaran S, Symodns I, et al. The "tamponade test" in the management of massive postpartum hemorrhage. Obstet Gynecol, 2003, 101: 767-772.

［20］ Tattersall M, Braithwaite W. Balloon tamponade for vaginal lacerations causing severe postpartum haemorrhage. Br J Obstet Gynaecol, 2007, 114: 647-648.

[21] B-Lynch C, Coker A, Lawal AH, et al. The lynch surgical technique severe postpartum haemorrhage. Br Obstet Gynaecol, 2007, 114: 647-648.

[22] Nelson GS, Birch C. Compression sutures for uterine atony and hemorrhage following cesarean delivery. Int J Gynecol Obstet, 2006, 92: 248-250.

[23] Pereira A, Nunes F, Pedroso S, et al. Compressive uterine sutures to treat postpartum bleeding secondary to uterine atony. Obstet Gynecol, 2005, 106: 569-572.

第十七章　产后出血的手术治疗

一、引　言

产后出血是发展中国家孕产妇的高发病,也是导致孕产妇死亡的主要原因。在发达国家,产后出血也是产科中一个很重要的疾病,但是由于有较好的预防措施并受到了高度重视,所以其发病率和死亡率均低于发展中国家。无论在发展中国家还是发达国家,当药物治疗无效时,应及时考虑手术治疗,或两者同时进行。

产后出血的手术治疗可分为保守方法和非保守方法。而方法的选择取决于产科医师的经验和手术技巧。在实际操作中,合适方法的选择需考虑综合因素,包括患者出血原因、患者自身状况、医院设备条件和医师水平。在某些情况下(如宫缩乏力),应首先考虑药物治疗;而当有生殖道损伤时,应首先考虑手术。在任何情况下,产后出血的一般治疗原则是止血(如促宫缩药)和液体复苏(如静脉补液、输血)。缝扎止血、逐步血管阻断、髂内动脉结扎等均为保守手术治疗。而子宫切除术是唯一的非保守治疗,被认为是保守治疗无效后的最后措施。是否行子宫切除术最好在药物治疗和保守治疗均无效后,根据出血状况和患者全身条件而决定。

在产后出血的任何病例中,首先应考虑药物治疗和各种宫腔球囊填塞术(在本书的第十六章已有描述),在本章只讨论手术治疗。保守手术和非保守手术包括经阴道夹闭子宫动脉,缝合下生殖道裂伤,各种压缩缝合(如B-Lynch术式、Hayman术式),以及结扎子宫、宫颈、阴道的供血血管。若通过这些都无法止血,那么就不得不行子宫全切术进行止血。然而,子宫全切有时也未必能阻止产后出血。

建议尽早使用大口径静脉留置针,便于快速静脉输液。在失血后、静脉塌陷时,甚至超声辅助都不能开通静脉通道,应尽早切开静脉建立静脉通道,而不是反复静脉扎针而导致血肿形成。在每一个产房都应准备好深静脉留置器械套装,包括两把蚊式止血钳、虹膜剪、18″×20″小洞巾、纱布、棉球,还有刀片(11F)、静脉留置管(14F、16F)、2号普通肠线或3号可吸收缝线。使用这些器械在肘窝处或脚踝上打开静脉通路,抽出管芯针,将留置针置入静脉中。

本章所涉及的操作包括以下几种:经阴道子宫动脉夹闭,下生殖道裂伤修补,各种压缩缝合术,主要血管结扎术(包括髂内动脉结扎),临时夹闭腹主动脉下端或髂总动脉,产科子宫切除术,选择止血方法。

二、经阴道子宫动脉夹闭

妊娠子宫85%的血流由子宫动脉供应。髂内动脉分支在宫颈狭部水平进入子宫。从解剖上看，子宫动脉进入的位置大概是阴道侧穹隆旁开1cm。产后组织松软，因此，通过阴道侧穹隆是可以触及子宫动脉的。

基于以上理论，作者发明了一种经阴道子宫动脉钳（见图17.1），可以经阴道在子宫两侧子宫动脉进入子宫的位置阻断子宫动脉。该钳不损伤组织，长约30.5cm，从连接处到尖端的长度约为10.2cm。尖端垂直弯曲，形状类似持物钳。然而即使处于最大限度夹闭状态，两夹叶之间仍将保持3mm空隙，这样就避免了宫颈软组织被过度夹紧的情况。在夹闭子宫动脉时，一把动脉钳在宫颈3点位置，一把动脉钳在9点位置。一夹叶经宫颈管，另一夹叶经侧穹隆。在夹紧叶片前，上推组织，以达到子宫动脉的位置。

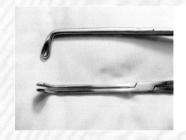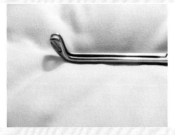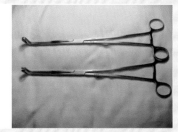

图17.1　经阴道子宫动脉钳

有人担心该操作也会阻断输尿管。由于输尿管走行为沿子宫侧边经过宫旁子宫动脉，所以动脉钳在夹闭子宫动脉的同时可能也夹闭了输尿管。但因为是钝性夹闭数分钟，所以不用太担心输尿管阻塞问题。

在积极准备其他有效止血措施前，该方法只作为急救措施。换言之，该方法只是较双手按压子宫或动脉压迫更方便、有效。

至今，我们也只是对4例产后出血的病例使用了该方法，所有病例都得到了快速止血。在夹闭子宫动脉后，子宫因无血流，故而呈松弛状态。静脉给促宫缩药亦不能起效，直到解除夹闭。在使用经阴道子宫动脉钳之后，应立即打开静脉通道，并准备其他复苏抢救措施，必要时可将患者转移至手术室进行抢救。可呼叫麻醉医师，以使患者可及时接受手术。对上述4例病例，均没有进行进一步的开腹手术。

夹闭子宫动脉的操作在产床上进行，患者取仰卧位或截石位。其他器械要求有宫颈检查包（见图17.2），

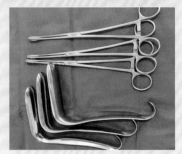

图17.2　宫颈检查包

包括三片 Sim 阴道拉钩、三个持物钳、两把经阴道子宫动脉钳（每侧一把）。因产后阴道松弛，所以无须麻醉。

用阴道拉钩暴露宫颈，并用持物钳夹住宫颈前唇和后唇。经阴道将子宫动脉钳一叶伸入宫颈管，另一叶伸入侧穹隆。向上轻压侧穹隆，使得子宫动脉钳尖端垂直部分能夹住子宫动脉，然后夹闭子宫动脉钳。由于两夹叶之间有 3mm 的间隙，所以可确保宫颈阴道部不会阻碍夹叶顶端阻断血管，同时组织不会夹闭太紧。由于组织松软而肿胀，所以如果夹闭太紧会破坏组织。子宫动脉钳夹叶平滑、内面有齿纹、中间有孔并有固定间隙，所以即使夹闭最紧，也可以保证不会夹坏组织。

三、下生殖道裂伤修补

下生殖道裂伤是产后出血的常见病因，而造成下生殖道裂伤的可能病因之一是前列腺素类药物广泛用于促宫颈成熟和引产。前列腺素类药物可引起局部组织（包括会阴、阴道、宫颈、子宫下段）松软，自然分娩或器械辅助分娩会增加撕裂伤的机会。这些撕裂伤导致的出血通常容易缝合处理，但是当撕裂伤广泛而深入，尤其是涉及子宫下段时，处理起来就会相当困难。

案例：产钳助产后广泛阴道裂伤。患者 35 岁，第二次分娩，因产钳助产后出现严重出血而转至上级医院。曾用前列腺素 E₁ 引产，在宫口开全后，因第二产程延长而行产钳助产术，分娩后出现严重出血。经检查发现，患者广泛阴道裂伤，故在产房行缝合术，但因持续出血，之后转移至手术室，行开腹子宫切除术，之后仍有出血。在输入 4 个单位全血治疗后，患者仍出现低血压。经阴道填塞后，转至上级医院。在上级医院手术室取出阴道填塞后，发现广泛阴道裂伤（见图17.3），多处缝合后仍出血不止。因为出血，使得缝合修补相当困难。再次开腹手术后行双侧髂内动脉结扎，阴道出血减少。重新修补阴道后，患者生命体征恢复平稳。

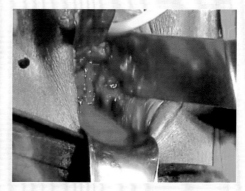

图17.3　广泛阴道裂伤

在处理下生殖道裂伤时，需要记住以下原则。

1. 因为妊娠期生殖器官充血，所以产后女性较妇科患者更易发生出血。

2. 阴道动脉和子宫动脉下行支是阴道和会阴的主要血供。另外，髂内动脉后部与阴部内动脉末端有血流交汇。阴道血管丛与供应膀胱的膀胱动脉有吻合。大部分供应阴道的动脉来自髂内动脉。结扎双侧髂内动脉有助于减少阴道裂伤出血，有利于缝合操作。

3. 缝合时,注意阴道后面的直肠和前面的膀胱。进针不可太靠前或靠后,否则会损伤膀胱或直肠,远期影响是会形成瘘。选择阴道侧壁缝合可降低该风险。

4. 恢复解剖结构是最重要的原则。应努力逐层缝合,恢复各解剖平面。例如,在缝合会阴裂伤时,应区分直肠黏膜边缘、肛门括约肌、阴道黏膜、会阴部肌肉和会阴部皮肤。有阴道裂伤时,应尽可能让阴道上皮层保持在表面,以免形成皮样囊肿。

5. 局部填塞是临时阻止阴道宫颈裂伤出血的有效方法。解剖复位越早进行越好。

下面将从止血角度,简单描述各种下生殖道裂伤。

(一) 会阴裂伤和会阴切口伤

会阴裂伤的出血来自阴道动脉分支和阴部内动脉,两者与肠系膜下动脉有吻合。若有出血,应分别进行结扎或电灼止血。然而,出血点的鉴别常常并不容易,需缝扎大量的、足够的组织,以保证能缝扎到血管。

虽然会阴切口裂开的方向和长度很难被预测,但是肛门直肠和肛门括约肌很容易被扪及。仔细恢复结构和及时进行止血处理可有效防止血肿形成、远期的瘘以及大便失禁。如果裂伤进一步向上延伸,可能伤及直肠,则血肿可能扩散到骶骨直肠间隙。在这种情况下,清除血肿是必要的。尽管血肿扩散到骶骨直肠间隙,但是出血点可能在更低的位置。在这种情况下,清除血肿、填塞阴道通常能控制出血。若出血来自更高位置,则开腹手术是必需的。

血肿可能因会阴切口或阴道裂伤延伸到外阴。虽然有很多人建议,对于直径不足2cm的血肿,若不继续增大,可不予处理,但我们的原则是清除血肿。

阴道侧壁撕裂伤的出血可能来自阴部内动脉的阴蒂血管,向上可达耻骨降支。如果动脉撕裂,那么将有明显的出血。辨认和结扎这些血管是非常重要的,否则将很快形成血肿。

(二) 宫颈裂伤

宫颈裂伤通常发生于宫颈3点、9点的位置。若裂伤继续向上延伸,子宫动脉宫颈支将受损伤,极易发生出血,宫颈其他位置也可发生撕裂伤,特别凶险的是宫颈环状撕脱,即宫颈呈环状地完全从剩余的残端分离。在所有发生裂伤的情况中,建议选择修补和复位作为治疗手段。从产后出血角度,对于长度小于2cm的撕裂伤可不用处理。但我们建议,在患者宫颈裂伤长度为0.5~2cm时,行修补术,恢复宫颈结构,以免导致发生宫颈外翻和肥大。

在每个产房都应备有器械齐全的宫颈检查包,包括两个阴道拉钩和三个持物钳,帮助暴露宫颈。我们建议间断全层缝合撕裂伤边缘，可选择用肠线或可吸收缝线（如聚乙醇酸或聚乳酸）。

如果撕裂伤超过穹隆，可能合并子宫裂伤，需要行开腹手术（见第三十二章"妊娠子宫破裂"）。

四、各种压缩缝合术

1997年，B-Lynch报道了用单根2号肠线行子宫壁前后压缩缝合术[1]。原则是经过子宫峡部，在距宫体两侧边缘3cm处缝合宫体肌层，从而达到压迫子宫壁的目的。该缝合术可压迫穿过子宫壁前后的弧形血管。缝线经子宫峡部可压迫宫颈的上行支血管，这些分支血管来自直肠（穿过宫骶韧带）、阴道、膀胱，最终到达子宫。

根据我们的临床经验和文献报道，B-Lynch操作存在如下的问题。首先，缝合太紧。曾有个案报道，子宫垂直缝线间捆绑的中间部分和子宫峡部的横向部分会缺血坏死[2]。其次，由于缝线多次穿过子宫壁进行缝合，故不能保持均匀的张力。此外，不管何种术式的剖宫产，B-Lynch操作需要横向切开子宫下段，进而查看是否有宫内残留及缝合后是否还有活动性出血，所以Hayman推荐行B-Lynch改良术式（简称Hayman术式）[3]。

Hayman术式相对简单（见图17.4），垂直缝合与B-Lynch缝合位置相同，区别在于独立打结；对子宫峡部位置不做水平缝合。带直针的铬制肠线（2F）是理想的缝合材料，而带弯针（40mm或50mm）的1号聚乳酸或聚羟基乙酸线也可使用。与肠线相比，可吸收线的缺点是编织线不太容易穿过组织，但是可吸收线更坚固、不易断裂。

由于子宫峡部水平方向的压迫缺如，所以宫腔内出血更容易流出阴道，可降低发

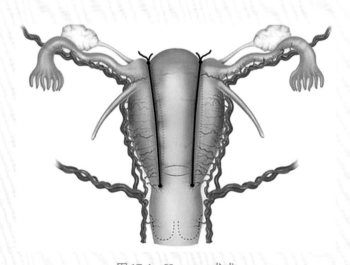

图17.4　**Hayman术式**

生宫腔内黏连的风险。

Cho曾报道,若胎盘侵犯子宫下段并有血窦,则可用方形缝合压迫止血[4]。

有人推荐,另外在宫底部添加缝合固定,以防止子宫缩复后垂直缝线脱落,进而导致肠襻进入缝线而发生嵌顿。但本书作者认为没有这个必要。这是由于丝线加压缝合会导致子宫浆膜面磨损,继而可以阻止缝线松弛脱落所引起的肠襻卷入。

(一) 其他术式

除了Hayman术式之外,还有多种B-Lynch改良术式。班加罗尔的Gunasheela医师设计了圆形缝合术,从子宫下段到宫底形成环形进而压迫子宫。Pereira等报道了垂直和水平联合缝合以压迫子宫的方法[5]。Hackethal等运用"U"形缝合法压迫子宫前后壁[6],这在法国等欧洲国家已广泛应用。

(二) 无效和合并症

大规模病例数据统计发现,约25%的缝合不能控制出血[7]。一直以来,大量研究报道显示,缝合后会发生子宫坏死和黏连形成[8]。Zhang等报道了一项可拆除的缝合操作技术[9],这可减少上述缝合所导致的晚期并发症的发生。

五、主要血管结扎术

O'Leary等在1966年报道了大量结扎子宫血管治疗难治性产后出血的病例[10]。然而,Abd Rabbo推荐逐步结扎子宫血管治疗产后出血[11]。Abd Rabbo在报道中描述了结扎的顺序:单侧子宫动脉结扎,双侧子宫动脉结扎,子宫下段血管结扎,单侧子宫卵巢动脉吻合支结扎,双侧子宫卵巢动脉吻合支结扎。据其报道,完成该术式的103例病例避免了子宫切除,并全部存活了下来。

我们对该术式也稍做改进,并且发现改进后的操作流程简单,适用于多数病例,可避免子宫切除。

(一) 结扎子宫动脉

首先,从腹腔中取出子宫,切开子宫膀胱反折腹膜,下推膀胱。这就避免了向下向两侧移开输尿管,从而避免了对输尿管的损伤。在子宫狭部水平,大约比剖宫产切口低2～3cm处,在子宫肌层外侧,从前往后进行缝合。确保宫体后面无肠管或其他脏器被缝合,以免邻近结构被针尖损伤。使用持针器夹持弯针,当针尖从子宫后面穿出时,用血管钳夹持针尖,再放前面持针器夹持的弯针,否则针易回缩到子宫肌层,还需重新缝合。当针被拔出后,缝线穿过阔韧带侧面和子宫侧血管,与圆韧带平行。通过周围组织可透视的情况,很容易确定无血管区,继而避免扎到血管和形成血肿。如果扎到血管,那么子宫肌层侧壁(包括血管丛、动静脉)都将被打结(见图17.5)。

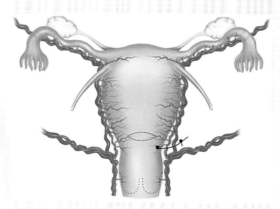

图 17.5　在子宫峡部行子宫动脉结扎：缝扎血管包括部分靠近子宫壁的血管，选择位置靠近子宫动脉进入子宫处。注意结扎时要下推膀胱

　　血管结扎位置根据具体情况调整。若剖宫产切口侧裂伤损伤子宫血管，那么结扎位置就不能太低，并且在裂口上部的血管远端仍应被结扎。

　　另外，因宫缩乏力而出血可行血管结扎治疗，结扎位置应选择靠近子宫动脉进入子宫的地方。子宫动脉与卵巢动脉吻合支的结扎应选择在靠近宫角的地方。有研究报道，在子宫不同平面多次结扎可以有效止血，但我们认为没有必要这样做。若为治疗宫缩乏力出血，则需行子宫动脉双侧结扎。然而，若是治疗剖宫产术切口裂伤，那么单侧结扎就够了。

（二）结扎子宫、卵巢动脉吻合支

　　卵巢动脉从主动脉直接分支，为卵巢、输卵管及部分宫角位置供血（见图 17.6）。胎盘位置决定了子宫血供在子宫动脉和卵巢动脉之间的变化。如果胎盘位于宫底或宫角，那么更多的血供将来自卵巢动脉。

　　在圆韧带水平结扎吻合支是不能一劳永逸的。在输卵管进入子宫的宫角下面进行结扎，可阻断供应宫角和宫底的弧形动脉。因此，结扎卵巢动脉靠近宫角的分支和子宫动脉上行支是至关重要的。通常只需结扎一针就可以做到，但需仔细，避免针尖损伤血管。在结扎血管前，透视无血管区，在输卵管和血管间选择靠近输卵管的位置，从宫角肌层进针后打结。

　　两侧都结扎后，由于子宫和卵巢动脉分支被阻断，所以消除了子宫的大部分血供。但因为在宫颈位置，阴道血管和膀胱血管经宫骶韧带提供血供，所以子宫不会因缺血而坏死。

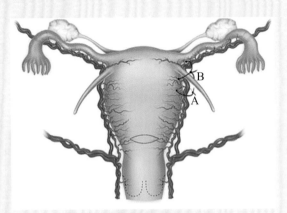

图17.6 在宫角处结扎子宫、卵巢动脉吻合支:A
处是常见的结扎位置,但宫底血流未被阻断。B处
是推荐的结扎位置,可以阻断来自输卵管下到子
宫旁的输卵管系膜血管,也阻断了宫底的血供

(三) 子宫动脉下行宫颈支结扎

子宫动脉到达子宫边缘后发出一下行支到达宫颈,该分支与阴道动脉有吻合。若出现宫颈或阴道上段撕裂伤,则结扎该血管有助于止血。

分离该血管需要技巧。首要的操作是下推膀胱。这是因为结扎该血管很有可能损伤宫旁血管和输尿管,所以只有在宫颈或阴道上段出现撕裂伤时,才考虑结扎该血管。在结扎该血管时,下推膀胱,结扎部分宫颈组织、宫旁血管,以确保不损伤输尿管。

(四) 结扎髂内动脉

几乎所有盆腔脏器的血供都来自髂内动脉。因此,单侧或双侧结扎髂内动脉是治疗盆腔内复杂性出血的标准操作方法。不过,该操作在临床应用中已不作为常规处理方法。从我们的临床经验来看,主要采用子宫压缩缝合、逐步结扎子宫血管、临时夹闭主动脉或髂总动脉进行止血,而结扎髂内动脉止血的应用已明显减少。只有在阴道、宫颈创伤出血时,才会使用该方法。而对于宫缩乏力性产后出血,不选择结扎髂内动脉进行止血。另一种需要选择髂内动脉止血的情况是在给前置胎盘植入的患者行子宫切除后,为预防术后再出血。

1. 解剖

髂内动脉解剖结构以及与周边组织的关系存在个体差异。髂内动脉向后的分支供应臀部。髂内动脉前支继续向下走行,并且在中间部位发出分支供应子宫、膀胱、阴道(见图17.7)。髂内动脉结扎最常见的并发症是操作过程中损伤附近血管。髂内静脉、髂外静脉走行与动脉很近。因此,在分离动脉时,应避免损伤其他血管。如果遇到患者处于休克状态,那么在全神贯注于结扎动脉的同时,也应注意静脉呈塌陷状态。

如果术者忽略了这些解剖结构的状态,就很容易损伤到静脉。

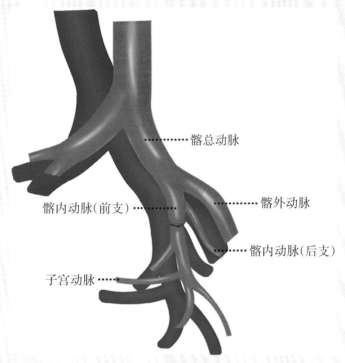

图17.7　髂内动脉解剖图

其中标注：髂总动脉、髂外动脉、髂内动脉(前支)、髂内动脉(后支)、子宫动脉

由于左侧存在乙状结肠系膜,这就给髂内动脉结扎造成了困难。若通过触诊髂内动脉搏动确定血管、避开乙状结肠系膜,那么就不难结扎该血管。此外,采用经阔韧带法(见下文)结扎左侧髂内动脉会更容易。

需要反复强调的是,结扎位置应该在髂内动脉后支下面,约在髂内动脉起始后2~3cm,以避免误伤髂内动脉后支,进而使臀部肌肉坏死。因背后有腰椎血管旁系分支,故缺血的并发症极少发生。

2. 步骤

目前,有两种路径结扎髂内动脉——直接法和间接法(经阔韧带法)。本书作者推荐后者,因为它在任何情况下都可行。而对于子宫切除术后妇女或非妊娠妇女,直接法相对更好。

(1)间接法(或称经阔韧带法):切开宫骶返折,并横向延伸至圆韧带。确诊髂外动脉搏动、腰大肌,能帮助确定分离方向。钝性分离,将宽韧带前后叶进行分离,就可见到髂外动脉。继续分离髂外动脉到髂总动脉,再找到髂内动脉。通常情况下,输尿管的解剖位置经过髂内动脉和髂外动脉分叉处。对医师而言,维持输尿管在髂内、外动脉之间的解剖部位很重要。一旦确认髂内动脉，翻开阔韧带腹膜，有助于暴露手术视野，并可以保证大肠、大网膜不会进入该视野。

（2）直接法：通过腹主动脉向下走行来定位髂总动脉，再通过解剖结构来确定髂内动脉。用Allis钳提起髂内动脉表面腹膜，垂直切开3～4cm，充分暴露血管，以确定结扎位置。

一旦确定髂内动脉的结扎位置（起始位置下2～3cm），就用长血管钳尖端分离血管表面和附近的网状组织。直角血管钳（Mixter钳）从动脉下方的一侧穿到另一侧，并将动脉从底部轻轻向上抬起。使用Mixter钳夹住缝线一端，然后将缝线从动脉底下拉出（见图17.8）。有人建议使用Babcock钳提起髂内动脉，以方便钳子通过血管下方。我们认为该步骤非常实用，尤其是在盆腔较深的位置。

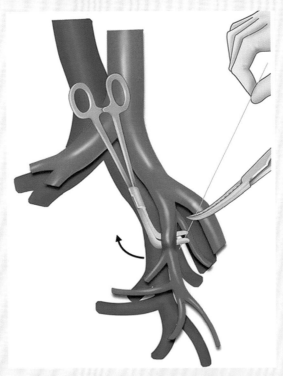

图17.8 髂内动脉结扎：用直角血管钳从髂内动脉下方穿过，夹缝线。Mixter钳也穿过髂内动脉下面，避免损伤静脉。利用长血管钳将缝线头端递到打开的直角血管钳中

关于缝合材料的使用，目前尚有些分歧。我们推荐使用非编织可吸收缝线。临床上常用的是1号肠线，也会用到聚羟基乙酸的编织缝线和聚乳酸线。但不推荐使用丝线、聚丙烯缝线等。

3. 并发症

最严重的并发症是损伤邻近血管,特别是髂外静脉。若发生髂外静脉受损伤的情况,则必须即刻修补,否则会导致失血过多、休克、心搏骤停等严重后果。据报道,其他可能发生误伤的组织结构有输尿管、髂外动脉、盆腔壁层神经及乙状结肠血管等。

极少数有发生臀部肌肉缺血坏死的并发症的报道。主要见于髂内动脉后支被结扎,同时又缺少腰椎血管吻合支供血的情况。在髂内动脉起始位置下2～3cm处进行结扎,可以有效减少该并发症的发生。

六、临时夹闭腹主动脉下端或髂总动脉

临时夹闭腹主动脉下端或髂总动脉的方法与传统产后出血的治疗方法不同。若患者处于休克状态或因大量出血随时可能发生休克,则首先应该立即止血。若出血发生在医疗机构中以及因宫缩乏力而导致出血,那么快速有效的急救措施是经阴道夹闭子宫动脉。如果已经完成动脉夹闭,那么接下来要决定的是是否进一步行开腹手术迅速完成止血。建议施救者行主动脉按压,但是若患者是肥胖者,则该操作将很难实施。这是由于该操作的目标是将主动脉按压到腰椎椎体上,这可引起患者的不适感和操作者的疲乏感。若是在实施剖宫产术中,患者处于麻醉状态,操作容易,可直接按压主动脉。但该操作不能保证长时间有效。在前置胎盘植入病例中,我们首创用以阻断主动脉或髂总动脉血流的无损伤钳(见图17.9),在患者被抢救时,能短时间阻断主动脉。

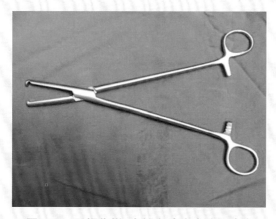

图17.9　无损伤钳:夹闭主动脉或髂总动脉

麻醉和术前准备工作一完成,就选择腹中线行腹部切口,必要时可将切口延长至脐。操作是为了要将子宫取出,推开肠管以暴露腹主动脉末端。也可选择髂总动脉作为目标,但对腹主动脉末端操作更容易。为了阻断腹主动脉末端血流(即髂总动脉分

支之前），可以应用无损伤钳。通过触诊该段动脉搏动，很容易辨认出腹主动脉。Babcock钳用于直接钳夹提起动脉；无损伤血管钳用于直接夹闭动脉。在动脉周围组织不易分离，甚至分离会出现危险的情况下，可以直接使用该血管钳，而不需要进行主动脉分离后再行夹闭。该血管钳用于夹闭的齿扣较长，夹闭动脉的作用是延长髂总动脉搏动间歇时间，并且可以避免夹闭压迫造成血管壁损伤。另外，无损伤血管钳设计了保护措施，即使钳子夹到最紧，夹叶之间仍留有空隙，也不会造成血管壁缺血坏死。

另外，夹闭腹主动脉或髂总动脉后，来自腹主动脉的卵巢动脉供应子宫的血液也会被控制住。该血管钳还可用于夹闭骨盆漏斗韧带，进而可以用以阻断卵巢血管。如果同时夹闭同侧圆韧带，则效果更好，可以避免损伤卵巢静脉。

夹闭腹主动脉也就同时阻断了盆腔和下肢的血供。因此，血供阻断的时间属于敏感时间段，我们应尽快重新建立血液循环，并且应在阻断最长90min内重新开放。在外科手术过程中，应每隔5分钟提醒一次手术医师。当组织缺乏血供时，无氧代谢将会持续，从而继发代谢性酸中毒。在重新开放血供后，代谢产物将回流到血液循环中，继而可能出现全身性酸中毒。不仅是手术医师，麻醉医师也应考虑到这一点。另一需要考虑的是，夹闭动脉增加了血栓形成的风险。产后期病理状态也会增加血栓形成的风险。我们建议，在患者急性出血期过后，状态稳定时，应预防产后病理状态下的血栓形成。

临床上，对有剖宫产手术史的前置胎盘植入的患者，会用到不同种类的钳子。对此，下文有详述。另外，当患者处于休克状态或休克边缘时，如在剖宫产术、子宫破裂、子宫内翻时，也会用到各种钳子。目的是防止病情恶化，使麻醉医师有足够的时间复苏患者。同时，产科医师也可以有足够的时间为患者做输血准备、人员准备和决定进一步的治疗方案。

七、产科子宫切除术

产科子宫切除术是产后出血的非保守治疗。各种原发性或继发性产后出血、宫缩乏力或创伤性损伤都可能导致需要切除子宫。目前，临床上最常见的两种不得不切除子宫的情况是前置胎盘植入和宫缩乏力所导致的患者休克或凝血功能障碍。其他跟产后出血无关的需行子宫切除术的产科疾病有子宫肌瘤合并妊娠和宫颈癌，不在此讨论范围。

产科子宫切除术是指在妊娠或产褥期内行子宫切除术。根据患者的具体情况和临床指征，实施操作的具体方案也会进行相应的调整。例如休克患者与生命体征平稳的患者需要不同的处理方式和救助团队。在大部分情况下，时间很关键，手术时间越短,对患者越有利。然而,若患者情况不紧急,则可选择与一般妇科手术一样行经腹子宫切除术。子宫切除后,残端会增厚、水肿,建议双重结扎残端,这样可以保证线结不滑脱,还可以防止继发血肿。

根据具体指征再行宫颈切除术。对于休克患者,手术将膀胱下推到阴道水平需要耗费大量的时间,之后再切除宫颈。更重要的是,当膀胱下血管丛与阴道血管之间有吻合时,有可能因发生原发性和继发性血肿而需要进一步打开血管床。手术选择保留宫颈的另一个重要原因是,对比阴道组织,宫颈组织更厚、更坚韧且易缝合,而阴道组织则相对薄且脆。因此,我们建议常规做子宫次全切除术,除非存在因宫颈原因而发生的出血,如宫颈裂伤。临床上,甚至对前置胎盘植入的患者,也是有选择性地保留宫颈。

典型的临床情况是:当产后出血的患者处于休克合并DIC状态时,应选择相对晚一些行子宫切除术。在这一过程中,时间是至关重要的。首选全身麻醉。手术切口选择脐下正中纵向切口。尽快将子宫提拉出至切口外,用无损伤止血钳夹闭腹主动脉下段和骨盆漏斗韧带;然后钳夹子宫两侧,切开膀胱反折腹膜,并下推膀胱,夹闭子宫动脉。这样一来,子宫血供被切断,只留有少量膀胱、阴道、直肠血管的吻合支。

我们强烈建议,在宫缩乏力性产后出血中,除非发生宫颈原因的出血,否则子宫次全切除术应保留一小部分宫颈下段。另外,越少分离膀胱,则膀胱底部出血越少;横向褥式缝合宫颈残端,双重结扎根部;放置大口径引流管,观察术后出血情况。

（一）因前置胎盘植入而行子宫切除术

不管医院的硬件设备如何,对前置胎盘植入的处理依旧相当困难。这是因为前置胎盘植入的患者在手术过程中会引起不可控制的出血,从而影响手术野。发生汹涌出血的原因如下。

1. 存在新的动脉供应子宫下段。

2. 新的动脉血管因缺乏平滑肌而缺少收缩止血功能。

3. 子宫下段组织更脆。

4. 胎盘异常植入,穿过子宫壁,难以从子宫分离。

5. 新生血管出血不能通过B-Lynch压缩缝合和结扎髂内动脉而止血。

6. 传统止血方法(如应用缩宫素)对子宫下段出血无明显效果。

外科医师尝试从子宫下段分离膀胱,但是由于出血凶猛以致术野不能用吸引器或纱布止血,这种情况很容易导致手术者紧张。如果进一步尝试在溢血的手术野中分娩胎儿,将导致孕产妇膀胱损伤、子宫切口不规则撕裂,胎儿娩出也会受到前置胎盘阻碍。手术者在意识到这点之前,患者可能因失血过多而发生血管塌陷、心搏骤停。休克和代谢性酸中毒将导致DIC、持续性失血,最终导致孕产妇病情进一步恶化,甚至发生死亡。

避免这一过程的关键,首先是阻止出血失控。然后,快速输血补液使患者的血流动力学不至于崩溃。若有细胞回收装置,则失血也能够得到重新回收并利用。

(二) 条件设备优越的医疗单位标准流程

在条件设备优越的医疗单位,明确的流程能有效地运用于这些案例中。尤其是这些医疗单位具备经验丰富的产科医师、麻醉医师、血管外科医师、肿瘤外科医师、泌尿外科医师、介入放射科医师、输血科医师以及细胞回收技术人员等;能及时获取大量的血液和血液制品,后续跟进重症监护治疗。同时,置入多路大口径静脉通路和中心静脉通路导管,以便进行术中监测。

在妊娠34～38周,随时准备手术以应对病情变化。上述科室人员应能随叫随到。通过超声或磁共振检查能定位胎盘、了解胎盘侵入情况,尤其是胎盘与膀胱的位置关系。

在很多医疗单位,放射介入医师事先在髂内动脉或腹主动脉放入球囊,一旦胎儿娩出可立刻膨胀球囊进行止血。

在腹部选择行纵切口,子宫切口选择在胎盘以上,再分娩胎儿。胎儿娩出后,扩张血管内球囊。之后再决定对患者是否需行子宫切除术,或局部切除异常胎盘植入部位以保留子宫生育功能。若需行子宫切除术,则使用血管钳夹闭子宫动脉,从子宫下段分离膀胱,完成子宫切除术。若保留子宫,人工剥离胎盘,则在剥离植入部分胎盘时,切除局部子宫肌壁,缝合切除病灶后的组织。也可选择压缩缝合等其他止血方法阻止进一步出血。

在医疗设备缺乏的医疗单位,在上述准备条件亦缺乏的情况下,我们可以有以下方案来处理前置胎盘植入。

若前置胎盘植入不能得到及时处理,那么后果通常是严重,甚至是致命的。正因如此,我们更应该争分夺秒地抑制难以控制的出血。我们认为,在胎儿娩出后,临时夹闭髂总动脉或腹主动脉下段的血流,可以为分离胎盘提供相对清洁的手术野。

由于没有可供产科医师使用的止血钳,所以我们发明了无损伤钳(见图17.9)并进行了试用。产科医师首先用Babcock钳提起相关血管后,再使用无损伤钳夹闭血管。在胎儿娩出后,无损伤钳继续保持夹闭状态60～90min。一般步骤参考 *Why Mothers Die, Kerala*(第二版,2006－2009年)[12]。

处理前置胎盘:

1. 明确胎盘侵入范围。

2. 向患者及家属交待病情的严重性。

3. 设计手术方案。

4. 准备血液及血液制品。

5. 确保有经验丰富的产科医师和泌尿外科医师备台。

6. 尿管插管和膀胱留置导尿管。

7. 选择局部麻醉或全身麻醉。

8. 腹部选择垂直切口延长到脐下,在胎盘位置上方行经典子宫切口。

9. 若看到子宫下段血管凸起,则可确定胎盘植入。术中应决定是行子宫切除术(不剥胎盘),还是行保留子宫(不剥胎盘)的手术方式。勿行人工剥离胎盘。

10. 若决定保留胎盘,则结扎靠近胎盘的脐带部分,切除多余的脐带组织,缝合子宫切口,保留胎盘。

11. 若决定行子宫切除术,则可以选择使用无损伤钳钳夹骨盆漏斗韧带并夹闭髂总动脉血流,然后行子宫切除术。

12. 钝性分离膀胱、子宫,再行子宫次切/全切除术,并且在胎盘植入位置往下保留部分宫颈。不必将膀胱与阴道分离。

13. 双重结扎宫颈残端。

14. 撤掉止血钳和止血绷带,通过触诊股动脉搏动,明确下肢血运恢复情况。

15. 放置引流管,关腹。在夹闭髂总动脉后,需每5分钟报时一次。尽量在30～40min内完成手术。术后对患者进行密切监护。

我们采用上述流程完成了对50余例患者的治疗,明显减少了输血量和膀胱损伤,并且未发生患者死亡。

据Palacios等报道,切除胎盘异常植入部分,保留子宫再生育是可行的[13],但是目前我们尚未尝试过。

八、选择止血方法

面对急性出血,该采取何种治疗方案或手术方式是产科医师的难题。首先,应尽快止血。最早的急救措施可以选择经阴道动脉血管夹闭或球囊压迫止血。临床具体的步骤取决于临床的具体情况。如果是会阴、阴道或者宫颈的裂伤,则可在产房处理。如果是复杂性裂伤或切口较深的情况,则最好在手术室麻醉下完成止血。

如果患者出血严重且出血时间长,则强烈建议在手术室操作止血。腹部入路的手术建议选择正中纵切口。根据具体病情选择压缩缝合或逐步结扎血管。若患者存在宫缩乏力,我们建议使用Hayman式压缩缝合;若患者的子宫有收缩和松弛迹象,则可以选择逐步结扎血管。通常情况下，两种方案可以联合使用。

髂内动脉结扎主要用于创伤性产后出血。在开始出现DIC的病例中，应权衡利弊后再决定是否进行髂内动脉结扎。髂内动脉结扎的优点是减少了开放血管腔的出血；缺点是打开新的组织层，有新增出血的风险。

产后出血的患者如果发生宫缩乏力并且同时存在DIC，则应该选择快速行子宫次切/全切术，还是选择补充凝血因子和纠正凝血功能，保留子宫再行保守手术，通常很难抉择。患者的年龄、家庭都是应该考虑的因素。当然，首要的还是阻止出血、抢救生命。不管女性有无子宫，是否具备生育能力，生命始终都是第一重要的！

妇产医院的产后出血相关病例数（2005－2014年）见表17.1。

表17.1　妇产医院的产后出血相关病例数（2005－2014年）

产后出血相关	病　　例
分娩总数	20850例
产后出血	215例
药物治疗	148例
保守手术	50例
子宫切除术	17例 （其中，宫缩乏力5例，前置胎盘植入12例）

九、小　结

采取保守手术方式还是非保守手术方式来治疗产后出血，这对于最有经验的产科医师来说也是一项挑战。而低年资医师应在人体模型上不断更新操作技术。如经阴道子宫动脉血管钳和无损伤髂总动脉钳的使用，是产科医师抢救生命的新设备、新技术。高年资医师应娴熟掌握手术技巧并将其传承给低年资医师，这是因为在发生产后出血时，低年资医师常是第一施救者。及时采用保守手术进行干预，有助于保留子宫，甚至可以挽救孕产妇生命。

十、总　结

本章阐述了临床应用的治疗产后出血的各种手术方式，提出了两种创新设备——经阴道子宫动脉血管钳和无损伤髂总动脉钳；阐述了保守手术，如各种压缩缝合术、子宫血管结扎、髂内动脉结扎术；详细描述了在行产科子宫切除术时，尤其是在胎盘植入时，同时使用无损伤髂总动脉钳的方法。在患者出现休克和多器官功能衰竭前，及时正确地选择上述手术操作才是治疗的关键！

参考文献))

［1］ B-Lynch C, Coker A, Lawal AH, et al. The B-Lynch surgical technique for the control of massive postpartum haemorrhage: an alternative to hysterectomy? Five cases reported. Br J Obstet Gynaecol, 1997, 104: 372.

［2］ Joshi VM, Shrivastava M. Partial ischemic necrosis of the uterus following a uterine brace compression suture. BJOG, 2004, 111: 279.

［3］ Hayman RG, Arulkumaran S, Steer PJ. Uterine compression sutures: surgical management of postpartum hemorrhage. Obstet Gynecol, 2002, 99: 502.

［4］ Cho JH, Jun HS, Lee CN. Hemostatic suturing technique for uterine bleeding during cesarean delivery. Obstet Gynecol, 2000, 96: 129.

［5］ Pereira A, Nunes F, Pedroso S, et al. Compressive uterine sutures to treat postpartum bleeding secondary to uterine atony. Obstet Gynecol, 2005, 106: 569.

［6］ Hackethal A, Brueggmann D, Oehmke F, et al. Uterine compression U-sutures in primary postpartum hemorrhage after Cesarean section: fertility preservation with a simple and effective technique. Hum Reprod, 2008, 23: 74.

［7］ Kayem G, Kurinczuk JJ, Alfi revic Z, et al. Uterine compression sutures for the management of severe postpartum hemorrhage. Obstet Gynecol, 2011, 117: 14.

［8］ Alouini S, Coly S, Mégier P, et al. Multiple square sutures for postpartum hemorrhage: results and hysteroscopic assessment. Am J Obstet Gynecol, 2011, 205: 335.

［9］ Zhang ZW, Liu CY, Yu N, et al. Removable uterine compression sutures for postpartum haemorrhage. BJOG, 2015, 122: 429-435.

［10］ O'Leary JL, O'Leary JA. Uterine artery ligation in the control of intractable postpartum hemorrhage. Am J Obstet Gynecol, 1966, 94: 920.

［11］ AbdRabbo SA. Stepwise uterine devascularization: a novel technique for management of uncontrolled postpartum hemorrhage with preservation of the uterus. Am J Obstet Gynecol, 1994, 171: 694.

［12］ Paily VP, Ambujam K, Betsy T. Why Mothers Die-Kerala 2006－2009. Kerala Federation of Obstetrics & Gynaecology, 2012.

［13］ Palacios Jaraquemada JM, Pesaresi M, Nassif JC, et al. Anterior placenta percreta: surgical approach, hemostasis and uterine repair. Acta Obstet Gynecol Scand, 2004, 83(8): 738.

第十八章　子宫下段的损伤及其处理

一、引　言

子宫收缩的缩复作用是胎盘剥离、产后止血的先决条件,但这一生理过程不能在子宫下段发挥很好的止血作用,尤其是患者有剖宫产史,子宫下段存在手术切口时。因此,子宫下段的产后出血(宫缩乏力性或创伤性)是临床PPH的重要类型。同时,临床观察发现,不是所有中央性前置胎盘都需行子宫切除术。唯一可能的推测是,不同患者子宫下段的肌层组织在数量和质量上是不同的。

我们产科医师可能忽略的子宫下段的问题有:子宫下段的长度;在妊娠不同时期,子宫下段的上、下部分的宽度;子宫下段的厚度;子宫下段的血供;子宫下段旁侧供血的相关血管束;子宫下段与膀胱、腹膜的关系;子宫下段剖宫产术后,子宫下段愈合情况;子宫下段复旧。

对上述问题进行文献搜索,还未见对子宫下段的起源和性质的阐述。

二、子宫下段的起源

关于妊娠子宫下段的起源主要有以下三种观点。

子宫狭部的概念最早是由解剖学家Aschoff于1906年提出的[1]:子宫狭部是指宫颈解剖学内口与组织学内口之间的部分(见图18.1)。第一种观点是由Stieve提出的,在孕2月后,子宫狭部打开并扩张成为宫体的一部分[2]。

第二种观点是由Barbour等提出的子宫体下段组织(不包括宫颈)形成子宫下段[3,4]。子宫下段的上限是宫颈内口上9～12mm,腹膜致密附着于子宫前壁的部分。

第三种观点是子宫下段由子宫狭部和子宫体下部共同组成,与腹膜疏松结合部相接。

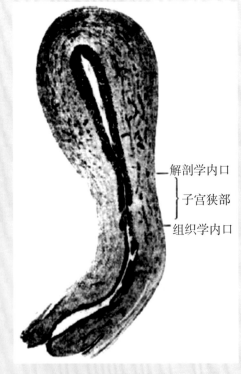

——解剖学内口

子宫狭部

——组织学内口

图18.1　子宫狭部的位置

（一）子宫狭部的概念

子宫狭部位于解剖学内口和组织学内口之间。从孕2月开始,子宫下段逐渐伸展成为子宫体的一部分。

足月妊娠时,子宫峡部的组织学内口发展成为子宫内口。Stieve认为,子宫下段不仅是伸展,更类似于生长[2]。组织学内口是子宫内膜与宫颈管柱状上皮的交界点。这些组织学标志都位于管腔内,子宫浆膜面的标志是疏松腹膜附着,而无其他用以鉴别的结构。

1907年,Barbour在发表的文章中阐述,子宫下段由子宫体下部组成,相对应的组织学标志是腹膜疏松附着区域[5]。

（二）子宫下段

子宫狭部和腹膜疏松附着的宫体部分形成子宫下段。在末次月经后70～100d,子宫下段开始形成。若在妊娠70d行子宫下段切开术,将切口选择在腹膜致密附着区以下,则将进入宫颈管内,位置稍低于阴道穹隆。但在妊娠100d,若在同样位置做一切口,则将进入子宫腔下段。

（三）Danforth的观点

子宫分为两部分,即以肌肉组织为主的宫体和以纤维组织为主的宫颈,肌肉纤维连接处在这两者之间[6]。肌肉纤维连接处位于非妊娠子宫的宫颈内口,妊娠后转移为子宫壁的一部分。该理论可以解释低置胎盘在足月妊娠后不形成前置胎盘的原因。

现在,"子宫下段"的概念已被应用于产科学教学中,是所有产科医师都要掌握的内容,但是不论是从临床上还是利用影像,我们仍旧很难界定"子宫下段"的上界在哪里[7]。

可以这样理解,足月妊娠时,子宫下段的上界在宫颈内口上10cm处。在子宫前部,腹膜疏松附着区的相应部分,上界是腹膜致密附着区,相当于Barbour生理缩复环的位置。子宫下段下部较上部薄,两者之间有肌纤维横向交叉。

在分娩中,子宫下段被动拉伸形成软产道的一部分,不参与子宫上段的宫缩。宫颈与其周围组织的位置固定有助于子宫下段的伸展,这一现象被称为子宫的容受性扩张。

（四）缩复环

缩复环由Bandl于1875年首先描述,因此,也被称为Bandl环。事实上,最早是Bardour认识到子宫过度收缩的现象,所以也被称为Bardour缩复环。在收缩上段和被动收缩下段的连接处形成环形的沟状,即为缩复环。

缩复环可见于正常产程中,通常的体表位置是在阴毛顶部上两指,不可触及。在梗阻性分娩中,由于过度收缩和间歇性的缩复作用,子宫下段进一步伸展,从而使胎儿进入子宫下段。此时,子宫下段有破裂的危险,在靠近肚脐的位置能触及Bandl环。

三、前置胎盘

前置胎盘是指胎盘部分或全部着床于子宫下段。前置胎盘分类见图18.2。

随着子宫下段被动拉伸,胎盘附着于子宫上部向上移位,远离宫颈内口,称为胎盘移行。在20%～30%的孕早期病例中,胎盘位置与前置胎盘相似,呈低置状态。前置胎盘等的情况见图18.3－图18.12。

临产前,80%前置胎盘的孕产妇会发生出血。前置胎盘位置越差,出血越早、越频繁,病情也越重。但也有少数完全性前置胎盘孕产妇在临产前无出血。子宫下段出血是不可避免的无痛性出血。第一次出血可能并不严重,大多发生在夜间。

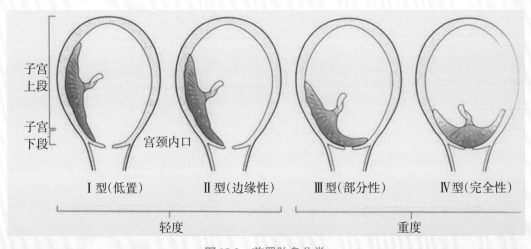

图18.2　前置胎盘分类

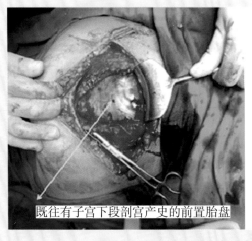
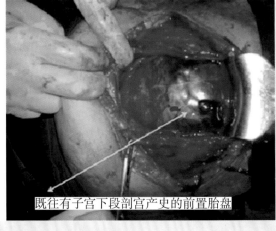

图18.3　既往有子宫下段剖宫产史的前置胎盘

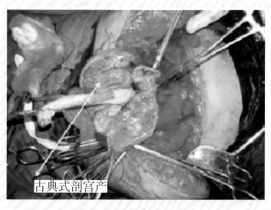

图18.4 古典式剖宫产

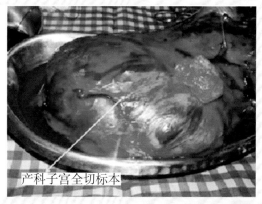

图18.5 产科子宫全切标本

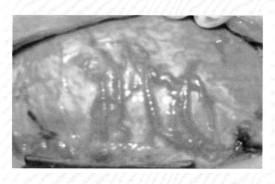

图18.6 术中所见穿透性胎盘

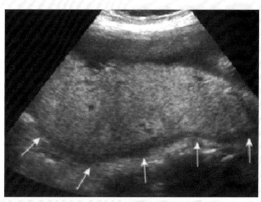

图18.7 正常情况下胎盘后低回声

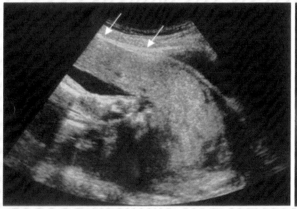

图18.8 胎盘植入缺乏胎盘后低回声

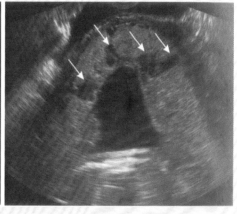

图18.9 胎盘内见腔隙样空间

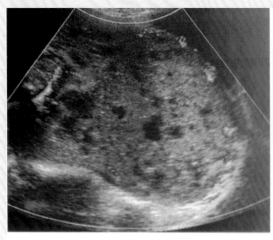
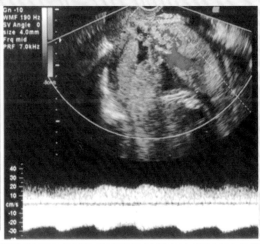

图18.10　胎盘周围血管;膀胱、子宫分界不清　　　图18.11　高流速低阻抗血管池

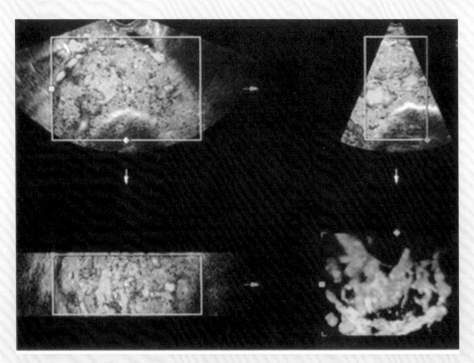

图18.12　血管能量成像显示混杂分支

　　有剖宫产史的前置胎盘患者情况最严重,其中10%的胎盘可黏连于子宫肌肉组织(胎盘植入或穿透肌层)。这种情况的发生率随孕产妇剖宫产率的增加而增加。超声和MRI能提供诊断帮助,决定治疗方案。

　　前置胎盘的孕产妇应由高年资产科医师负责管理。这是由于前置胎盘孕产妇在剖宫产时出血迅速、大量、凶猛,大部分情况需要全子宫切除术,包括子宫下段和宫颈的切除。因此,在产前应进行充分评估,做好术中可能输血和行产科子宫切除术的准备,并评估相关合并症。

　　若患者的胎盘未剥离、无出血,且孕产妇有再生育要求,则在完成剖宫产后,等待胎盘的自然退化和剥离。这种保守治疗的潜在风险有脓毒症、出血、再次手术或子宫切除术。有人建议用甲氨蝶呤进行继续治疗。最严重的情况是胎盘穿透子宫壁,进入膀胱和阔韧带内。还有人建议采取预防措施,由介入科医师在髂内动脉放入血管导管,在娩出胎儿后立即行血管栓塞。

四、子宫下段剖宫产

（一）子宫下段定位

　　子宫下段的上界相当于子宫膀胱反折腹膜处疏松黏连于子宫的位置。用Allis钳提起子宫膀胱反折腹膜,切开后,向下分离暴露子宫下段(见图18.13和图18.14)。但需注意不分离覆盖子宫下段的筋膜。

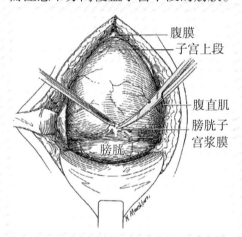
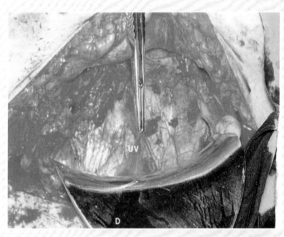
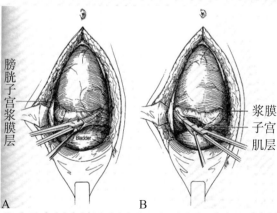
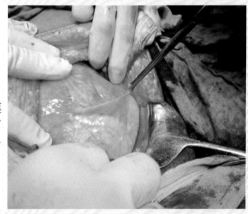

图18.13　提起腹膜并切开

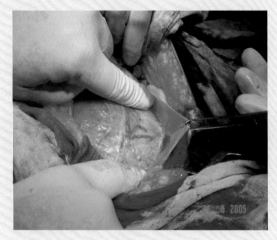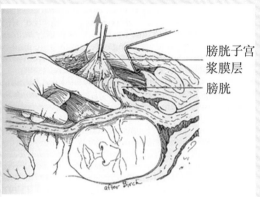

膀胱子宫
浆膜层
膀胱

图18.14　分离腹膜

(二) 切开子宫

要点:避免急躁操作;正确使用手术刀;切口选择在子宫下段上半部分,且有足够长的径线可供做手术的区域。

在滞产、难产和早产的子宫下段剖宫产术中,切记要点。若切口选择在子宫下段偏低位置,那么延长切口就有阔韧带裂伤、血管损伤的可能,在严重者甚至可伤及阴道。

利用刀片切开子宫下段(见图18.15),在正中位置横向切开1~2cm,避免误伤胎儿。

用剪刀将子宫下段稍向上剪开,使切口成弧形,并延长切口(见图18.16)。孕周越小,子宫下段越窄,子宫切口可能呈向上的角度,从而形成"活板门效应"。因为子宫下段肌纤维的走行,若用手指延伸切口可能造成向下延伸而损伤血管。因此,在子宫下段做倒"T"字切口时应谨慎。

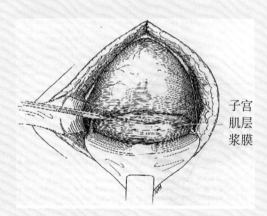

子宫
肌层
浆膜

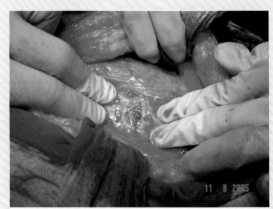

图18.15　切开时,用手指压迫子宫下段

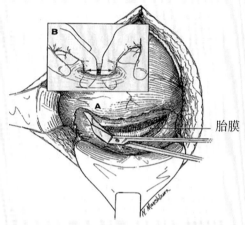
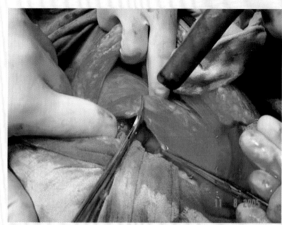

胎膜

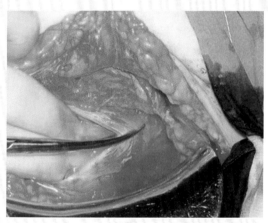
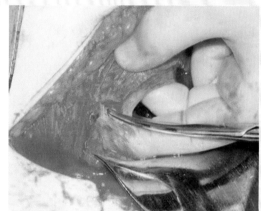

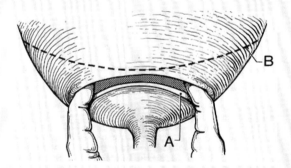

图18.16 子宫下段剖宫产切口延长

（三）钳夹子宫切口边缘

在胎盘娩出前,应注意钳夹子宫切口边缘(见图18.17)。用左手提起子宫上段,使血流进盆腔,以便暴露子宫下段切口边缘,继而进行钳夹。若存在切口两侧出血,则应在阔韧带后伸入两个手指,同时提起切口侧角。

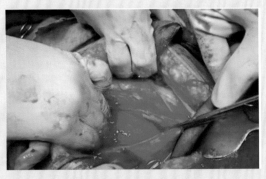

图 18.17　钳夹切口边缘

（四）关闭子宫下段，传统应用两层缝合

越来越多的产科医师选择单层连续缝合，这样的缝合既不会脱线又不会锁边，并且可缩短大约 5min 的手术时间。目前尚未有数据表明，单层或双层缝合会产生不同的结果。一项大型 Cohort 研究数据显示，单层缝合发生再次妊娠子宫破裂的概率是双层缝合的 4 倍。目前，至少有一项大型试验正在对该研究进行验证。

建议在缝合之前，先观察子宫下段肌层厚度和血供情况，再决定缝合方式。子宫下段菲薄者，用 2-0 薇乔线间断缝合。对第一层肌层进行切缘的连续缝合，尽可能避开内膜，这样可起到止血效果。尽量避免连续锁边缝合，因为其可导致切口高低不平。对第二层肌层选择进行连续或锁边缝合，用第二层肌层覆盖第一层，使用 0 号或 1 号薇乔线（见图 18.18）。

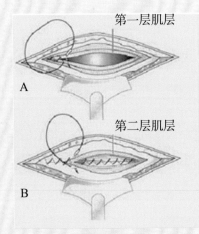
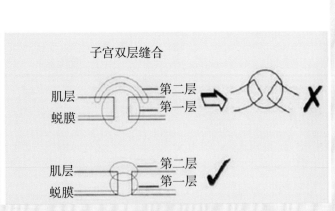

图 18.18　关闭子宫下段，传统应用两层缝合

另一种方法是不关闭脏层腹膜，缩短手术时间，减少术后疼痛。对于子宫下段出血，可行横向褥式缝合（见图 18.19）。

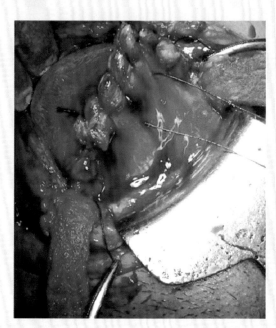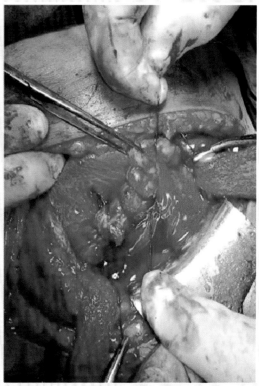

图18.19 横向褥式缝合

1. Munro Kerr改良术式

用薇乔1号线单层连续缝合,可选择锁边或不锁边。若是缝合后子宫下段仍有出血,则有时需要另加做褥式缝合[8]。这样可不破坏子宫瘢痕的完整性[9]。

尤其需注意的是,建议单独缝合切口两端。利用改良后的Potter缝合法,用薇乔1-0线间断全层缝合子宫肌层。

2. 缝合相关问题

子宫下段切口下缘较上缘长且薄。术中要小心膀胱,尤其对有剖宫产史者。可能出现的严重失误是将切口上缘缝合到子宫后壁的横嵴(见图18.20)。

Munro Kerr改良术式是由Michael Stark在Misgav Ladach医院完成演示的。选择横切口位置,利用手术刀在膀胱反折上1~1.5cm的部位游离腹膜。刀片在子宫下段中间切割1~2cm,用手指延长切口10~12cm。胎儿和胎盘娩出与传统Munro Kerr术式一样。在胎儿和胎盘娩出后,用薇乔1号线单层连续锁边缝合子宫下段。该术式手术时间更短、出血更少、术后疼痛更少。

Cohen式切口用于打开腹腔。术者应根据具体情况选择特定术式,并采取合适的预防措施。

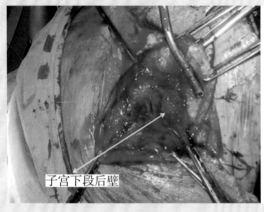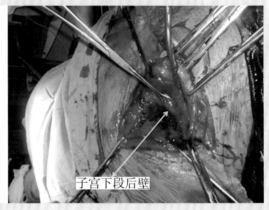

子宫下段后壁　　　　　　　　　　　　　子宫下段后壁

图18.20　子宫下段后壁

子宫下段纵形剖宫产极少见,主要用于早期妊娠子宫下段较窄时。

(五) 理解子宫下段的某些病理改变

1. 子宫下段曾进行剖宫产。

2. 有剖宫产史,膀胱黏连于子宫下段。

3. 未足月妊娠。

4. 子宫下段肌瘤和子宫下段剖宫产。

5. 曾有腹部手术史,子宫下段黏连于下腹壁。

6. 子宫下段的子宫后壁有情况,尤其是发生前置胎盘。

7. 不完全性子宫破裂(良性型)。子宫下段原先的瘢痕裂开;偶发的多次子宫下段剖宫产;破裂后一段时间,裂口会向两边延伸,使得血流进入阔韧带从而形成血肿。

8. 完全性子宫下段破裂:

(1) 忽略性梗阻性难产,经产妇梗阻性难产(Bandl环)。

(2) 产科操作。现代产科只用于双胎妊娠中第二胎儿娩出;忽略性肩先露:内转胎位术和臀牵引。

(3) 子宫下段侧边纵向裂开。

(4) 现代产科禁忌使用高位产钳及用产钳转胎头。子宫下段、宫颈、阴道穹隆同时破裂是最难处理的急症。

(5) 在试产中,原有子宫下段瘢痕破裂。

(6) 有子宫下段剖宫产史的患者,经阴道分娩后,常规行阴道触诊,检查子宫下段,排除子宫下段破裂的发生。

9. 子宫下段蜕膜损伤和子宫下段产后出血。引产,米索前列醇,急产。

10. 子宫下段血管异常分布。

11. 剖宫产时,子宫下段裂伤。

（1）多见于产程长、梗阻性难产者。

（2）有剖宫产史者，若发生严重撕裂伤，则需要肝动脉结扎（HAL）以减少出血，之后再进行缝合。

（六）子宫下段剖宫产相关并发症

子宫下段剖宫产相关并发症有子宫下段剖宫产对膀胱、输尿管的损伤。因解剖关系，膀胱损伤多见于膀胱顶。膀胱损伤的危险因素有：有剖宫产史，需要分离膀胱（见图18.21）；产程长、梗阻性分娩；子宫下段破裂或撕裂伤；有剖宫产史，胎盘位置异常；缝合子宫下段所产生的损伤；产科子宫切除术；子宫下段膀胱瘘（经腹修补术成功率达100%）。

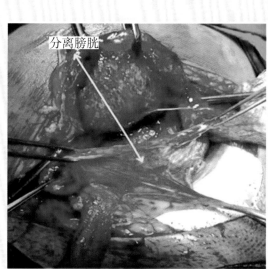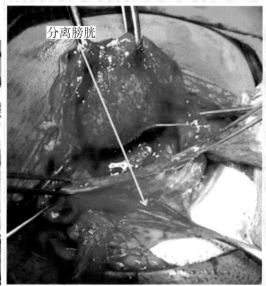

图18.21 分离膀胱

1. 输尿管损伤

在行缝合或止血时，引起子宫下段损伤，向两侧可撕裂延伸至阔韧带，向下可撕裂至宫颈。

2. 子宫下段剖宫产术后继发性出血

因子宫下段缝合可造成局部感染，进而可能引起血管或动静脉吻合处破裂出血，表现为反复或者大量出血，可发生于剖宫产术后2～3周，有时甚至需行子宫次切/全切除术。具体情况如下。①单角子宫妊娠的子宫下段。②病理性缩复环。③有剖宫产史的瘢痕的异位妊娠（见图18.22和图18.23）。患者的人绒毛膜促性腺激素（β-HCG）低于5000mU/mL，采用MTX全身给药，成功率可达100%。如果发生内出血，则需及时行腹腔探查术。④妊娠中期用米索前列醇终止妊娠，可出现子宫下段破裂或血肿形成。⑤感染可引起子宫下段脓肿和裂开。⑥因宫缩乏力而造成的产后出血,在行子宫次切/全切除术时,需要缝合子宫下段完成止血。

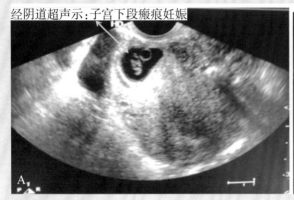

经阴道超声示:子宫下段瘢痕妊娠

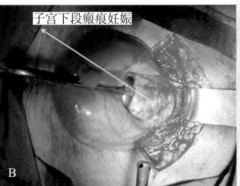

子宫下段瘢痕妊娠

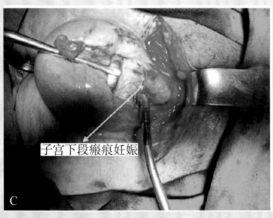

子宫下段瘢痕妊娠

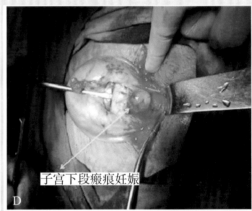

子宫下段瘢痕妊娠

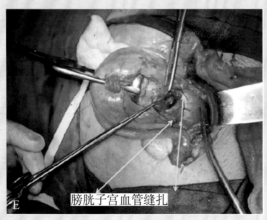

膀胱子宫血管缝扎

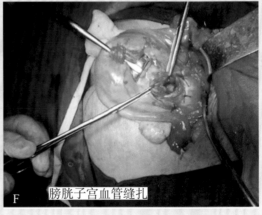

膀胱子宫血管缝扎

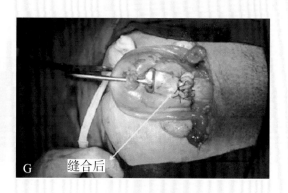

图18.22 瘢痕子宫

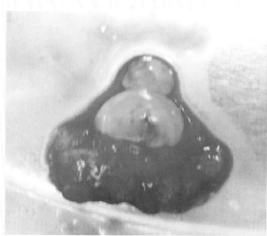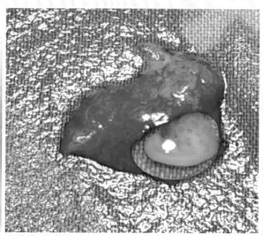

图18.23 异常妊娠

（七）子宫下段切口愈合（Williams 1921）

子宫下段切口愈合是由肌纤维组织再生而成的，并非瘢痕组织修复，除非缝合不恰当。进行过多次子宫下段剖宫产，缝合完整后，剖宫产切口不会留有原先的切口痕迹，或最多只有一条线形瘢痕。子宫切除后，如果固定于福尔马林液中，也不会出现明显瘢痕，或者只出现肉眼可见的一条浅沟。

子宫下段切口化脓或止血不完全，对术后愈合相当不利。正常情况下，切口两边对合形成瘢痕，子宫平滑肌细胞再生。

愈合主要是因成纤维细胞增殖再生，但子宫肌层的对合情况决定了瘢痕修复情况及结缔组织增生程度。

在切口对合良好的情况下，没有蜕膜、血肿和感染，结缔组织增生最少，平滑肌与结缔组织逐渐增生融合。

五、前置胎盘的子宫下段剖宫产

利用超声检查进行仔细评估,确定子宫下段与胎盘的位置关系,这样有助于选择子宫切口位置及操作姿势。在胎膜破裂前和胎儿娩出前,在接近胎盘边缘的位置,采用最短的手术路径。术前备红细胞悬液至少两个单位,根据术中情况评估严重程度,必要时准备行子宫切除术。在绝大多数情况下,子宫下段充分发育,此时可选择行标准剖宫产术。在极少数情况下,若大血管横穿子宫下段,则应行结扎术。切口的选择最好不经胎盘,但在切口边缘可用手分离胎盘。在人工破膜娩出胎儿后,应迅速夹闭脐带。

子宫下段收缩力较子宫体收缩力差,容易发生产后出血。利用Allis钳夹住子宫下段边缘,将纱布紧实填塞于子宫下段止血4min。取出填塞物后,可缝扎具体的出血点。应先结扎子宫动脉,再缝合子宫下段[13,14]。

在进行全层压缩缝合(见图18.24)时,应确保中间留有孔隙,以便恶露流出。当然,紧密缝合子宫下段也是必需的。在关腹前,应再次检查阴道流血情况。

最后,在万不得已的情况下,需先行子宫动脉结扎或栓塞术,再行子宫全切除术。可在宫颈中插入球囊,经膨胀后,若有止血效果,则可以进行子宫下段缝合。

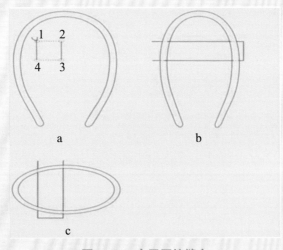

图18.24　全层压缩缝合

六、在子宫下段行子宫动脉结扎术

术前或术后发生大出血或有高风险者,在行子宫下段剖宫产时,结扎双侧子宫动脉上行支是安全方便的。30年来,在行该手术的265例患者中,仅有10例是无效的。

1. 治疗性或预防性子宫动脉结扎术

在缝合子宫下段前,行子宫动脉结扎术。

2. 产后出血

当产后出血量大于预期时,可能是发生了宫缩乏力或创伤性出血。Pritchard 认为,剖宫产术的平均失血量约为700mL。失血大多来自于胎盘附着处。当然,做好预防工作才是上策。

3. 剖宫产出血量多于1～1.5L 的相关因素

子宫下段出血占20%。切口两侧血管损伤造成的出血占60%～70%。子宫下段撕裂伤多见于滞产、梗阻性难产或有剖宫产史者。前置胎盘易发生出血。

剖宫产出血量多于1～1.5L 的相关因素还有引产、子痫前期、高龄初产、经产妇未足月子宫下段剖宫产、产后出血史、羊膜炎、阔韧带血肿、子宫过度扩张(如双胎妊娠、过期妊娠、巨大儿)等。

4. 子宫动脉结扎术

双侧子宫动脉结扎术是处理产后出血急危重症的有效方法之一。O'Leary 等曾描述过双侧子宫动脉结扎技巧。1952年,Water 首次详细阐述了用子宫动脉结扎术控制产后出血。

子宫动脉结扎术是合理有效的。这是因为90%的子宫血流来自子宫动脉,其余可来自卵巢动脉、宫颈动脉、阴道动脉等。

用薇乔1号线在子宫下段从子宫前壁到后壁对子宫动脉进行结扎(见图18.25)。术者一只手应放置在子宫后面,避免损伤左侧乙状结肠和右侧小肠。将针线穿过阔韧带侧无血管区,包绕并结扎子宫血管(见图18.26),从而控制出血。缝合位置应选择在稍低于子宫切口处(子宫下段的下半部分)。以同样的方式处理子宫下段上半部分,结扎卵巢血管吻合处。

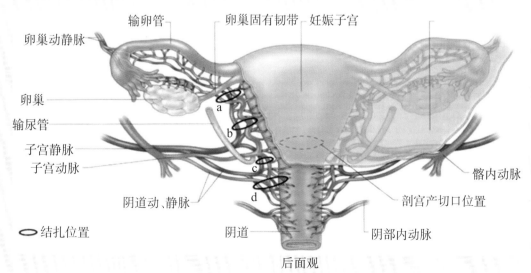

图18.25 子宫动脉下行支和阴道动脉的结扎示意图

    不管是否缝合子宫下段,上述手术方式均可用于处理来自子宫下段的出血。术中应注意避免损伤后面肠管和血管丛。若出血来自子宫下段一侧损伤,则可选择单侧血管结扎,没必要进行下推膀胱的操作,也不会损伤输尿管。若血管未做离断,并可再通,则结扎后仍可出现正常月经和妊娠。

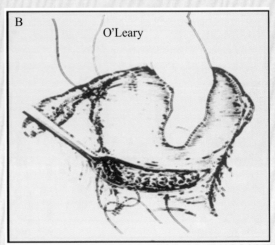

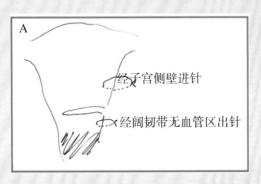

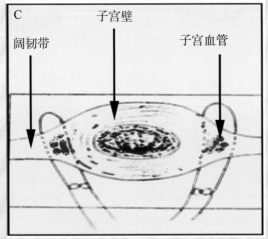

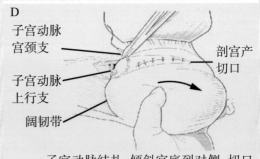

子宫动脉结扎:倾斜宫底到对侧,切口下2~3cm,包括邻近肌层2~3cm

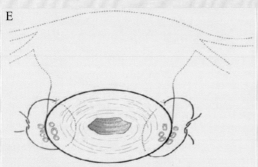

子宫动脉结扎:子宫下段冠状面,缝扎位置包括相邻肌层和血管

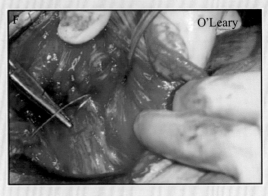

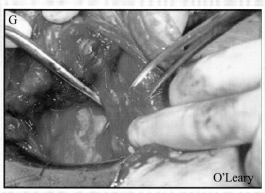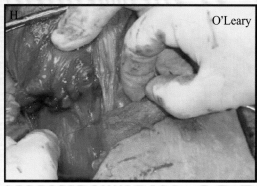

图 18.26　子宫动脉结扎术

5. 改良术式子宫动脉结扎

改良术式子宫动脉结扎可用于子宫下段撕裂伤或子宫下段切口侧血管损伤,也可用于剖宫产而子宫下段未缝合的开腹手术。

用组织钳以一定角度钳夹子宫下段切口端,并向中线牵拉,使之与相应血管形成"U"形。用薇乔1号线从子宫血管侧由外到内穿过宫腔,再在子宫下段低处从内向外穿出,结扎子宫血管进行止血(见图18.27)。同样,该方法也可用于处理子宫下段切口上部血管吻合处发生的出血。该术式不会损伤到肠管,因此术者也不需要用手抵在子宫后面进行预防。

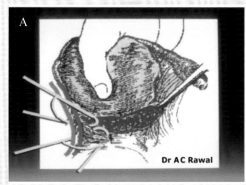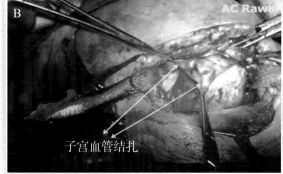

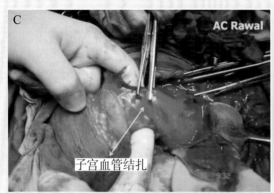

子宫血管结扎

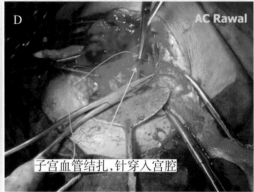

子宫血管结扎，针穿入宫腔

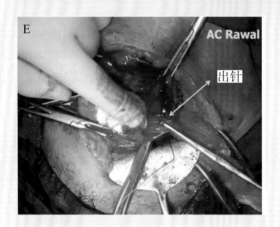

出针

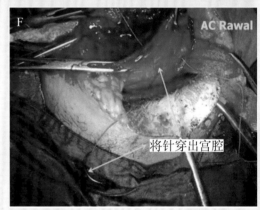

将针穿出宫腔

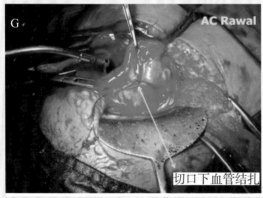

切口下血管结扎

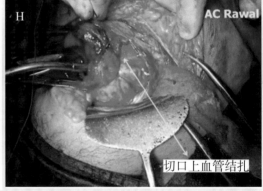

切口上血管结扎

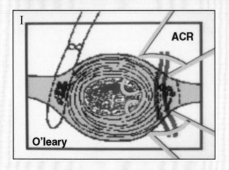

图18.27 改良术式子宫动脉结扎

　　为了减少出血,减少撕裂伤及完成子宫下段的缝合,选择性地进行子宫动脉结扎是可行的。

　　双侧子宫动脉结扎是预防前置胎盘出血的有效方法。

　　有报道称,结扎双侧子宫动脉上行支可用于控制围手术期出血或子宫下段创伤出血,这是安全且简单的方法。

　　在一项横跨30年的回顾性研究中,总共265例患者中仅有10例失败的报道。尤其在发生梗阻性难产或子宫动脉结扎失败的情况下,子宫下段严重撕裂且损伤达阴道穹隆时,术野将出现弥漫性出血,由于形成了血肿,从而掩盖了出血点。通过压迫可疑血管损伤处,结扎髂内动脉,可达到暂时止血的目的。通过缝合相关组织结构,可以辅助辨别清楚宫旁组织或阴道穹隆处损伤,从而避免损伤尿道和膀胱。

　　上述手术技巧在大部分情况下可用于控制出血,在极少情况下需要最终行子宫切除术。

　　6. Maulick手法

　　在子宫下段,用持物钳尽可能深入地钳夹子宫下段两侧,可能阻断血流15～30min。

七、子宫下段后面观

　　在剖宫产时,为缝合子宫下段,或在检查过程中因子宫内膜异位症或炎性黏连,为分离黏连而导致出血。几乎很少有子宫下段后壁发生血肿的情况。子宫下段后面观见图18.28。

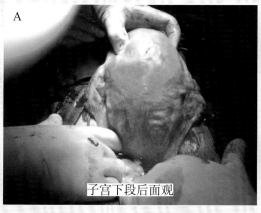 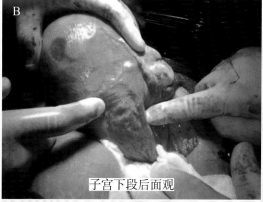

子宫下段后面观　　　　　子宫下段后面观

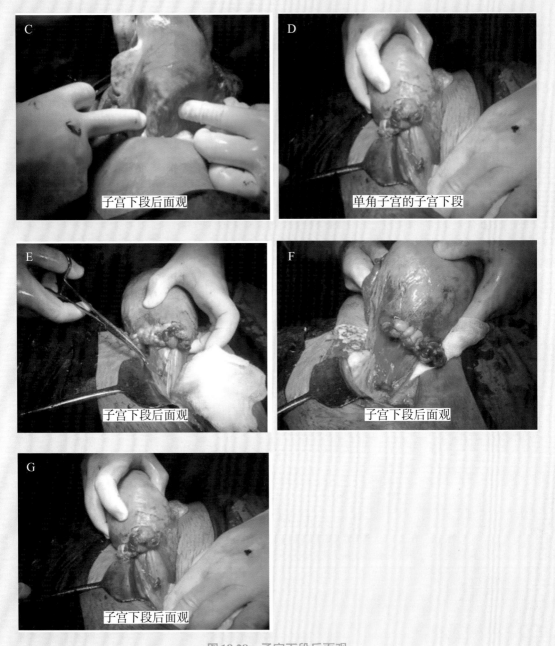

图18.28　子宫下段后面观

参考文献

[1] Aschoff. Verhandl. d. deutsch. path. Cesellschafi, 1907.

[2] Stieve H. Muskulatur und Bindegewebe in der wand der menshchlichen Geburmutter. auscherhalb und wahrend der Schwangerschaft, wahrender gebut und des Wochenbettes. Z Mikr anat forsch, 1929, 17: 371-518.

［3］ Von FO. Cervix u. Unteres Uterinsegment. Stuttgart, 1897.

［4］ Frankl O. On physiology and pathology of isthmus uteri. J Obst & Gynaec., Brit Emp, 1933, 40: 397.

［5］ Barbour AHF. Trans Edinb Obstet Soc, 1907－1908, 33: 145.

［6］ Danforth DN. The fibrous nature of human cervix and its relationship to the isthmic segment in gravid and nongravid uteri. American Journal of Obstetrics and Gynecology, 1947, 53: 541-557.

［7］ Munro Kerr's operative obstetrics centenary edition, 11th ed. chapter 11. Edinburgh: Elseveir Saunders, 2007: 153-154.

［8］ Stark M. Technique of cesarean section: the Misgav-Ladach method. In: Popkin DR, Peddle LJ, editors. Women's health today. Perspectives on current research and clinical practice. New York: Proceedings of the 14th World Congress, Gynecol Obstet. London: Partheneon, 1994: 81-85.

［9］ Chapman SJ, Owen J, Hauth JC. One versus two layer closure of low tranverse cesarean, the next pregnancy. Obstet Gynecol, 1997, 89: 16.

［10］ McIntyre D. Histological studies of various uterine scars. Proc R Soc Med, 1924, 17（Obstet Gynaecol Sect）: 131-156.

［11］ Wilson AL. Labor and delivery after cesarean section. Am J Obstet Gynecol, 1951, 62(6): 1225-1233.

［12］ Schwarz O, Paddock R, Bortnick AR. The cesarean section scar: an experimental study. Am J Obstet Gynecol, 1938, 36: 962.

［13］ Rawal A. Professor Dept. of Obstetrics and Gynecology. Ahmedabad: NHL Mun. Medical College. Personal communication.

［14］ Kotdawala P. Uterine and internal iliac artery ligation. World Clin Obstet Gynecol, 2012, 2(2): 291-306.

［15］ O'Leary JL, O'Leary JN. Uterine artery ligation for control of post cesarean section hemorrhage. Obstet Gynecol, 1979, 43: 849-853.

［16］ B-Lynch C, Shah H. Conservative surgical management. In: Arulkumaran S, Karoshi M, et al. editers. A Comprehensive Textbook of Postpartum Hemorrhage. 2nd ed. London: Sapiens Publishing, 2012: 433-440.

第十九章　异位妊娠破裂

一、引　言

在过去的10年中,因辅助生殖技术、输卵管再通术应用,以及盆腔炎患病率的增加,故异位妊娠的发生率增加(6倍)[1]。异位妊娠最常见的临床表现是孕早期阴道出血和(或)腹痛[2]。

当妊娠发生于输卵管时,输卵管破裂是不可避免的,甚至还会发生腹腔内出血和休克。在孕早期,与妊娠相关的女性死亡中,异位妊娠破裂出血是主要的死因[3]。并且相当一部分孕产妇在住院之前或去急诊科的路上就失去了生命迹象。据估计,在发展中国家,10%的异位妊娠孕产妇最终死亡[4]。

二、失血性休克的病理生理学

急性出血会导致心排血量减少、血压降低,这些变化使主动脉弓、心房的压力感受器兴奋性增强。循环血量减少,交感神经兴奋对心脏和其他脏器的反应性增加,从而导致心率增快、血管收缩、非重要脏器(如皮肤、胃肠道、肾等)血液减少,全身血液重新进行分布。

大脑具有很强的自身调节功能,调节需要优先保持大脑的血流(明显高出全身平均动脉压)。而肾脏在短期内能耐受90%的血流量减少。

休克的临床指征为生命体征异常,主要表现为低血压、心动过速、尿量减少、精神状态改变。这些变化是循环衰竭的继发性变化,非原发病变。

休克孕产妇的外观和临床症状体征均会出现明显变化,如:皮肤苍白,出冷汗;孕产妇感觉心慌,易激惹,反应迟钝;早期脉搏加快,随着血压降低,脉搏减弱;在休克代偿期,收缩压可能维持在正常范围内;眼结膜苍白。

腹部查体可有腹腔内出血体征,如腹部肌张力增加、触诊压痛、叩诊发现浊音。对有阴道不规则出血史的孕产妇,需进行全面的盆腔检查。对所有育龄期女性,必须做妊娠试验排除异位妊娠的可能。

三、异位妊娠破裂的临床表现

法国一项研究报道显示,异位妊娠破裂的发生率为18%[5]。

输卵管狭部的异位妊娠破裂大多发生在孕6~8周;输卵管壶腹部异位妊娠发生

破裂的时间更晚;间质部妊娠破裂发生于孕3个月左右。大量出血会导致患者发生低血容量性休克,甚至死亡。自限性出血可能是持续性异位妊娠的症状。

患者临床表现的严重程度取决于内出血的量。发生少量内出血的孕产妇,表现为下腹部疼痛,阴道出血可有或无,疲乏感逐渐增加,最后甚至发生休克。若早期未能明确诊断,将会丧失宝贵的抢救时间,最终导致孕产妇发生低血容量性休克。

其典型临床症状为急腹症,通常表现为盆腔部位的急性腹痛,紧接着可能出现晕厥。孕产妇来院时可能已经处于休克状态。输卵管破裂能引发致死性出血。严重或持续性腹痛,或合并其他症状(如感觉虚弱或意识丧失),提示可能有持续性内出血。有时表现为不能解释的乏力、肩部疼痛、肠道症状等。可有或无停经史及阴道出血史。

在发生异位妊娠时,腹痛没有特异性,主要集中于盆腔,可呈弥漫性,也可局限于一侧。当血液集中于腹腔时,在中上腹部会有痛感。当出现大量内出血时,会导致横膈刺激症,从而引起肩部牵涉痛。孕产妇主诉里急后重感,该症状表明Douglas窝有血液积聚。

腹痛发生的时间、特点及严重程度都会出现很大的变化。初始腹痛可能是急性或慢性的、持续性或间断性、钝痛或锐痛,但一般不是绞痛。输卵管破裂的临床表现起初可能为急性腹痛,也可表现为间断痛或轻微疼痛。

非典型临床表现常见于血流动力学代偿期的输卵管妊娠破裂。相关的临床表现有可能被误诊为其他妇科疾病、胃肠道疾病、泌尿道疾病,如急性盆腔炎、黄体破裂、卵泡破裂、先兆流产或难免流产、卵巢扭转、阑尾炎、尿路感染等。

1997—1999年和2003—2005年,女性死因调查报告指出,死于异位妊娠的孕产妇有部分是因为初诊或急诊误诊[6,7]。因此,建议所有临床医师,在面对不典型临床表现的异位妊娠孕产妇时,应保持高度警惕。2006—2008年的CMACE报告称,2/3的异位妊娠孕产妇主诉早期症状有腹泻、头晕、呕吐,因此没有考虑异位妊娠的可能[8]。在引起医师注意前,病灶出血缓慢,可能持续数日,最终导致死亡。

对于任何一位育龄期妇女,在发生腹痛时,都应考虑异位妊娠的可能,并进行鉴别诊断。

四、体格检查

在急诊室,当孕产妇处于休克状态并高度怀疑输卵管妊娠破裂时,过度的检查是不适合的,应立即进行外科手术探查。

若孕产妇出现非典型临床表现,则即使症状轻微,也有必要进行详细检查。

体格检查。对总体状况进行评估,包括不适的严重程度、定向力的情况(通过对时间与空间进行判断)、脱水程度。必须密切监测生命体征,评估孕产妇血流动力学情况。体位性低血压可能是年轻健康女性失血后的唯一和最早的体征。在出血早期,因机体代偿机制,包括体位的改变,生命体征可能保持正常[9]。异位妊娠常发生于年轻女性,由于有明显的失血代偿机制,所以首发症状可能是心动过速,紧随其后的是低血压;当孕产妇发生失代偿时,前述症状变化加重。

腹部检查。孕产妇可能出现下腹压痛。当异位妊娠破裂并且出血明显时,腹部膨胀隆起,触诊时有腹部广泛压痛或局部压痛、反跳痛。因腹腔积血增多,可能转移为钝痛。

全面的盆腔检查也是非常有必要的,包括窥阴器检查和双合诊。窥阴器检查可以用来排除宫颈、阴道病变,评估阴道出血量、有无宫颈活动性出血。对小的、未破裂的异位妊娠,盆腔双合诊通常无法发现明显异常。但当孕产妇有腹腔积血时,双合诊会发现有宫颈举痛、附件包块或附件区压痛。异位妊娠时,子宫增大,但与相同孕周的妊娠子宫相比仍较小。子宫增大是由于妊娠内分泌发生变化,少数是由于发生罕见异位妊娠或子宫本身疾病(如子宫肌瘤)。触诊附件区时,应轻柔,避免用力过度导致异位妊娠破裂。其他体征包括宫颈举痛、附件压痛或腹部压痛。在少数女性,可触及附件包块。双合诊需要注意避免加剧出血的可能。

五、检　查

超声联合β-HCG检查在异位妊娠的诊断中起关键作用。重点是排除宫内妊娠(不管胎儿存活与否)的可能。

经阴道超声能明确诊断宫内妊娠或异位妊娠[10]。若经阴道超声尚不能确定孕囊位置,则可诊断为未确定位置的妊娠(PUL)[11,12]。

2006—2008年,CMACE报告中指出,在异位妊娠破裂导致的女性死亡的情况中,部分死亡孕产妇曾被诊断为PUL。虽然大部分确诊的PUL为宫内妊娠自然流产或正常宫内妊娠,但是报告强调,仍有7%~20%的PUL最终被诊断为异位妊娠。因此,对于PUL,应进一步行诊断性检查,直至明确诊断。

六、经阴道超声

经阴道超声(TVUS)是明确妊娠位置的最常用工具。高分辨率的超声成像,尤其是经阴道超声,革命性地解决了早期妊娠诊断问题,能辅助临床医师确定妊娠女性是正常妊娠还是异常妊娠[13]。若怀疑异位妊娠破裂,则可根据孕产妇β-HCG水平,将TVUS作为首选检查之一,重复进行检查。

可单独利用TVUS检查排除或诊断异位妊娠，只要出现下列一个条件，即可诊断：①宫内妊娠有卵黄囊或胚胎；②妊娠在异常位置（孕囊有卵黄囊或胚胎）。

附件包块是超声最常见的异位妊娠表现，可见于89%的病例[14-16]。

孕5.5周的正常宫内妊娠，经阴道超声可确定宫内孕囊，正确率几乎可达100%[17]。在确诊宫内妊娠时，需在超声下见到宫内孕囊有卵黄囊或胚胎[17]。因为异位妊娠可能存在"假孕囊"，而假孕囊是由蜕膜局部破裂导致内膜腔液体积聚形成的，从孕囊中间着床位置和缺乏蜕膜回声反应可以进行区别[18]。另外，假孕囊是暂时出现的，而不是持续存在的。

若超声发现有游离液体（即血液）在子宫附近或Douglas窝，则考虑异位妊娠的可能性大[19]。妊娠早期在Douglas窝有少量游离液体为正常现象，这是因为血管渗透性增加形成的。

超声检查也可用于评估输卵管或其他组织的破裂与否。在盆腔子宫直肠陷凹或腹腔有液体回声（符合血液）出现时，表明有异位妊娠发生破裂。许多女性孕产妇盆腹腔会出现少量液体或阴道少量出血（如自然流产、黄体囊肿破裂、输卵管妊娠流产、输卵管妊娠破裂早期）。由于出血量有多有少，所以对腹腔出血的评估就会很重要。

宫内妊娠诊断需排除异位妊娠的可能，但有时候可能出现异位妊娠与宫内妊娠并存的情况[20]。并存情况的发生率极低，约为1/4万。这种情况更多见于辅助生育技术下发生的妊娠。

附件有包块而宫内未见孕囊的异位妊娠，诊断敏感度为84%～90%，特异性为94%～99%[21]。

超声有时有假阳性表现，如将黄体、肠管、卵巢冠囊肿、输卵管积水、子宫内膜异位症误诊为异位妊娠。

如果异位妊娠的孕囊体积很小，或被肠管、异常子宫结构（如子宫肌瘤）遮挡，则超声可能表现为假阴性。因此，若孕产妇缺乏临床症状，则超声检查也可能忽略异位妊娠的可能。

超声或其他腹部成像用以辅助诊断罕见的腹腔妊娠[22]。若超声不能明确妊娠的位置，则可选择MRI进行评估。MRI可用于区别宫颈妊娠、宫内妊娠、输卵管间质部妊娠、腹腔妊娠，从而明确异位妊娠的位置。

因为CT对组织层次的分辨率有限，并有辐射的可能，所以一般不用于诊断PUL。

七、异位妊娠破裂的治疗

对异位妊娠破裂的治疗包括两个方面，即保守治疗和手术治疗。

（一）保守治疗

保守治疗包括实验室检查和输血、输液等药物治疗方案。

1. 实验室检查

（1）在急性失血后，血红蛋白、血细胞比容不会马上改变。在输入晶体液，细胞间液进入血管内后，血细胞比容才开始下降。

若无法确定孕产妇血细胞比容、血红蛋白的最低值，则提示需要输血。急性孕产妇血红蛋白浓度低于 7g/dL，虽然生命体征尚平稳，但仍应引起重视，血红蛋白值因液体重新分布后可能出现大幅下降。

（2）若孕产妇处于休克状态，那么动脉血气分析是最重要的实验室检查。

休克早期，组织层面的氧代谢失衡最先表现为酸中毒。血气分析 pH 值处于 7.30～7.35，属于异常表现，但处于急性期的这一范围内是可接受的。

轻度酸中毒有助于血液在流经外周组织时释放氧气，而不影响血流动力学变化。

当 pH<7.25 时，儿茶酚胺活性开始受到影响，从而导致低血压，并且对血管活性药物的敏感性降低。虽然这一概念由来已久，但最近的数据并未发现相应的证据。

若孕产妇发生代谢性酸中毒，则表明氧气供给缺乏，需要增加输液量，而不能用碳酸氢钠溶液进行中和。若发生致命性酸中毒（pH<7.2），可用碳酸氢钠溶液进行缓解，同时可以提高 pH 值。但需注意，目前尚未有文献认为这对提高生存率有帮助。

（3）在严重出血早期，凝血功能检查可能正常。在后续的止血处理过程中，PT 和 APTT 的具体数值有助于明确孕产妇的主要问题。检测血小板功能的最佳项目是出血时间。但对于急性出血孕产妇，该试验实施困难。

2. 药物治疗

（1）补液。对于失血性休克，首先应尽快控制出血和补液。在接收到孕产妇后，应立即开通两路大口径静脉通道，同时抽血化验，明确血型，进行补液。

晶体液是复苏的首选液体。先用 2L 等渗 NaCl 溶液或乳酸林格氏液纠正失血所导致的休克，持续输液直至血流动力学稳定。由于晶体液可迅速漏出血管，所以每输注 1L 液体，其中 20%～30% 可用以提升血管内血量。因此，每补充 3L 液体相当于补充 1L 血管内容积。

利用胶体液提升血量，可达到 1:1 的比率进行血容量的补充。当前使用的胶体液包括人体白蛋白、羟乙基淀粉（混有生理盐水或乳酸林格氏液）或高渗右旋糖酐。但应避免大量使用以 NaCl 溶液作溶媒的羟乙基淀粉（>1500mL/d），这是由于羟乙基淀粉可能与凝血功能障碍有关，而对其他胶体液未有此说明。

（2）输血。最早应输入红细胞悬液。这是由于全血输液存在发生血容量超负荷的风险,而红细胞悬液输血不会发生血容量超负荷,尤其是在需要成分输血时。若条件允许,输血和输液应有液体加温器。应注意必须输同型血。通常在输入6~8U的红细胞悬液后,会出现凝血功能障碍的征象,此时应输入新鲜冰冻血浆。在大量输血后,血小板浓度大大降低。当出现凝血功能障碍时,建议及时输入血小板。

(二) 手术治疗

异位妊娠破裂手术治疗包括腹腔镜和开腹手术。

1. 腹腔镜和开腹手术的选择

手术方式取决于孕产妇血流动力学状态,异位妊娠的位置和大小,以及手术医师的临床经验。异位妊娠破裂不一定要行开腹手术。但若孕产妇血流动力学不稳定,需要快速夹闭血管以防病情恶化,则开腹手术可能是更好的选择。对于宫角妊娠和输卵管间质部妊娠,曾经都需要开腹手术,但现在腹腔镜手术已逐渐应用并流行起来。

对于血流动力学稳定的孕产妇,推荐行腹腔镜手术。腹腔镜手术较开腹手术有以下优势:腹腔镜手术用时短,术中出血少,麻醉要求低,住院时间短[23-25]。开腹手术孕产妇较腹腔镜手术孕产妇发生黏连的可能性高。但不管开腹手术还是腹腔镜手术,输卵管造口术后的再通率是一样的。

有综述总结发现,相比于开腹手术,在腹腔镜下行输卵管造口术可以减低费用、缩短手术时间、减少失血量及缩短住院时间[26]。

当不能行腹腔镜手术时,可选择微创开腹手术。微创开腹手术比开腹手术的术后疼痛小、恢复时间短及术后并发症少[27]。

2. 输卵管切除术与输卵管造口术的选择

腹腔镜手术和开腹手术的目的是完成输卵管切除。

输卵管切除术属于根治性手术,是主流的手术方式。然而,对输卵管妊娠也可行保守手术,如输卵管造口术、输卵管伞端胚囊挤压术。当对侧输卵管也存在问题时,可选择输卵管造口术。研究表明,不论行输卵管造口术还是输卵管切除术,术后宫内妊娠的发生率无明显差别。输卵管造口术用于治疗异位妊娠的孕囊未破裂,且其余输卵管组织表面正常的孕产妇。若对侧输卵管也有异常,且孕产妇有再生育要求,则亦可选择输卵管造口术。保守手术有继发性出血、发生再次异位妊娠的可能[28]。

3. 手术技巧

(1) 输卵管造口术:可用手术刀或电刀在输卵管系膜对侧做一线形切口,取出妊娠物。经开腹手术或腹腔镜手术均可行输卵管造口术。输卵管造口术的禁忌证有输卵管破裂、输卵管受损严重、同侧输卵管有异位妊娠史等。若术中电凝止血过多,则建议行输卵管切除术。

腹腔镜下输卵管切除术有几种不同的方法。一种是用抓钳将手术结套住输卵管，拉紧扣结，然后切除输卵管。输卵管的残端可另外再打一结进行结扎。另一种是电切术，可在输卵管系膜一侧电凝血管，再用剪刀切除输卵管。操作的重点是提起输卵管，电凝靠近输卵管侧，避免损伤卵巢血管。在输卵管宫角部分切除输卵管时，应靠近子宫的位置。

（2）输卵管切除术：若对孕产妇行开腹手术治疗，那么常规流程通常是行输卵管切除术。具体操作如下：用一把止血钳横跨输卵管系膜钳夹组织，用另一把止血钳经输卵管近端尽可能靠近宫角进行钳夹。需注意，用止血钳钳夹应完全阻断输卵管系膜内血管。切除输卵管，用2-0或3-0可吸收线结扎残端。

Hajenius等[26]在2007年做了Cochrane数据库的回顾性研究，发现：

a. 输卵管造口术后，输卵管妊娠的发病率未明显增加。

b. 两种手术方式后，再次宫内妊娠的发生率无明显差别。

c. 腹腔镜手术后孕产妇再次发生异位妊娠的可能性相对低些，虽然无统计学意义。

d. 腹腔镜手术所需的手术时间短、出血少、麻醉要求低、住院天数少。

也有学者质疑，输卵管造口术可能导致持续性异位妊娠。5%～20%的输卵管造口术后孕产妇会发生持续性异位妊娠，可通过监测下降水平而发现该疾病。通常，术后β-HCG水平迅速下降，术后12d可降至术前水平的10%以下[29]。若血清β-HCG水平在术后第1天下降少于50%，则表明有发生持续性异位妊娠的可能[30]。

下列因素可能增加持续性异位妊娠的风险[31]：

a. 血清β-HCG浓度>3000 U/L。

b. 孕囊<2cm。

c. 着床在输卵管造口术内侧。

d. 在6周前进行过早期治疗。

对此类孕产妇应连续监测β-HCG水平，若其下降未达到预期，则可使用甲氨蝶呤。因此，当对孕产妇拟行输卵管造口术时，必须在术前、术后查血清β-HCG水平。

参考文献))

[1] Chang J, Elam-Evans LD, Berg CJ, et al. Pregnancy-related mortality surveillance—United States, 1991－1999. MMWR Surveill Summ, 2003, 52(2): 1-8.

[2] Alkatout I, Honemeyer U, Strauss A, et al. Clinical diagnosis and treatment of ectopic pregnancy. Obstet Gynecol Surv, 2013, 68(8): 571-581.

［3］ Anderson FW, Hogan JG, Ansbacher R. Sudden death: ectopic pregnancy mortality. Obstet Gynecol, 2004, 103(6): 1218-1223.

［4］ Leke RJ, Goyaux N, Matsuda T, et al. Ectopic pregnancy in Africa: a population-based study. Obstet Gynecol, 2004, 103(4): 692-697.

［5］ Job-Spira N, Fernandez H, Bouyer J, et al. Ruptured tubal ectopic pregnancy: risk factors and reproductive outcome: results of a population-based study in France. Am J Obstet Gynecol, 1999, 180(4): 938-944.

［6］ Cantwell R, Clutton-Brock T, Cooper G, et al. Saving mothers' lives: reviewing maternal deaths to make motherhood safer: 2006－2008. The eighth report of the confidential enquiries into maternal deaths in the United Kingdom. BJOG, 2011, 118 (Suppl 1): 1-203.

［7］ Lyons G. Saving mothers lives: confidential enquiry into maternal and child health 2003－5. Int J Obstet Anesth, 2008, 17(2): 103-105.

［8］ Robson SJ, O'Shea RT. Undiagnosed ectopic pregnancy: a retrospective analysis of 31 "missed" ectopic pregnancies at a teaching hospital. Aust N Z J Obstet Gynaecol, 1996, 36(2): 182-185.

［9］ Nama V, Manyonda I. Tubal ectopic pregnancy: diagnosis and management. Arch Gynecol Obstet, 2009, 279(4): 443-453.

［10］ Condous G, Timmerman D, Goldstein S, et al. Pregnancies of unknown location: consensus statement. Ultrasound Obstet Gynecol, 2006, 28(2): 121-122.

［11］ Barnhart K, van Mello NM, Bourne T, et al. Pregnancy of unknown location: a consensus statement of nomenclature, definitions, and outcome. Fertil Steril, 2011, 95 (3): 857-866.

［12］ Kirk E, Bourne T. Diagnosis of ectopic pregnancy with ultrasound. Best Pract Res Clin Obstet Gynaecol, 2009, 23(4): 501-508.

［13］ American Institute of Ultrasound in Medicine. AIUM practice guideline for the performance of obstetric ultrasound examinations. J Ultrasound Med, 2010, 29 (1): 157-166.

［14］ Dogra V, Paspulati RM, Bhatt S. First trimester bleeding evaluation. Ultrasound Q, 2005, 21(2): 69-85, quiz 149-150, 153-154.

［15］ Dialani V, Levine D. Ectopic pregnancy: a review. Ultrasound Q, 2004, 20(3): 105-117.

［16］ Atri M, Leduc C, Gillett P, et al. Role of endovaginal sonography in the diagnosis and management of ectopic pregnancy. Radiographics, 1996, 16(4): 755-774, discussion 775.

［17］ Morin L, Van den Hof MC, Diagnostic Imaging Committee, Society of Obstetricians and Gynaecologists of Canada. Ultrasound evaluation of first trimester pregnancy complications. J Obstet Gynaecol Can, 2005, 27(6): 581-591.

［18］ Perriera L, Reeves MF. Ultrasound criteria for diagnosis of early pregnancy failure and ectopic pregnancy. Semin Reprod Med, 2008, 26(5): 373-382.

［19］ Barnhart KT, Sammel MD, Rinaudo PF, et al. Symptomatic patients with an early viable intrauterine pregnancy: HCG curves redefined. Obstet Gynecol, 2004, 104(1): 50-55.

［20］ Condous G, Lu C, Van Huffel SV, et al. Human chorionic gonadotrophin and progesterone levels in pregnancies of unknown location. Int J Gynaecol Obstet, 2004, 86 (3): 351-357.

［21］ Kadar N, Romero R. HCG assays and ectopic pregnancy. Lancet, 1981, 1(8231): 1205-1206.

［22］ Bouyer J, Coste J, Fernandez H, et al. Sites of ectopic pregnancy: a 10 year population based study of 1800 cases. Hum Reprod, 2002, 17(12): 3224-3230.

［23］ Thornton KL, Diamond MP, DeCherney AH. Linear salpingostomy for ectopic pregnancy. Obstet Gynecol Clin N Am, 1991, 18(1): 95-109.

［24］ Clausen I. Conservative versus radical surgery for tubal pregnancy. A review. Acta Obstet Gynecol Scand, 1996, 75(1): 8-12.

［25］ Parker J, Bisits A. Laparoscopic surgical treatment of ectopic pregnancy: salpingectomy or salpingostomy? Aust N Z J Obstet Gynaecol, 1997, 37(1): 115-117.

［26］ Hajenius PJ, Mol F, Mol BW, et al. Interventions for tubal ectopic pregnancy. Cochrane Database Syst Rev, 2007, 1: CD000324.

［27］ Sharma JB, Gupta S, Malhotra M, et al. A randomized controlled comparison of minialpartomy and lapartomy in ectopic pregnancy cases. Indian J Med Sci, 2003, 57(11): 493-500.

［28］ Mukul LV, Teal SB. Current management of ectopic pregnancy. Obstet Gynecol Clin N Am, 2007, 34(3): 403-419, x.

［29］ Hajenius PJ, Mol BW, Ankum WM, et al. Clearance curves of serum human chorionic gonadotrophin for the diagnosis of persistent trophoblast. Hum Reprod, 1995, 10(3): 683-687.

[30] Spandorfer SD, Sawin SW, Benjamin I, et al. Postoperative day 1 serum human chorionic gonadotropin level as a predictor of persistent ectopic pregnancy after conservative surgical management. Fertil Steril, 1997, 68(3): 430-434.

[31] Seifer DB. Persistent ectopic pregnancy: an argument for heightened vigilance and patient compliance. Fertil Steril, 1997, 68(3): 402-404.

第二十章　妊娠期心源性休克

一、引　言

　　心源性休克(CS)是由于心脏功能极度减退,导致心排血量显著减少并引起严重的急性周围循环衰竭的一组综合征。其临床表现为收缩压<90mmHg,心脏指数(CI)<2.2L/(min·m²)和肺毛细血管楔压(PCWP)>18mmHg。

　　各种收缩期和舒张期心肌功能障碍均可导致心排血量严重减少,进而引起外周组织和心脏缺血;由于左心室充盈压异常增高,所以使肺静脉回流受阻,从而导致肺循环瘀血。当心功能不全时,最初各种代偿机制被激活,以维持机体的组织灌注,但随着病程进展,这些代偿反而会进一步加重血流动力学的恶化,造成心脏衰竭,最终导致死亡。

二、心源性休克时机体的代偿机制

　　1. 交感神经兴奋。

　　2. 肾素-血管紧张素-醛固酮系统被激活。

　　3. 抗利尿激素分泌增加。

　　4. 心房钠尿肽(ANP)分泌增加。

　　当发生心源性休克时,左心室泵血量减少,不能满足机体的代谢需求,从而导致心率代偿性增快以增加心排血量。但这种代偿性的改变最终会引起血容量过多、肺静脉瘀血以及全身性水肿。组织缺血、缺氧会导致细胞损伤、多器官功能衰竭,最终导致死亡。临床表现为颈静脉怒张、呼吸困难、第三心音的出现、收缩期或舒张期杂音以及全身性水肿。心血管系统和其他系统的病理生理学变化,及其对心肺复苏的影响见表20.1[7]。

（一）血容量的改变

　　1. 妊娠晚期,母体血容量增加25%～52%[1]。

　　2. 血浆容量增加45%～50%,引起生理性血液稀释或妊娠期贫血,并且在妊娠32周达到高峰。

　　3. 红细胞数量增加20%,引起继发性红细胞增多。

　　4. 雌激素和孕激素水平升高,激活肾素-血管紧张素-醛固酮系统,从而导致水钠潴留和血容量增加。

5. 在妊娠期,孕产妇血容量增加1~1.5L,总的血容量为6~8L,其中4L分布于细胞外。所有这些是维持子宫胎盘足够血流量和血流动力学所必需的。

表20.1　妊娠期病理生理变化

系　统	病理生理变化
心血管系统	1. 血容量增加50%,导致稀释性贫血,血浆携氧能力下降。 2. 心率增加15~20次/min,增加了CPR过程中对循环的要求。 3. 心排血量增加40%,而妊娠期增大的子宫同时通过压迫下腔静脉导致回心血量减少,增加了CPR过程中对循环血量的要求。 4. 妊娠足月时,子宫血流量可达到心排血量的10%,形成潜在的快速大量出血。 5. CPR时,全身性血管阻力降低,有效循环血量减少。 6. 当动脉血压下降10~15mmHg时,容量储备减少。 7. 妊娠子宫压迫下腔静脉,导致静脉回流减少,增加了CPR的难度,容量储备减少
呼吸系统	1. 呼吸频率增加,气体交换不充分,导致酸中毒的发生。 2. 耗氧量增加20%,更容易发生缺氧。 3. 残气量降低了25%,更容易发生酸中毒。 4. $PaCO_2$降低,缓冲能力减弱,更容易发生酸中毒。 5. 喉头水肿,增加了气管插管的困难。
其他变化	1. 胃肠动力减弱,增加了误吸的风险。 2. 下食管括约肌松弛,增加了误吸的风险。 3. 子宫增大,膈肌上抬,导致肺容量减小而使通气更加困难。 4. 主动脉腔静脉受压导致仰卧位低血压。 5. 静脉回流减少影响CPR。 6. 体重增加、乳房增大会影响气管插管,使机械通气更加困难

（二）血压的改变

1. 在妊娠中期之前,收缩压和舒张压均会出现下降。

2. 妊娠晚期到妊娠结束,血压因血管阻力的下降而降低[2]。

在肱动脉处测得的血压值不能代表子宫动脉血压,因为即使肱动脉血压值在正常范围内,子宫动脉压也可以很低。

（三）心率的变化

在妊娠12周时,母体的心率开始升高,一直持续到妊娠32周,心率达到基线水平的120%并保持下去[3]。心跳加快可能是对心脏容量负荷超载和血清游离甲状腺素水平升高的一种代偿。

（四）每搏输出量和心排血量的变化

孕产妇心排血量在妊娠期增加30%~50%,这种变化在妊娠10周开始出现,并且在妊娠中期达到高峰[4,5]。妊娠期心排血量的增加是心率增加和每搏输出量增加的结果。而在妊娠晚期,主要是心率增加导致了心排血量的增加[5]。

（五）体循环血管阻力

全身血管阻力下降,并在妊娠24周时达到最低点;之后,逐渐朝向基线值上升,在分娩后恢复正常。导致血管阻力下降的两个重要因素是全身血管阻力的下降和胎盘循环的存在。

胎盘血管床阻力低,可以容纳母体心排血量的很大一部分。同时,妊娠期间子宫静脉血管明显增多、增粗,导致子宫血管阻力明显下降。

（六）分娩时血流动力学变化

在分娩时,心排血量增加,每次子宫收缩产生300～500mL的血液,这些血液通过静脉回流到母体循环,从而增加母体的心排血量[6]。

三、妊娠期心源性休克的常见原因

1. 严重的心脏瓣膜病(二尖瓣和主动脉瓣)。

2. 围生期心肌病。

3. 肺栓塞。

4. 羊水栓塞。

心肺系统的病理生理变化及其对复苏的影响见表20.1[7]。

四、心源性休克的基本管理

对此类孕产妇的收治应该选择比较熟练且有经验的多学科照护团队,通常在产科ICU或HDU。

（一）体格检查

常见的心源性休克体征有以下几个方面。

1. 焦虑面容。

2. 大汗淋漓。

3. 脉搏细速,出现交替脉;不规则的脉搏提示存在心律失常,如瓣膜性心脏病、房颤;脉搏消失提示存在血栓栓塞。

4. 收缩压<90mmHg。

5. 呼吸频率增快,呼吸肌疲劳导致呼吸困难。

6. 可能存在面色苍白。

7. 发绀(中央型和外周型取决于病因)。

8. 颈静脉怒张。

心血管系统检查:在不同情况下的表现有所差异,左心衰时往往伴有舒张期奔马律。

呼吸系统:肺部湿啰音提示存在肺水肿。

(二)心源性休克的治疗

妊娠期氧需求增加,缺氧耐受能力下降。因此,尤其重要的是,不管采取何种通气方法,都通过高流量纯氧来确保最佳的氧气输送。

(三)循环支持和药物治疗

1. 循环支持

若孕产妇没有呼吸,则应该立即实施胸外按压。在任何情况下,都不能因为要确认脉搏是否存在而延误胸外按压,并且按压应持续到能确定心脏节律出现和有足够的心排血量方可停止。孕产妇肥胖及体位关系可能增加胸外按压的难度。按压时,手掌的位置应放在胸部中心胸骨中下段,并且必须考虑采取一定倾斜的角度以确保按压方向垂直于胸壁。按压与通气的比例为30:2,但是气管插管的女性孕产妇除外。对气管插管的女性进行CPR时,胸外按压和通气可以不同步,可以分别以100次/min的速度进行胸外按压和以10次/min的速度进行通气。

由于妊娠期女性孕产妇胸阻抗没有变化,所以如果需要除颤,则除颤能量的选择及参数设置与非妊娠期孕产妇相同。

立即开放两路静脉通路。

- 吗啡2~4mg静脉注射,应用利尿剂(呋塞米0.5~1mg/kg静脉注射)以减轻前负荷,可明显改善急性肺水肿症状。
- 如果收缩压在100mmHg以上,则静脉应用硝酸甘油可以减轻前负荷,剂量为10μg/min。
- 应用血管活性药物使平均动脉压(MAP)维持在60~65mmHg。

2. 血管活性药物的使用

(1)多巴酚:在低血压孕产妇中,可以选择使用多巴胺来改善心肌收缩力。剂量为5~10μg/(kg·min)静脉输注。剂量的选择可以根据血压水平和其他血流动力学参数进行调整。最高剂量可用到20μg/(kg·min)。

(2)多巴酚丁胺:在收缩压>80mmHg时,多巴酚丁胺要优于多巴胺。起始剂量为7.5~10μg/(kg·min)。与多巴胺相比,多巴酚丁胺对心肌耗氧量的影响相对较小。

(3)去甲肾上腺素:如果在应用中等剂量的多巴胺后,孕产妇血压仍低,那么可以考虑应用去甲肾上腺素。去甲肾上腺素的起始剂量为0.5μg/(kg·min),使平均动脉压达到60mmHg;维持剂量为0.2~1.5μg/(kg·min),最高可用到3.3μg/(kg·min)。

复苏成功后,心源性休克孕产妇应由心脏病专家小组进行管理。妊娠期妇女心脏病的持续管理与非妊娠人群类似,因此在有些情况下及时分娩对病情的改善是必需的[8]。

(四) 特殊情况下的心源性休克和急性肺水肿

1. 二尖瓣狭窄

二尖瓣狭窄的最常见原因是风湿性瓣膜疾病,并且通常在妊娠期被首次诊断。在这种情况下,女性孕产妇妊娠中期或妊娠晚期往往会发生心功能失代偿和肺水肿。在分娩期及产褥期的前一段时期,产妇死亡的风险非常大。原因是在这段时期内子宫血液回流至母体循环,使产妇容量负荷增多,进而导致肺水肿的发生。该过程持续到产后1~3d左右[9]。

(1) 治疗措施:妊娠合并二尖瓣狭窄的治疗包括以下几个方面。①卧床休息;②吸氧;③利尿剂;④β肾上腺素能受体阻断剂,如阿替洛尔和美托洛尔能降低母体肺水肿的发生率,且对胎儿或新生儿无毒副作用。

对二尖瓣狭窄合并心房颤动的孕产妇,需应用β肾上腺素能受体阻断剂和地高辛来控制心室率。为预防全身性栓塞,抗凝剂的使用是必要的。当室性心律失常使用药物治疗失败时,需应用心脏电复律[10]。

(2) 房颤孕产妇的抗凝治疗:由于妊娠早期有发生胚胎毒性的风险,分娩期有发生出血的风险,因此仅于妊娠第12~36周应用华法林。标准治疗如下:①在妊娠的前12周,皮下或静脉注射肝素(将APTT维持在正常值范围的1.5~2.5倍)。②在妊娠第12~36周,应用华法林(将INR值维持在2.5~3.0)。③在妊娠36周之后应用肝素。④低分子肝素可以用来替代普通肝素。

(3) 外科治疗:如果在孕前已诊断出二尖瓣狭窄,则在妊娠期间优先选择二尖瓣狭窄分离术。妊娠中期被认为是有创操作的最佳时期。经皮球囊二尖瓣成形术已经广泛用于治疗症状严重的二尖瓣狭窄孕产妇。

2. 围生期心肌病

围生期心肌病是一种特发性心脏疾病,常发生于妊娠的最后1个月和产后6个月。在产妇中的发病率为1/(1500~4000)。其高危因素如下。①高龄;②多胎;③双胎;④子痫前期;⑤病毒性心肌炎;⑥妊娠期异常免疫反应;⑦妊娠期血流动力学负荷增加;⑧激素水平异常;⑨营养不良。

围生期心肌病通常表现为心率快、呼吸急促、血压升高或下降、颈静脉压升高、心尖搏动点移位、右心室抬举性搏动、二尖瓣和三尖瓣反流性杂音、病理性第三心音、肺部听诊可闻及散在湿啰音,以及外周组织水肿[10]。

治疗包括应用利尿剂、血管扩张剂减轻后负荷,适当应用地高辛。对炎症性心肌病可能需要采用免疫抑制剂进行治疗。

3. 羊水栓塞

羊水栓塞是一种非常凶险的围生期综合征。其特征是突然发生的严重呼吸困难、低氧血症、血流动力学迅速恶化、凝血异常以及癫痫发作。其发生率很低,为1/3万～1/2万,但是占孕产妇死亡率的10%[11]。

胎儿的羊水成分可引发过敏反应,导致内源性炎症介质释放并引起低血压、心动过速、低氧血症和癫痫发作;还可导致肺动脉血管痉挛和暂时性肺动脉高压,进而还会出现急性心源性休克和肺水肿。

羊水栓塞的诊断主要基于其临床特征性表现。治疗包括氧疗和血流动力学支持。其死亡率高达86%。40%的孕产妇在发现时已胎死宫内,50%的孕产妇发生胎盘早剥。

4. 肺栓塞

在妊娠晚期,发生深静脉血栓和肺动脉栓塞的风险大大提高,并在产后达到高峰。据报道,肺栓塞孕产妇的死亡率为2.6/10万。

由于妊娠后会出现生理性呼吸困难和呼吸急促,因此肺栓塞的症状和体征易被掩盖。而对于非妊娠孕产妇,约50%或更多的肺栓塞孕产妇会出现呼吸急促、呼吸困难、胸膜炎性胸痛、烦躁不安,甚至出现濒死感等[12]。

（1）客观的诊断检测:①虽然在深静脉血栓(DVT)或肺栓塞(PE)存在的情况下,通过酶联免疫吸附测定(ELISA)会发现D-二聚体水平升高,但由于D-二聚体水平在妊娠中晚期通常会升高,所以它对妊娠孕产妇的诊断价值并不高。②多数心电图示有非特异性的异常改变。如:窦性心动过速;$S_1Q_3T_3$征,即Ⅰ导联S波加深、Ⅲ导联出现Q波、T波倒置,这些变化具有特异性,但敏感性较差;最常见的异常改变为V_1-V_4导联T波倒置。③下肢静脉超声可能发现DVT。④静脉注射造影剂的CT成像检查是确诊PE的首选影像学检查。在肺栓塞发生后的30d内,CT示右心室增大孕产妇的死亡率明显高于右心室大小正常的孕产妇。若CT扫描胸部以下,如骨盆及下肢近端,则DVT也可以被发现。⑤放射性核素肺通气/灌注扫描(V/Q扫描)主要适用于无法耐受静脉注射造影剂的孕产妇。将用γ-射线标记的白蛋白微粒注入静脉,微粒随血液循环被随机地灌注到肺毛细血管床中。灌注缺损提示PE引起的血流缺失或减少。肺通气扫描是指通过吸入放射性气体(如氙或氪)来评估肺的通气功能。提示高度可能的肺栓塞征象扫描结果为,至少2个或更多肺段的局部灌注缺损,而该部位通气良好。⑥超声心动图不是直接诊断PE的工具,因为大多数PE孕产妇超声心动图表现正常。对于急性PE孕产妇,在经胸壁超声心动图上很少能直接发现血栓。间接征兆是McConnell征,即右心室游离部运动幅度减低而右心室顶端运动幅度正常。⑦肺部CTA作为一种诊断方法,已经基本取代了有创血管造影。肺血管造影仅适用于 CTA 显示结果不满意的孕产妇或者是计划进行溶栓或取栓的孕产妇。PE 的表现为肺动脉内的低密度充盈缺损或者完全充盈缺损。

(2)治疗:PE 作为临床急危重症,静脉应用普通肝素进行治疗,除非孕产妇存在应用任何抗凝剂的高风险或禁忌证。应用普通肝素的初始剂量为 5000～10000U,并以 18U/kg 的剂量维持。监测 APTT,使其维持在正常值的 1.5～2 倍。在整个妊娠期都应使用肝素。但华法林具有胚胎毒性,应避免使用。分娩后,可以开始使用华法林,并至少持续 6 个月,使 INR 维持在 2.5～3。

目前,虽然数据有限,但是由于低分子肝素不能通过胎盘屏障,所以可以每天使用1 次,且不需要监测凝血指标。

为防止下肢深静脉血栓再次脱落而阻塞肺动脉,可考虑在肾脏位置以下放置下腔静脉滤器。该治疗主要适用于具有抗凝禁忌证或者常规治疗失败的 DVT 孕产妇。

(3)妊娠期溶栓治疗:由于 rt-PA 不穿过胎盘屏障,且有大型随机对照研究表明出血风险并未明显增加,所以溶栓治疗仍适用于有生命危险或有潜在死亡风险的血栓栓塞性疾病的孕产妇。

五、心源性休克患者的产科管理

产科管理的目标是,要让孕产妇取左侧卧位以减轻下腔静脉的压力,监护胎心,吸氧。对于存在胎儿窘迫的情况,应及时使用保胎药物,以维持子宫灌注;必要时,应及时终止妊娠。

在紧急情况下,如果心源性休克孕产妇的病情持续恶化,甚至出现急性心搏骤停,且在连续进行 4min CPR 后,孕产妇仍无反应,则无须浪费时间再转入手术室,应立即就地行急诊剖宫产手术,而手术器械则是唯一必需的工具。并且血液循环暂停,手术出血量往往较少,麻醉也不是必需的。

为了确保剖宫产手术不被耽搁,在复苏车上必须配备手术器械。需采用能在最短时间结束分娩的手术切口,最好采用腹中线切口和经典的子宫切口,但是很多医师可能不熟悉这种方法。为了能快速完成手术,也可以采用横向切口,这就需要手术者自己选择最熟悉的方法。

六、总　结

多学科的合作团队在对心源性休克的孕产妇实施抢救时,需达到以下目标。

1. 针对孕产妇

（1）找病因：寻找潜在的病因。

（2）减轻前负荷：限制液体量，使用利尿剂。

（3）降低后负荷：应用硝酸甘油、肼屈嗪、硝普钠，或行主动脉球囊反搏术（IABP）；禁用血管紧张素转换酶抑制剂。

（4）改善心肌收缩力：应用米力农、多巴酚丁胺（在动物模型上，多巴酚丁胺可以降低胎盘血流量）、肾上腺素和心室辅助装置（VAD）。

（5）增加冠脉灌注和氧供：包括保证氧气、血红蛋白输入，行冠脉支架置入术、冠脉搭桥术和IABP。

（6）降低心脏负荷：使用IABP、VAD、VA ECMO；在情况稳定后，应用β受体阻滞剂。

2. 针对胎儿

根据母胎情况、胎心监测，给予氧疗、抑宫缩药，以决定择期还是即刻终止妊娠。

参考文献

［1］ Lund CJ, Donovan JC. Blood volume during pregnancy. Significance of plasma and red cell volumes. Am J Obstet Gynecol, 1967, 98(3): 394-403.

［2］ Wilson M, Morganti AA, Zervoudakis I, et al. Blood pressure, the renin-aldosterone system and sex steroids throughout normal pregnancy. Am J Med, 1980, 68(1): 97-104.

［3］ Lees MM, Taylor SH, Scott DB, et al. A study of cardiac output at rest throughout pregnancy. J Obstet Gynaecol Br Commonw, 1967, 74(3): 319-328.

［4］ Katz R, Karliner JS, Resnik R. Effects of a natural volume overload state(pregnancy) on left ventricular performance in normal human subjects. Circulation, 1978, 58(3): 434-441.

［5］ Bieniarz J, Maqueda E, Caldeyro-Barcia R. Compression of aorta by the uterus in late human pregnancy. Ⅰ. Variations between femoral and brachial artery pressure with changes from hypertension to hypotension. Am J Obstet Gynecol, 1966, 95(6): 795-808.

［6］ Robson SC, Dunlop W, Boys RJ, et al. Cardiac output during labour. Br Med J(Clin Res Ed), 1987, 295(6607): 1169-1172.

［7］ Maternal collapse in pregnancy and the puerperium. RCOG Green-top Guideline No.

56. 9-10 Jan 2011.

[8] Resuscitation Council（UK）. Resuscitation guidelines, 2013.

[9] Hibbard JU. Update on medical disorders in pregnancy. Obstet Gynaecol Clin, 2010, 37（2）: XV.

[10] Soar J, Deakin CD, Nolan JP, et al. European Resuscitation Council Guidelines for Resuscitation 2005. Section 7. Cardiac arrest in special circumstances. Resuscitation, 2005, 67（Suppl1）: S135-S170.

[11] Amniotic fluid embolism. www.acog.org. Amniotic fluid embolism（Initial draft 3-1-13）. 2014.

[12] de Swiet M. Management of pulmonary embolus in pregnancy. Eur Heart J, 1999, 20: 1378-1385.

[13] Marik PE. Venous thromboembolic disease and pregnancy. N Engl J Med, 2008, 359: 19.

[14]Leonhardt G. Thrombolytic therapy in pregnancy. J Thromb Thrombolysis, 2006, 21（3）: 271-276.

[15]Maternal collapse in pregnancy and the puerperium. RCOG Green-top Guideline No. 56. 11-12 Jan 2011.

第二十一章　妊娠期脓毒症的识别及管理

一、引　言

1990年,联合国计划,截至2015年,将孕产妇死亡率降低75%[67]。虽然全球孕产妇死亡人数从1990年的约52.3万下降至2013年的约28.9万,死亡率已经有了显著下降,但仍需进一步改进。在死亡人数中,发展中国家占99%,而部分死亡是完全可以避免的[71]。

2003—2009年,全球约有26.1万名(10.7%)孕产妇死于脓毒症。在发展中国家,约10.7%的孕产妇的死亡归因于脓毒症;而在发达国家,为4.7%[57]。据2006年的报道,在发达国家,死于脓毒症的孕产妇约为2.1%;而在发展中国家,比率明显高于发达国家,为7.7%~11.6%。近几年,在全球范围内,死于脓毒症的孕产妇的比例仍呈上升趋势[37]。

在发达国家中,孕产妇脓毒症的发病率难以准确估计,为0.1‰~0.6‰[5]。但与产科其他突发疾病相比,孕产妇脓毒症的死亡率接近10%[66],因此需要引起高度重视。在发展中国家,脓毒症的发病率为0.3‰~7‰,而死亡率则高达33.3%[36]。

据近期报道,在英国,发生脓毒症休克的孕产妇中,每14例孕产妇有1例发生死亡。每10万名孕产妇中,有47名发生严重脓毒症,9.1名发生脓毒症休克。感染A型链球菌的孕产妇更容易发生脓毒症休克[3]。

英国孕产妇的死亡率已经呈下降趋势,2003—2005年,死亡率为13.95/10万;2006—2008年,已下降至11.39/10万。但在同一时间段,由脓毒症导致孕产妇死亡的发生率却呈上升趋势,由0.85/10万上升至1.13/10万,已成为导致孕产妇死亡的直接原因。2006—2008年,由于护理不当发生脓毒症的孕产妇的死亡率约为69%,而由其他原因引起脓毒症的死亡率则为61%[13]。

最近的报告显示,2009—2012年,英国孕产妇的死亡率已降至10.1/10万。大约有25%患脓毒症的孕产妇死于严重脓毒症。其中,生殖道感染导致的死亡率已下降至0.5/10万,且感染率低于25%;余下则是流感或其他感染等导致的死亡[38]。

经过多种途径宣传,提高公众意识,提高脓毒症治疗水平,使得生殖道感染率已显著降低[17,54,63]。但是,要引起大家注意的是,猩红热导致孕产妇发生A型链球菌的感染往往是周期性的,大约每4年会暴发1次[38]。因此,持续的警惕是必要的。

脓毒症可以发生在妊娠期的任何阶段,因其起病隐匿,通常会被忽视,所以需要提高警惕。孕产妇抵抗力下降,很容易发生脓毒症,如果没有得到及时明确的诊断和治疗,有可能快速进展为多器官功能障碍(MODS)。并且单纯的感染也会导致致命的危险。因此,对孕产妇的生理学变化要足够重视。本章主要讨论妊娠期脓毒症的识别及管理。

二、定 义

1. 拯救脓毒症运动将脓毒症定义为感染合并全身炎症反应脓毒症诊断标准如下[17]:疑似或诊断感染,并有以下临床表现。

(1) 一般变化:

发热(体温>38.3℃)。

低体温(体温<36.0℃)。

心率>90次/min。

呼吸急促,呼吸频率>20次/min。

意识改变。

明显水肿或液体正平衡(24h>20mL/kg)。

无糖尿病基础,血糖升高(血糖>7.7mmol/L 或 140mg/dL)。

(2) 炎症指标变化:

白细胞计数>12×10^9/L 或<4×10^9/L。

幼稚粒细胞计数超过10%以上。

C反应蛋白超过正常值2倍以上。

降钙素原超过正常值2倍以上。

(3) 血流动力学指标变化:

低血压(SBP<90mmHg,MAP<70mmHg;或 SBP 下降>40mmHg)。

(4) 脏器功能指标变化:

肌酐升高(肌酐水平>44.2μmol/L 或 0.5mg/dL)。

凝血功能异常(INR>1.5 或 APTT>60s)。

血小板减少(血小板计数<100×10^9/L)。

肠麻痹(肠鸣音减弱)。

高胆红素血症(胆红素水平>70μmol/L 或 4mg/dL)。

(5) 组织灌注功能变化:

高乳酸血症。

毛细血管充盈延长或皮肤出现花斑。

严重脓毒症的特征(脓毒症导致的组织低灌注或器官功能障碍)如下[17]。

(1) 脓毒症导致低血压。

(2) 乳酸水平>2mmol/L。

(3) 经充分的液体复苏后,尿量<0.5mL/(kg·h)持续至少2h。

(4) 在没有肺部感染的情况下,出现急性肺损伤(PaO_2/FiO_2<250)。

(5) 在发生肺部感染的情况下,出现急性肺损伤(PaO_2/FiO_2<200)。

(6) 肌酐水平>176.8μmol/L。

(7) 胆红素水平>34.2μmol/L或2mg/dL。

(8) 血小板减少(血小板计数<100×10⁹/L)。

(9) 凝血功能障碍(INR>1.5)。

2. 严重脓毒症是指脓毒症伴有组织低灌注或器官功能障碍。

以上诊断标准对脓毒症的诊断具有很高的敏感性,但特异性偏低。当疑为或诊断为感染时,上述标准还是有价值的。目前,对孕产妇脓毒症诊断标准的研究甚少,只有小部分研究显示该诊断标准对孕产妇脓毒症诊断的敏感性有100%,但特异性只有17%,而阳性预测值只占1.7%[42]。在妊娠的特殊阶段(如分娩过程中)有很多干扰因素,可增加脓毒症诊断的难度。

当孕产妇出现感染或疑似感染而又不完全符合脓毒症的诊断标准时,我们需密切观察病情变化和感染的相关特点,从而明确感染的严重程度和病情的进展情况。

2011年,英国母婴调查中心在总结既往孕产妇死亡病例的基础上,建议当孕产妇出现以下特征时,需高度警惕脓毒症(红色预警):

● 体温>38.0℃或不明原因发热。

● 持续性心动过速,心率>100次/min。

● 呼吸困难,特别是呼吸频率>20次/min。

● 腹部或胸部疼痛,腹泻和(或)呕吐。

● 胎动减少,或无胎心、胎动。

● 胎膜早破或阴道分泌物明显增多。

● 子宫或肾区有疼痛和压痛。

● 孕产妇有不适、焦虑或恐慌。

● 持续阴道出血和分娩后持续腹痛。

虽然根据这些症状,不能明确诊断感染或脓毒症,但应积极鉴别诊断,给予排除或治疗[13]。对于所有孕产妇,如有不适发生,应该立即给予密切观察,并采取措施。

三、脓毒症的危险因素

虽然孕产妇都有可能发展成脓毒症，但医师更要关注高风险的孕产妇。

在发达国家，孕产妇发生脓毒症死亡的危险因素如下[62]：急诊剖宫产，胎膜早破，不完全流产，早产或流产，盆腔或其他部位的感染史，外界干预（如宫颈环扎、多次阴道检查），低收入人群，肥胖，糖尿病，贫血，家人近期有咽喉炎或上呼吸道感染，冬季，来自发展中国家的移民。

在发展中国家，孕产妇发生脓毒症死亡的危险因素如下[62]：贫穷，低龄产妇，首次妊娠，贫血，家中分娩且无经过培训的助产士，民间助产，没有及早意识到疾病的严重性，离医疗救治单位距离远，缺乏医疗资源。

随着孕产妇中肥胖者的增多，相关并发症不断增加，脓毒症的风险也不断上升。在20世纪中期，英国肥胖孕产妇的脓毒症患病率约为20%[28]。基于群体研究提示，控制分娩方式的影响因素后，肥胖孕产妇发生脓毒症的比值比（OR）为2.12[1]。另一项研究显示，BMI为25～30的超重孕产妇发生脓毒症的OR为1.6[40]。这种风险的增加可能与创伤、泌尿生殖道和子宫感染相关[1]。

2011年，母婴调查中心报道指出，约8/29的脓毒症死亡发生于妊娠24周之前。当发生腹部持续疼痛、发热或持续出血时，要高度怀疑感染的可能，必要时要立即终止妊娠[13]。

糖尿病不仅是发生孕产妇脓毒症的危险因素，而且也会影响脓毒症的发展。与无糖尿病的孕产妇相比，患糖尿病的孕产妇发生严重脓毒症的概率增加了47%[2]。

剖宫产也是公认的一个脓毒症危险因素，因为手术会增加产妇切口、生殖道和腹腔的感染风险，也会增加呼吸道和泌尿道的感染风险[2]。一项涉及160万名孕产妇的调查研究发现，与经阴道分娩相比，剖宫产会使发生脓毒症的概率增加1.99倍[2]。

如有以上的危险因素叠加，则可使脓毒症的发生风险增加25%。在发生脓毒症基础疾病的基础上，若多一个危险因素，则发生严重脓毒症的风险就会增加57%[2]。

四、治疗原则

孕产妇脓毒症的治疗原则如下。流程见图21.1。

（1）早期识别。

（2）积极的液体复苏和治疗（包括早期使用抗生素）。

（3）感染源控制。

（4）请示高年资医师或助产士。

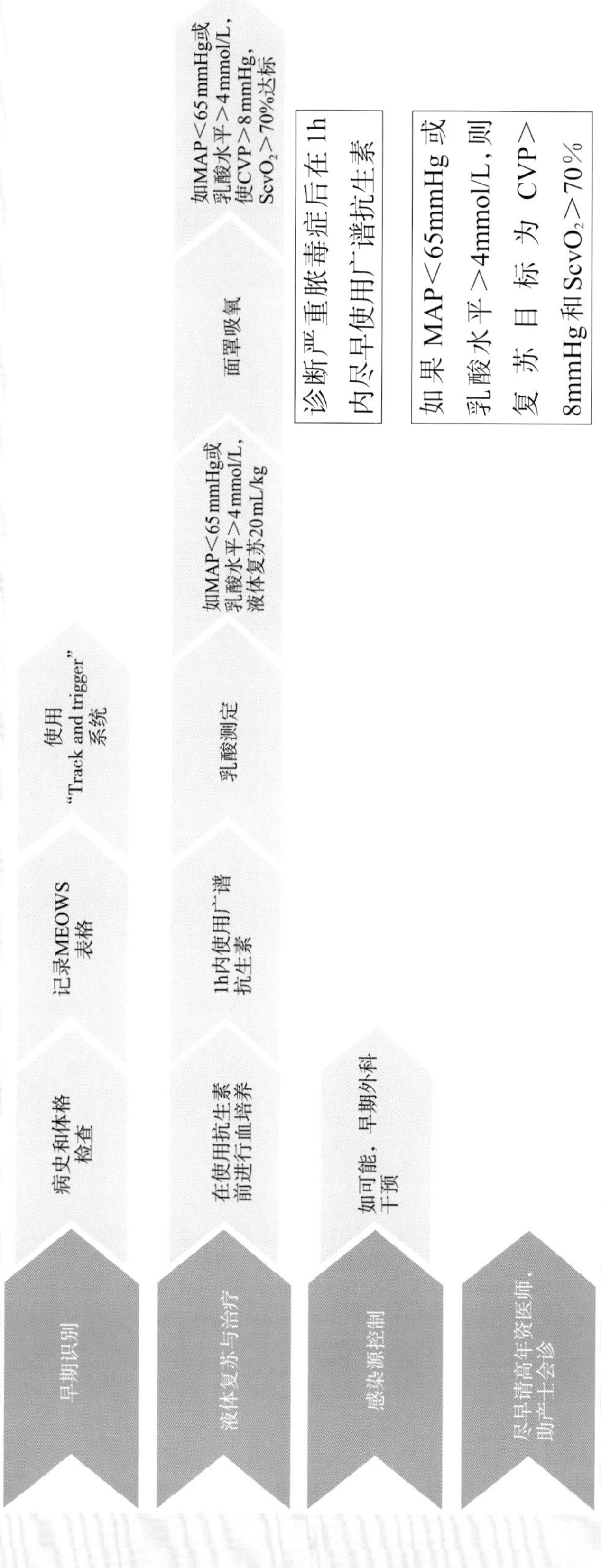

早期识别　→　病史和体格检查　→　记录MEOWS表格　→　使用"Track and trigger"系统

液体复苏与治疗　→　在使用抗生素前进行血培养　→　1h内使用广谱抗生素　→　乳酸测定　→　如MAP<65mmHg或乳酸水平>4mmol/L，液体复苏20mL/kg　→　面罩吸氧　→　如MAP<65mmHg或乳酸水平>8mmol/L，使CVP>8mmHg，ScvO₂>70%达标

如MAP<65mmHg或乳酸水平>4mmol/L，使CVP>8mmHg，ScvO₂>70%达标

诊断严重脓毒症后在1h内尽早使用广谱抗生素

如果 MAP<65mmHg 或乳酸水平>4mmol/L，则复苏目标为 CVP>8mmHg和ScvO₂>70%

感染源控制　→　如可能，早期外科干预

尽早请高年资医师、助产士会诊

图 21.1　孕产妇脓毒症的治疗流程

(一) 早期识别

早期识别脓毒症是至关重要的,同时密切观察病情变化也是必不可少的,不管孕产妇是可能存在脓毒症,还是病情已进一步恶化。正如前面所讨论的,对于高风险的孕产妇及高度拟诊脓毒症的孕产妇要特别重视。

所有医护人员都要经过正规培训,掌握孕产妇脓毒症的特点和危险因素[54]。

定期记录孕产妇重要的生命体征,如体温、心率、血压和呼吸频率。医院或社区卫生院都要记录并保存这些重要数据。尤其当有脓毒症发生趋势或病情进展时,要密切观察生命体征的变化。在孕产妇病历中要保存这些数据图表,以便日后参考[59]。

要将这些生命体征记录在修正后的早期产科预警评分(MEOWS)数据表中[54]。通过这个评分表的计算,临床医师可以更好地观察和警惕病情变化。众所周知,在严重疾病出现之前,孕产妇会发生异常的生理性改变[15],所以我们可以及时干预,这需要多学科的参与,如助产士、麻醉医师、产科医师、重症监护医师及微生物室医务人员等。

第七次(CEMACH)调查普遍认为,MEOWS评分系统是有效的。MEOWS图表样本见图21.2[59]。该评分系统像一个"跟踪和触发"系统,当孕产妇的数据超出临界值时,就会触发系统预警。最基本的情况记录如记录12h的体温、血压、呼吸频率、血氧饱和度、意识水平(应用唤醒、语言、疼痛、无反应程度)和疼痛评分。如表21.1所示,1表示严重(红色预警),2表示轻度(黄色预警)。相应的应对措施详见表21.2,包括提高护理等级,加强紧急的临床检查。

表 21.1　MEOWS 参数的阈值[59]

参　　数	红色预警	黄色预警
体温(℃)	<35 或 >38	35～36
收缩压(mmHg)	<90 或 >160	150～160 或 90～100
舒张压(mmHg)	>100	90～100
呼吸频率(次/min)	<10 或 >30	21～30
心率(次/min)	<40 或 >120	100～120 或 40～50
氧饱和度(%)	<95	—
疼痛评分	—	2～3
神经反应	刺痛无反应	刺痛有反应

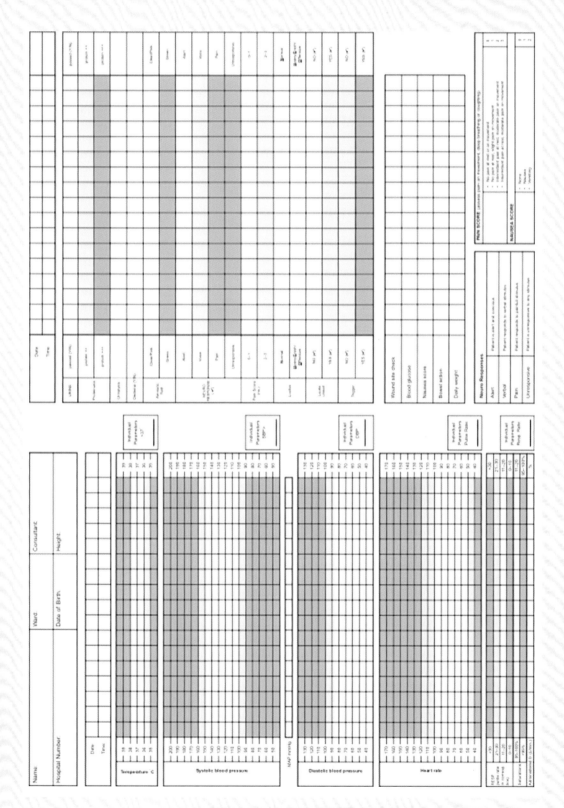

图21.2 MEOWS样表[59]

表21.2 MEOWS评分后相对应的处理措施(1为红色,2为黄色)[59]

医务人员	处理措施
助产士	吸氧(10L/min)
	如患者是孕妇,则采取左侧卧位
	每30分钟观察并记录
	呼叫产科和麻醉科医师
	反复评估MEOWS评分并处理
医师	在10min内做出反应
	确认观察到的数据
	询问病史及查体
	制订并实施诊疗计划
	决定合适的病区收治患者
	考虑是否需转上级医院
	回顾诊疗计划
	做好文书记录

MEOWS对预测孕产妇脓毒症发生的敏感性为89%,特异性为79%;阳性预测值稍低(约为39%),但阴性预测值高达98%。因此,合理地应用这个评分表,尤其在孕产妇出现异常的生理表现时,会大大地提高脓毒症诊断的准确率[59]。

通过大量的临床实践证明,及时发现孕产妇脓毒症,对阻止病情恶化甚至死亡是至关重要的[3]。

需要对一系列的症状和重要体征完善临床病史和体检。

- 中耳炎或鼻窦炎可诱发中枢神经系统感染。
- 直肠或阴道部位疼痛或阴道异常分泌物提示生殖道感染。
- 经阴道分娩后,若出现腹痛,则需使用阿片类药物镇痛。
- 呼吸道症状的出现提示A型链球菌感染或流感的可能[38]。

即使脓毒症已经被诊断和治疗,也非常需要继续密切监测并记录相关数据。

(二) 积极的液体复苏和治疗

2002年,"拯救脓毒症运动"(SSC)开始实施,并基于对脓毒症研究的循证医学证据而制定并不断更新脓毒症治疗指南(即SSC指南)[17],以便改进脓毒症的治疗措施,降低脓毒症的发生率和死亡率。SSC指南于2012年被再次更新,以便更好地指导脓毒症和脓毒症休克的治疗。

通过回顾性分析2.9万例脓毒症病例,我们发现参照脓毒症指南进行集束化治疗的孕产妇组(38.6%)和很少参照指南治疗的孕产妇组(29.0%),两组孕产妇的死亡率具有显著差异($P<0.001$)[44]。

皇家妇产科医师学会(RCOG)证实,SSC指南对孕产妇脓毒症治疗是可靠的,并由此研究出脓毒症休克的复苏目标,即第一个6小时进行集束化治疗,也称黄金6小时。集束化治疗——第一个6小时应完成的任务如下[54]。

(1)在使用抗生素前,应留取血标本并培养。

(2)及早识别严重脓毒症并应用广谱抗生素。

(3)监测血乳酸水平。

(4)如果出现低血压和(或)血乳酸水平>4mmol/L,则至少要给予晶体液20mL/kg或维持MAP>65mmHg。

(5)予以面罩吸氧,维持血氧饱和度。

(6)对于经液体复苏仍存在血流动力学不稳定的脓毒症休克和(或)血乳酸水平>4mmol/L的孕产妇,要达到以下目标:①实现CVP≥8mmHg;②实现中心静脉血氧饱和度($ScvO_2$)≥70%。

1. 在抗生素使用前要留取血培养

在抗生素使用前要留取血培养的依据是,30%~50%的严重脓毒症孕产妇的血培养可以培养出病原菌[17]。而如果在使用抗生素后再留取,那么病原菌的检出率会降低50%[45]。需要注意的是,不能为留取标本而延误抗生素的使用。获取血培养标本的恰当时机是在建立静脉通道使用抗生素前。该过程必须采取无菌操作以免污染标本。

如果孕产妇有留置导管,尤其是中心静脉导管,则必须要从这些导管中留取标本;如果怀疑导管是感染源,则必须拔除或者替换。其他地方的感染也需要考虑,比如尿液、痰液、阴道分泌物和咽拭子、切口渗液、母乳、脑脊液和粪便,如果可以,也都要留取标本培养。但注意,如上所述,不能为了留取这些标本而延误抗生素的使用。

2. 在诊断严重脓毒症后,应在1h内静脉输注广谱抗生素进行治疗

虽然获得相关的培养至关重要,但应根据孕产妇可能的感染源、临床特征及当地流行病学,经验性选择初始抗生素。培养结果可指导合理使用抗生素,但是通常在数小时甚至数天内不能获得培养结果。因此,在早期治疗孕产妇脓毒症中,培养结果并不经常适用。

研究表明,给严重脓毒症孕产妇早期使用抗生素,则其死亡率会明显降低[43];也有一些研究表明,如果延迟使用抗生素,那么孕产妇死亡率将显著增加[17]。

导致孕产妇脓毒症死亡的最常见细菌是A型-β溶血性链球菌、肺炎链球菌和大肠杆菌[13,38]。另外,也可能存在混合感染,如胎膜早破时间过长、尿路感染和宫颈环扎等原因导致的,可能的致病菌是大肠杆菌;严重的皮肤感染可能是由金黄色葡萄球菌引

起的;平时不常见,但致命性高的是产气荚膜杆菌,还可引起气性坏疽;生殖道其他厌氧菌感染(包括拟杆菌属)[54]。

在使用抗生素前,必须询问孕产妇有无过敏史并做相应的抗生素调整。此外,对孕产妇和哺乳期妇女要谨慎使用抗生素。当选择抗生素困难时,应当咨询当地的微生物学实验室。

对脓毒症孕产妇的经验性抗生素使用见表21.3[13]。

表21.3 对脓毒症孕产妇的经验性抗生素使用

孕产妇情况	经验性抗生素使用
不明病原菌且轻度感染时	阿莫西林克拉维酸(1.2g,q8h)联合甲硝唑(0.5g,q8h); 或头孢呋辛(1.5g,q8h)联合甲硝唑(0.5g,q8h); 或头孢噻肟(1.5g,q8h)联合甲硝唑(0.5g,q8h)
对青霉素和头孢菌素类过敏	克拉霉素(0.5g,q12h); 或克林霉素(0.6~1.2g,ivgtt,tid或qd)并联合庆大霉素(3~5mg/kg,q8h,缓慢静脉注射)
严重脓毒症或脓毒症休克	哌拉西林他唑巴坦(4.5g,q8h); 或环丙沙星(0.6g,q12h)联合庆大霉素; 或美罗培南(0.5~1.0g,q8h,iv,持续超过5min)联合庆大霉素
怀疑A型链球菌感染	克林霉素(0.6~1.2g,ivgtt,tid或qd)(因其能抑制外毒素的产生,故其疗效优于青霉素)

对于具有医院获得性感染或多重耐药性病原菌的高风险孕产妇,如免疫功能低下的、长期住院或反复住院的孕产妇,当怀疑感染这些病原菌时,要咨询微生物学实验室,并根据当地流行病学进行治疗。

应该在使用抗生素48~72h后评估治疗方案,以达到理想的临床治疗效果,防止耐药菌的产生。抗生素使用疗程通常为7~10d[17]。

3. 血乳酸水平测定

血乳酸水平升高提示组织缺氧,它反映疾病的严重程度。即使没有低血压,若血乳酸水平>4mmol/L,也提示治疗不当,预后不良[60]。在目标导向治疗中,液体复苏6h内血乳酸水平下降,提示脓毒症孕产妇的死亡率明显降低[31]。健康孕产妇检测出血乳酸水平在正常范围内,但在分娩后可能有所上升[38]。

除血乳酸水平检测外,还应进行血常规、尿素氮、电解质、肝功能、凝血功能、动脉血气分析、C反应蛋白、镁离子和钙离子等检测。如果化验异常,还应及时复查。

在低血压和(或)血乳酸水平>4mmol/L时,至少要输入晶体液20mL/kg或等效物,以达到MAP>65mmHg的复苏目标。

20mL/kg液体复苏要尽早进行;对一些孕产妇需要反复输注液体,以达到MAP>

65mmHg的复苏目标[17]。虽然持续性低血压可能是血管内有效容量降低造成的,但也要考虑其他原因,如由脓毒症炎症介质引起的血管收缩减弱和心肌抑制,以及出血、促宫缩药物使用和肾衰竭等[13]。

虽然MAP>65mmHg是目标之一,但还需参考其他液体复苏目标,包括血乳酸水平、皮肤灌注、精神状态和尿量。

目前,尚未对脓毒症孕产妇的最佳MAP进行广泛研究。与一般脓毒症孕产妇相比,孕产妇越年轻,其并发症越少,更低的MAP值可能也是可以耐受的。在缺乏有效的临床数据的情况下,继续以MAP>65mmHg作为复苏目标之一是合理的[5]。

复苏液体种类的选择是目前讨论的焦点,特别是关于胶体液和晶体液。最近的证据表明,在严重脓毒症中,与晶体液相比,复苏时若使用羟乙基淀粉,则孕产妇死亡率显著增加,从43%增加到51%。在给予羟乙基淀粉的孕产妇中,肾替代治疗也越来越多地受到了关注(死亡率从22%降低至16%)[51]。已发表的SSC指南也建议,在脓毒症治疗中,应优先使用晶体液,避免使用羟乙基淀粉[7,27,48]。

对已使用大量晶体液进行液体复苏的孕产妇,可考虑使用白蛋白[17]。在随机对照试验中,在用于治疗脓毒症孕产妇时,白蛋白与生理盐水一样安全有效[23]。在系统分析中,白蛋白与其他液体在降低死亡率方面(OR=0.82)没有显著性差异。而在亚组分析中,比较白蛋白和晶体液进行复苏的情况显示,白蛋白组的死亡率显著降低(OR=0.78)[16]。在最新的SSC指南中,另有一项大型随机对照试验显示,使用白蛋白并无生存获益[8],这一发现可能影响未来的SSC指南。

准确的出入量平衡是非常有必要的。入量包括肠内和肠外的液体;出量包括流出的液体(如血液和胃肠道损失)及正常排出的液体量,尤其是每小时尿量[13]。

虽然患有严重脓毒症和脓毒症休克的孕产妇需要大量液体复苏,但如果液体超载,也可能引起致命的肺水肿和(或)脑水肿。液体超载可能很难与脓毒症的相关临床特点相鉴别,但可根据呼吸频率持续加快或加大吸氧流量后,孕产妇仍处于持续低氧饱和度来判断。如果怀疑液体超载并且持续低血压,那么孕产妇可能需要密切监护,必要时使用血管活性药物维持血压[13]。

致命性低血压患者,若经积极液体复苏,血容量仍未恢复,则可加用血管活性药物以维持有效的循环。专家推荐首选去甲肾上腺素进行升压,维持MAP>65mmHg;二线药物包括肾上腺素和血管加压素;不推荐常规使用多巴胺,但多巴胺可选择性用于心动过缓的孕产妇。对于心功能障碍导致心排血量减少的孕产妇,可选用多巴酚丁胺,以增加心排血量[17]。

4. 应用面罩吸氧维持氧饱和度

起初,孕产妇可以通过面罩进行高流量吸氧,并根据动脉血气分析结果及氧饱和度来调整吸氧浓度。在吸氧过程中,还要考虑加湿,这样可以增加舒适度并有助于去除痰液,特别是在需要数小时或数天的氧疗时。

对于经液体复苏仍存在血流动力学不稳定的脓毒症休克和(或)乳酸水平＞4mmol/L的孕产妇,要达到以下目标:①实现CVP≥8mmHg;②实现中心静脉血氧饱和度($ScvO_2$)≥70％。

若在经过积极的液体复苏和使用血管活性药物的情况下,孕产妇的MAP仍持续低于65mmHg,则需请重症监护室医师进行会诊,必要时需转HDU监护。

严重脓毒症可能与$ScvO_2$的高低相关,或者是由于心排血量减少或微循环障碍导致氧输送不足,或者是由于组织低灌注损伤,发生脓毒症炎症介质反应。

SSC指南的依据是2001年Rivers发布的数据,该数据是使用早期目标导向治疗(EGDT)得出的。在实施EGDT后,孕产妇死亡率从46.5％降至30.5％($P=0.009$),并且研究的复苏目标是$ScvO_2$＞70％和CVP＞8mmHg。与对照组相比,EGDT组的孕产妇接受了更多的液体治疗(3.5L vs. 5L,$P＜0.001$),表明早期积极液体复苏与生存率存在相关性[53]。

然而,最近的两个大型随机对照试验并未能证实EGDT的益处。ProCESS试验对脓毒症休克孕产妇组根据EGDT进行液体复苏,给对照组采用标准治疗及常规护理,结果发现两组在90天或1年的死亡率及脏器支持治疗需要程度方面没有统计学差异[74]。ARISE试验亦证实了上述结果,它将脓毒症休克孕产妇分成EGDT组和常规治疗组,结果发现两组的90天死亡率无明显差异[64]。

在上述试验结果被公布之后,SSC指南提出,在治疗脓毒症中,监测、制定CVP和$ScvO_2$的目标并不一定能使孕产妇获益,但这些参数的临床应用也并未发现有危害。目前,SSC指南并没有改变,但以后的指南可能有修改[17]。

（三）感染源控制

感染源控制通常指需要手术干预来明确地治疗感染病灶。脓毒症孕产妇潜在的感染源及处理措施见表21.4[5]。

表21.4　孕产妇脓毒症潜在的感染源及处理措施

感染源	处理措施
绒毛膜羊膜炎	使胎儿尽快分娩
宫内残留物	尽快清宫
胎盘滞留(经药物治疗后)	人工剥离胎盘

续表

感染源	处理措施
子宫或肠道损伤(通常见于产后)	剖腹修补术
切口感染	清创术
不完全性流产	予以药物治疗或手术清宫
严重乳腺炎或乳房脓肿	切开引流
会阴部脓肿	切开引流
生殖道外伤后感染或脓肿	清创或引流

(四)请示高年资医师或助产士

毋庸置疑,如果没有经验丰富的高年资医师或助产士帮忙,那么低年资医护人员不适合管理高风险孕产妇。同样,在其他科室(如重症监护室、感染科和全科),低年资医护人员也不适合对高风险孕产妇进行管理。当需要专家建议时,应由顾问级别的医师会诊,这是在最近的MBRRACE报告中强调过的关键措施[38]。

五、支持治疗

在治疗有严重脓毒症或脓毒症休克的孕产妇时,同时还应关注其他一系列的重点领域,其中值得重点关注的有危重症孕产妇的护理。严重脓毒症的支持治疗[17]包括:血糖管理,预防静脉血栓栓塞,预防应激性溃疡,避免贫血。

(一)血糖管理

在严重脓毒症或脓毒症休克的孕产妇中,建议将血糖控制在低于180mg/dL的范围,若两次血糖测定结果均大于180mg/dL,则应开始进行胰岛素治疗。在胰岛素治疗开始后的每1～2小时,应监测血糖水平,直到血糖被稳定控制;其后,应每4小时监测一次[17]。选择胰岛素进行治疗应符合当地医院规定,但在连续静脉使用胰岛素时要注意补充含钾液体,并注意仔细监测电解质,特别是血清钾和钠离子的水平以及液体出入量的平衡。

将血糖维持在180mg/dL以下的目标是基于NICE-SUGAR试验制定的。该试验认为,在强化胰岛素控制血糖的目标水平低于110mg/dL时,孕产妇的死亡率较血糖控制目标为180mg/dL组增加。孕产妇死亡率的增加被认为继发于将较低血糖水平作为目标时所出现的低血糖[65]。然而,随后的荟萃分析并没有证实死亡率是增加还是降低,但患者确实可以从强化胰岛素治疗中获益[26,35]。

虽然采毛细血管血测血糖很方便,但是对于严重脓毒症的孕产妇应谨慎,尤其当外周循环不佳时,它会导致血糖假性地升高或降低。因此,对这些孕产妇,应监测血清葡萄糖水平[17]。

孕产妇,特别是肥胖的妇女,即使没有被明确诊断为糖尿病,也处于糖耐量受损的风险中,并且在生理状态下,血糖水平也可能高于非孕人群。本文引用的推荐指南是在缺乏大规模论证的情况下,基于非孕人群得出的数据,但是也可以应用于具有严重脓毒症的孕产妇人群。

(二) 预防静脉血栓栓塞

由于妊娠和危重疾病的联合作用,所以患有严重脓毒症的孕产妇发生静脉血栓栓塞的风险显著增加。虽然关于静脉血栓栓塞预防的讨论已超出了本章的范围,但是仍是非常有必要的。预防静脉血栓栓塞药物的选择取决于当地政策,但是与非孕的急性孕产妇的对照研究表明,当使用低分子肝素时,肺栓塞的发生率降低(风险比为0.51)。普通肝素与低分子肝素在预防静脉血栓栓塞形成的发生率方面没有显著差异[50,52]。但是,在发生肾损伤的情况下,预防静脉血栓栓塞药物的种类需要重新选择,剂量需要重新调整。

在选择药物、剂量和使用频率时,需要考虑分娩,包括使用神经阻滞剂等。推荐可将非药物预防方法(如气压泵和梯度弹力袜)作为药物预防治疗的补充[50],尤其当孕产妇存在抗凝药物使用的禁忌证(如有出血、血小板减少等)时[17,34]。

(三) 预防应激性溃疡

同样,本章不详细讨论应激性溃疡,但是要使用药物来预防应激性溃疡。尤其是对存在危险因素的孕产妇,包括凝血病、机械通气、低血压、既往有消化性溃疡病史的孕产妇。如果女性有以上危险因素,则应考虑使用H_2受体拮抗剂进行预防[17]。

(四) 避免贫血

众所周知,对于无大出血的孕产妇,不需要考虑输红细胞悬液,除非血红蛋白浓度低于70g/L[33]。一项大型多中心试验比较了脓毒症休克孕产妇的70g/L和90g/L输血阈值,发现两者在死亡率、缺血事件和生命支持的设备使用方面均没有差异性,这说明70g/L的阈值适用于无大出血的脓毒症孕产妇[29]。

六、辅助治疗

对脓毒症孕产妇的其他辅助疗法还有激素治疗和静脉注射免疫球蛋白。

(一) 激素治疗

关于是否应给脓毒症孕产妇进行激素治疗,目前仍有争议。最初的研究表明,对血管活性药物无反应的脓毒症休克孕产妇应用激素治疗能降低死亡率[4]。但是这并未在大型多中心试验中得到证实。尽管该研究包括了脓毒症休克孕产妇,但也包括了使用血管活性药物治疗有效的休克孕产妇。虽然应用激素能缩短纠正低血压的时间,但是孕产妇微生物感染的发生率也会增加,相对风险为 1.27[61]。

由于对血管活性药物治疗无反应的只有极少数脓毒症休克的孕产妇,因此激素治疗并不适用于绝大多数孕产妇,并且还要考虑激素对孕产妇和胎儿的影响。目前,SSC 指南建议,脓毒症休克孕产妇在经充分的液体复苏和使用血管活性药物后,如果病情仍不稳定,则可以使用小剂量激素治疗[17]。

（二）静脉注射免疫球蛋白

与孕产妇脓毒症相关的细菌通过产生外毒素而引起孕产妇发病,特别是葡萄球菌属和链球菌属。免疫球蛋白治疗可以通过免疫调理抑制肿瘤坏死因子和白介素的产生,以及中和外毒素的超抗原效应来发挥作用[54]。卫生部和 RCOG[54]建议,对于侵袭性葡萄球菌或链球菌严重感染,在经其他治疗无效时,可静脉注射免疫球蛋白。但是,没有证据支持免疫球蛋白可用于治疗其他感染性疾病,特别是革兰氏阴性菌感染。并且,免疫球蛋白对先天性免疫球蛋白 A 缺乏的孕产妇禁止应用。

（三）治疗场所和监测

孕产妇入住哪个科室治疗取决于以下因素。

1. 孕产妇病情的严重程度,包括一个或多个器官衰竭。

2. 妊娠或分娩的阶段。

3. 根据当地的规定和安排,还要结合科室能力。

在遇到下列情况时,需要将孕产妇转到 ICU 继续治疗(见表 21.5)。最低监测要求见表 21.6,但也要根据病情进行调整。

表 21.5 脓毒症孕产妇转入 ICU 的指征

系 统	指 征
心脏	经充分的液体复苏后,仍存在低血压或血乳酸水平偏高,建议使用血管活性药物或强心治疗
呼吸	肺水肿; 机械通气; 气道保护
肾脏	严重的急性肾损伤; 需血液透析
神经	意识水平下降
其他	多器官衰竭; 未纠正的酸中毒; 持续低体温

表21.6 对严重脓毒症孕产妇的最低监测要求

观察指标	监测频率
常规监测指标包括意识水平、呼吸频率、氧饱和度、心率、血压、体温	每小时(如果患者情况不稳定,则需更频繁的监测)
尿量	每小时
肾功能、电解质、血常规、动脉血气分析、凝血功能、血乳酸水平	每天两次(如果患者出现异常,则需更频繁的监测)

七、感染控制问题

在管理所有感染孕产妇的感染控制措施中,洗手和无菌操作是基本条件。在任何疑诊或确诊孕产妇脓毒症的情况下,应该通知新生儿管理团队以确保新生儿安全。一般的感染控制措施见表21.7[30]。

表21.7 一般的感染控制措施

目 标	感染控制措施
避免感染	识别和减少孕产妇脓毒症的危险因素; 注意手卫生; 外科无菌操作; 改善环境; 清洁设备; 抗生素预防; 助产士培训
早期诊断感染	临床监测; 筛查和治疗B型链球菌感染; 筛查和治疗细菌性阴道炎; 分娩前及分娩中治疗绒毛膜羊膜炎
减少并发症	受感染者要隔离护理
组织管理	学习指南; 培训; 审计和质量改进

在英国,侵袭性A型链球菌感染是一种常见疾病。当遇到孕产妇感染该细菌时,要咨询当地的感染控制和微生物管理专家。至少要保证对感染的孕产妇进行单间隔离,使用专用的医疗设备,并严格注意手卫生。医疗工作人员在接生时要注意戴防护面罩。通知新生儿管理团队做好婴儿感染预防工作,并且医护人员要密切观察婴儿生命体征的变化,以便及时发现、及时治疗[54]。

八、孕产妇脓毒症的特殊病因

孕产妇脓毒症的各种病因详见表21.8。对一些特异性病因会进行具体描述。除及时发现上述的脓毒症特征外,重要的还要识别脓毒症的非特异性病因。不管孕产妇脓毒症是由何种病因导致的,最重要的是尽早使用抗生素和采取其他治疗措施。

表21.8 孕产妇脓毒症的特异性病因

类　别	特异性病因
妊娠相关	绒毛膜羊膜炎; 子宫内膜炎; 宫腔妊娠物残留,包括流产合并感染; 手术切口感染; 乳腺炎
非妊娠相关	流感; 肺炎; 咽炎; 阑尾炎; 胆囊炎; 肾盂肾炎; 脑膜炎
贫穷国家相关	结核病; 艾滋病; 疟疾

值得注意的是,最近的MBRRACE报告[38]指出,对于生殖道感染引起的脓毒症,延迟手术干预是导致孕产妇死亡的原因之一。因此,若发现绒毛膜羊膜炎、子宫内膜炎、宫腔妊娠物残留、手术切口感染等,要及时进行治疗。

(一) 绒毛膜羊膜炎

宫内感染、绒毛膜羊膜炎通常是由胎膜破裂后多种细菌的上行性感染造成的。在胎膜完整存在的情况下,也能形成上行感染,或通过血液途径入侵感染[46]。感染发生率占所有产妇的4%,而在早产产妇的发生率可能高达10%[21]。

其危险因素包括破膜时间过长、B型链球菌定植、孕产妇年龄小、产程延长、初产妇、多次阴道检查、胎粪污染的羊水和细菌性阴道炎。病原菌包括A型和B型链球菌、厌氧菌(如拟杆菌属)、支原体和大肠杆菌[46]。

其症状可以是非特异性的,包括发热、腹部压痛、恶臭分泌物和胎儿心动过速或胎儿窘迫。可能出现的后遗症包括母体和胎儿两个方面,剖宫产率增加(2～3倍)、手术切口感染、盆腔脓肿、出血以及母体或胎儿菌血症[46]。

产妇在剖宫产后仍然处于危险之中,因为子宫在修复过程中形成了厌氧环境,使病原菌可以在其中迅速增殖。如果抗生素治疗不能取得好的效果,则应根据情况考虑行必要的外科手术,治疗脓肿或深部感染[6]。

(二) 子宫内膜炎

子宫内膜炎涉及内膜及内膜下的感染。一般发生于产后,由于产道细菌的增殖而出现感染,细菌也可以在蜕膜和羊水中聚集[46]。

其感染通常混合多种细菌,包括厌氧菌(消化链球菌属、拟杆菌属、梭状芽孢杆菌)和需氧菌(A型链球菌、B型链球菌、肠球菌和大肠杆菌)。严重感染并发血肿或坏死组织,提示有化脓性链球菌或金黄色葡萄球菌感染的可能。

需强调的是,对有心动过速、子宫压痛和阴道脓性分泌物的孕产妇,需要高度怀疑感染。应当引起的注意是,由于子宫缺少神经支配,所以即使在严重的A型链球菌感染的病例中,也可能不存在子宫压痛[6]。

在分娩后出现发热的孕产妇中,约20%阴道分娩的孕产妇被诊断有子宫内膜炎;相比之下,剖宫产发生感染的孕产妇大概为70%[46]。子宫内膜炎是剖宫产后孕产妇发生盆腔脓肿和腹膜炎的危险因素。抗生素治疗对90%的孕产妇有作用。但在48～72h后,若抗感染治疗对孕产妇没有反应或效果不佳,则应考虑行影像学检查(如CT扫描)[46]。

(三) 宫腔妊娠物残留(包括流产合并感染)

流产合并感染是由宫内感染介导的,可由不完全性流产或人工流产引起。在堕胎或流产之后2～7d,孕产妇可能出现非特异性症状,如腹痛、恶心和发热,也可能出现特异性症状,如阴道分泌物异常[46]。

合法和非法堕胎都会对孕产妇造成巨大的心理影响,孕产妇可能试图隐瞒事情的真相,需要仔细地询问,并给予治疗和帮助。

在这种情况下,感染源控制是特别重要的,紧急行清宫术对挽救孕产妇生命有重要的意义。如果怀疑产气细菌感染,具体表现为暗红色、失去活性的子宫被周围组织包绕并有捻发感,则需要考虑子宫切除术[46]。

国家对流产的政策是减少流产引起的感染的至关重要的因素。在美国,若需要药物流产,孕产妇需要筛查和治疗淋病及衣原体感染。事实证明,这种政策的执行能有效地降低感染率[24]。

(四) 手术切口感染

在剖宫产期间,虽然预防性使用抗生素有效地降低了术后切口感染的风险,但还是有高达6%的感染率。切口感染最常见于胎膜破裂后行急诊剖宫产的孕产妇[22]。其他感染风险因素包括出血增加、手术时间延长、肥胖、糖尿病、免疫抑制剂的使用、吸烟、贫血和低收入社会阶层[46]。

病原菌通常来源于阴道细菌,包括革兰氏阳性菌、革兰氏阴性菌和兼性厌氧菌[46]。复发性脓肿是葡萄球菌感染产生杀白素所导致的,对于少见的或严重的孕产妇要考虑此种细菌感染的可能[54]。

在大多数情况下,如果感染症状在术后第4天持续或恶化,则要考虑脓肿形成,必须在使用抗生素治疗的同时,考虑可能需要切开引流[46]。

坏死性筋膜炎是切口感染的最可怕的并发症之一,由组织迅速传播至深筋膜。典型的但不常见的症状包括不符合临床的剧烈疼痛、皮肤呈紫色、组织捻发感和大疱形成。其通常涉及多种细菌感染,但最常见的细菌是A型链球菌、金黄色葡萄球菌和产气荚膜杆菌[6]。通常情况下,外科及时彻底地进行清创手术是可以救命的。同时,咨询当地的微生物管理部门也是至关重要的。除了使用合适的抗生素外,也可以适当使用免疫球蛋白。

尽管没有伤口,但静脉导管、引流管或其他侵入性装置也是潜在的感染源,并且应当定期检查红斑、疼痛程度和分泌物。去除侵入物是控制感染的关键,但也需要应用抗生素。

(五)乳腺炎

乳腺炎是严重脓毒症的病因之一,通常情况下会被忽略。但在2011年,CMACE报告了两例因乳腺炎导致脓毒症致死的病例,一例是因为感染了A型链球菌,另一例是因为感染了金黄色葡萄球菌[13]。RCOG建议,对于所有表现出全身症状的严重乳腺炎产妇,若在48h内口服抗生素无效,则均应转诊到医院进行评估[54]。该病通常在产后1周出现症状,一般单侧起病。通常,在充血之前的临床特征包括受累侧乳房肿大和硬化,出现红斑和严重疼痛。金黄色葡萄球菌是最常见的病原体,应考虑耐甲氧西林金黄色葡萄球菌感染的可能性,特别是住院时间较长的产妇或新生儿[46]。

对于住院孕产妇,在使用抗生素之前要进行乳汁培养和皮肤拭子培养。吸出乳汁、排空乳房是有益于治疗的,如果脓肿形成,那么需考虑切开引流[46]。

(六)流 感

2009—2012年,英国有36名妇女因流感死亡,占脓毒症死亡总数的43%。在死亡的妇女中,有33名疑似或确诊为A型流感,3名为B型流感。流感具有高度的传染性,并且多具有季节性,在冬季更易流行[38]。

可导致孕产妇发生更严重临床情况的危险因素包括妊娠、肥胖、哮喘和心脏病。患有流感的孕产妇因疾病严重而住院的比例增加4倍,而入住监护病房的概率增加了7倍[38]。

在最近的流感大流行期间,94%的死亡孕产妇初始有感染表现,但因未考虑流感而导致诊断和治疗上的延误[38]。因此,在社区流感流行率上升时,如有孕产妇出现呼吸急促、发热、肌痛、干咳和头痛症状或与流感孕产妇有接触史,则应高度怀疑流感的可能并密切观察。

有证据显示,孕产妇接种流感疫苗可以降低其流感的发病率和死亡率,并能改善胎儿预后,包括降低早产、低体重儿和新生儿感染流感的可能性[47,49]。MBRRACE报道,死于流感的孕产妇均未接种流感疫苗[38],62%的孕产妇死亡发生在刚接种疫苗时,并且其中有一些是可以预防的。

关于神经氨酸酶抑制剂(如奥司他韦和扎那米韦)对流感孕产妇的治疗作用仍存在争议,而且在大多数试验中,孕产妇是禁止使用的。回顾性研究表明,早期使用神经氨酸酶抑制剂是有益的[75],卫生部门和RCOG都建议有流感症状的孕产妇应使用神经氨酸酶抑制剂,尤其在出现症状48h内,甚至对于不确诊的感染也可使用[18]。扎那米韦是在妊娠期间推荐使用的药物。建议将奥司他韦用于治疗哮喘、慢性阻塞性肺疾病或严重复杂的H1N1流感的孕产妇[18]。根据目前的证据,这些药物在妊娠期间对孕产妇和胎儿都是安全的[38]。

(七)肺 炎

与普通妇女相比,孕产妇的许多生理变化会增加呼吸道感染的风险。这些风险包括呼吸需求增加、胸部扩张受限、功能残气量减少和呼吸储备减少。它们不仅会增加感染的风险,而且还会加剧病情的进展。据统计,美国妊娠期肺炎的发病率超过1.5/1000。

在妊娠过程中,引起肺炎的常见病原菌包括:肺炎链球菌,它会引起发热、咳嗽且产生铁锈色痰;非典型病原体(包括支原体),可能导致干咳、皮疹和肌痛[6]。少见的PVL相关的葡萄球菌坏死性肺炎也可能发生,并且在健康群体中的死亡率大概为70%[54]。

胸部X线影像需呼吸科医师和胸外科医师共同阅读,以确保制定最佳治疗方案。如果有条件,应尽可能送检痰液,并进行尿液抗原测定。

病毒性肺炎虽然不常见,但在妊娠期也会发生。若在妊娠期发生水痘带状疱疹肺炎,则尽管给予最佳治疗、机械通气,孕产妇仍有高达14%的死亡率[41]。与早期细菌性肺炎相比,影像学提示病毒性肺炎的病灶分布往往更广泛。

(八)咽 炎

大多数妊娠期咽部感染是原发性的且不严重。约10%的咽炎是由A型链球菌引起的,可导致泌尿生殖系统感染和全身感染[54]。如果存在四条诊断标准中的三条(发烧、扁桃体渗出物、无咳嗽、前颈部淋巴结肿大伴触痛），则应该立即开始应用合适的抗生素，其中最常用的是青霉素[12]。

（九）阑尾炎

在1500例孕产妇中约有1例可能并发阑尾炎，且难以诊断，这是因为宫底抬高后引起非常规部位的疼痛和压痛。另外，阑尾在妊娠期间更容易发生穿孔（高达20%），这是因为妊娠导致移位的大网膜不易包裹感染的阑尾[46]。

阑尾炎的临床特征包括腹痛、腹部压痛、恶心、发热以及白细胞计数增高。通过临床症状和体征，基本可以确诊。如果诊断有疑问，需行CT检查，也必须权衡CT检查的风险和获益，以避免不必要的检查[46]。

（十）胆囊炎

高达10%的孕产妇会发生胆囊疾病[68]。当急性胆囊炎进而发生胆总管阻塞时，细菌感染率高达85%，临床特征包括右上腹疼痛、发热、恶心和白细胞计数增高。诊断可以用非侵入性超声检查来确认。内科保守治疗包括静脉输注抗生素。若疗效不佳或并发胆源性胰腺炎，可能需行手术切除胆囊。内镜逆行胰胆管造影对胆总管阻塞有益[46]。

（十一）肾盂肾炎

孕产妇肾盂肾炎的发病率约为2%[70]。早期的症状和体征包括排尿困难、痉挛性疼痛以及压痛，但更多的是非典型症状（如恶心、寒战等）。发病可以出现在妊娠的任何阶段（包括产后），但约90%发生在分娩前[70]。具体的检查包括尿常规和尿培养。肾脏超声用来排除肾脏结构异常或肾结石的存在。妊娠期筛查和对无症状性菌尿的治疗，可降低其发展为肾盂肾炎的风险，从20%～35%下降至1%～4%[20]。

最常见的致病菌有革兰氏阴性杆菌（如大肠杆菌或克雷伯菌属），其他病原菌有B型链球菌等[70]。对长期留置导尿管及长期或反复住院的妇女，应考虑耐药菌的存在（如可产生超广谱β-内酰胺酶（ESBL）的耐药菌属）。对这些女性孕产妇的治疗应该咨询感染科专家，可能需用碳青霉烯类药物治疗[54]。

肾盂肾炎的危险因素包括多胎孕产妇、糖尿病、泌尿道结石或畸形以及社会经济地位低等[70]。

相对于健康妇女，合并肾盂肾炎的妇女更容易发生贫血（OR=2.6）、败血症（OR=56.5）、脓毒血症、急性肾损伤（OR=16.5）、早产（OR=1.3）、低出生体重儿（OR=1.3）、绒毛膜羊膜炎（OR=1.3）、剖宫产分娩（OR=1.2）。

（十二）结核病

结核病（TB）在发达国家不常见，而在发展中国家的发病率仍不断增加，已经成为发展中国家的巨大负担[39]。

对以下情况,应考虑进行筛查(结核菌素皮肤试验或γ-干扰素释放试验):

- 与活动性TB孕产妇密切接触。
- 艾滋病病毒携带者。
- 免疫功能低下的孕产妇。
- 具有TB的症状(体重减轻、盗汗、发热和咳嗽)。
- 吸毒者。
- 来自疾病流行地区的人们(如拉丁美洲、加勒比、非洲、亚洲、东欧、俄罗斯)[46]。

应该注意的是,结核在妊娠期间可能有不同的表现,高达一半的妊娠期间结核病孕产妇表现出非特异性症状和非典型的肺部疾病[39]。

严重脓毒症在结核病孕产妇中并不常见,但可能发生在那些免疫功能低下的孕产妇,如HIV孕产妇,推荐对这些孕产妇进行潜伏期TB治疗,因其转为活动性TB的比例约为8%[11]。在这些情况下,传染病医疗团队的参与治疗是至关重要的,特别是当怀疑有肺部疾病时。

(十三) 艾滋病病毒感染

艾滋病病毒(HIV)是撒哈拉以南非洲育龄妇女死亡的主要原因,该地区的孕产妇死亡率也最高[72]。感染艾滋病病毒的孕产妇的死亡率是未感染艾滋病病毒孕产妇死亡率的8倍。这可能是由于妊娠加速艾滋病进展,或者艾滋病增加产科发生并发症的风险[9]。

感染艾滋病病毒的孕产妇的死亡率难以统计。一项回顾性研究显示,在艾滋病发病率为2%的地区,约12%的孕产妇死亡是感染艾滋病病毒所致的;而当艾滋病发病率升至15%时,其死亡率可达50%。因此,作者预估在全球范围内,5%的孕产妇死亡和撒哈拉以南地区25%的孕产妇死亡可归因于艾滋病病毒感染[10]。

感染艾滋病病毒的孕产妇,经阴道分娩发生脓毒症的概率比非艾滋病病毒感染孕产妇高3倍;如果进行剖宫产,则风险将增加到6倍。艾滋病病毒感染产妇的伤口感染(OR=1.75)和子宫内膜炎(OR=1.86)[9]的发生风险增加。

在分娩期,对艾滋病病毒感染孕产妇预防性使用抗生素是有益的[58];但降低脓毒症的发生率和总死亡率的最重要的可变因素是给予艾滋病毒感染孕产妇抗逆转录病毒治疗[73]。建议与传染病专家合作,制定关于艾滋病孕产妇管理的区域性协议,以改善孕产妇预后,特别是在艾滋病高发地区。

(十四) 疟 疾

孕产妇感染疟原虫会增加贫血、低出生体重儿、子宫内生长受限和早产的风险,许多不良后果的发生被认为是胎盘疟疾的结果。与普通人群相比,孕产妇患严重疟疾的风险高3倍[56]。

因为疟原虫可被隔离在胎盘中,在外周血涂片中无法检测,所以妊娠期疟疾的诊断具有难度,可能需要胎盘采样来确诊[25]。

在妊娠期,恶性疟原虫感染的死亡率可接近50%。临床表现通常是非特异性的,包括疲劳、头痛和发热,如果不治疗,则可能进展为癫痫、肺水肿、肾衰竭和黄疸。在询问病史时,应积极询问是否有疫区疫源接触史。

对于严重的恶性疟疾,治疗上可以静脉注射青蒿素。如果青蒿素不可用,则可使用奎宁。将奎宁和克林霉素用于治疗无并发症的恶性疟疾或混合性疟疾,而氯喹用于治疗其他类型疟原虫感染。妊娠期禁用羟氯喹,并应尽早征求当地感染专家的意见[55]。

尽早发现并治疗疟疾并发症,包括低血糖、肺水肿、贫血、高热、癫痫、代谢性酸中毒、凝血功能障碍、肾衰竭和继发性细菌感染[55]。

九、结　论

孕产妇脓毒症仍然是孕产妇死亡的重要原因。我们可以通过早期识别、积极复苏治疗、控制感染源以及高年资医护人员对孕产妇的保驾护航,减少脓毒症的发生,并且这对改善脓毒症孕产妇的预后也十分重要。

参考文献

[1] Acosta CD, Bhattacharya S, Tuffnell D, et al. Maternal sepsis: a Scottish population-based case-control study. Br J Obstet Gynaecol, 2012, 119: 474-483.

[2] Acosta C, Knight M, Lee H, et al. The continuum of maternal sepsis severity: incidence and risk factors in a population-based cohort study. PLoS One, 2013, 8(7): e67175.

[3] Acosta C, Kurinczuk J, Lucas D, et al. Severe maternal sepsis in the UK, 2011－2012: a national case-control study. PLoS Med, 2014, 11(7): e1001672.

[4] Annane D, Sébille V, Charpentier C, et al. Effect of treatment with low doses of hydrocortisone and fludrocortisone on mortality in patients with septic shock. JAMA, 2002, 288: 862-871.

[5] Arulkumaran N, Singer M. Puerperal sepsis. Best Pract Res Clin Obstet Gynaecol, 2013, 27: 893-902.

[6] Barton J, Sibai B. Severe sepsis and septic shock in pregnancy. Obstet Gynecol,

2012, 120: 689-706.

［7］ Brunkhorst FM, Engel C, Bloos F, German Competence Network Sepsis(SepNet), et al. Intensive insulin therapy and pentastarch resuscitation in severe sepsis. N Engl J Med, 2008, 358: 125-139.

［8］ Caironi P, Tognoni G, Masson S, for the ALBIOS Study Investigators, et al. Albumin replacement in patients with severe sepsis or septic shock. N Engl J Med, 2014, 370: 1412-1421.

［9］ Calvert C, Ronsmans C. HIV and the risk of direct obstetric complications: a systematic review and meta-analysis. PLoS One, 2013, 8(10): e74848. doi:10.1371/journal. pone.0074848.

［10］ Calvert C, Ronsmans C. The contribution of HIV to pregnancy-related mortality: a systematic review and meta-analysis. AIDS, 2013, 27: 1631-1639.

［11］ Centers for Disease Control and Prevention. Treatment of tuberculosis. MMWR Recomm Rep, 2003, 52(RR-11):1-77.

［12］ Centor RM, Witherspoon JM, Dalton HP, et al. The diagnosis of strep throat in adults in the emergency room. Med Decis Making, 1981, 1: 239-246.

［13］ Centre for Maternal and Child Enquiries (CMACE). Saving mothers' lives: reviewing maternal deaths to make motherhood safer: 2006－08. The eighth report on confidential enquiries into maternal deaths in the United Kingdom. BJOG, 2011, 118 (Suppl 1): 1-203.

［14］ Centre for the Enquiry into Maternal and Child Health(CEMACH). Saving mothers' lives: reviewing maternal deaths to make motherhood safer 2003－2005. In: Lewis G, editor. The Seventh Confidential Enquiry into Maternal Deaths in the United Kingdom. London: CEMACH, 2007.

［15］ Cullinane M, Findlay G, Hargraves C, et al. An acute problem? London: National Confidential Enquiry into Patient Outcome and Death, 2005.

［16］ Delaney AP, Dan A, McCaffrey J, et al. The role of albumin as a resuscitation fluid for patients with sepsis: a systematic review and meta-analysis. Crit Care Med, 2011, 39: 386-391.

［17］ Dellinger RP, Levy MM, Rhodes A, et al. Surviving sepsis campaign: international guidelines for management of severe sepsis and septic shock. Intensive Care Med, 2013, 39(2): 165-228.

［18］ Department of Health and the Royal College of Obstetricians and Gynaecologists. Pandemic H1N1 2009 Influenza: Clinical Management Guidelines for Pregnancy. London: RCOG press, 2009.

［19］ Department of Health. Clinical guidelines for immunoglobulin use. 2nd ed. 2008. http://www.dh.gov.uk/en/Publicationsandstatistics/Publications/PublicationsPolicy-And Guidance/DH_085235.

［20］ Duff P. Pyelonephritis in pregnancy. Clin Obstet Gynecol, 1984, 27: 17-31.

［21］ Edwards R. Chorioamnionitis and labor. Obstet Gynecol Clin North Am, 2005, 32: 287-296.

［22］ Faro C, Faro S. Postoperative pelvic infections. Infect Dis Clin North Am, 2008, 22: 653-663.

［23］ Finfer S, Bellomo R, Boyce N, SAFE Study Investigators, et al. A comparison of albumin and saline for fluid resuscitation in the intensive care unit. N Engl J Med, 2004, 350: 2247-2256.

［24］ Fjerstad M, Trussell J, Sivin I, et al. Rates of serious infection after changes in regimens for medical abortion. N Engl J Med, 2009, 361: 145-151.

［25］ Fried M, Muehlenbachs A, Duffy P. Diagnosing malaria in pregnancy: an update. Expert Rev Anti Infect Ther, 2012, 10(10): 1177-1187.

［26］ Griesdale DE, de Souza RJ, van Dam RM, et al. Intensive insulin therapy and mortality among critically ill patients: a meta-analysis including NICE-SUGAR study data. CMAJ, 2009, 180: 821-827.

［27］ Guidet B, Martinet O, Boulain T, et al. Assessment of hemodynamic efficacy and safety of 6% hydroxyethylstarch 130/0.4 vs. 0.9% NaCl fluid replacement in patients with severe sepsis: the CRYSTMAS study. Crit Care, 2012, 16: R94.

［28］ Heslehurst N, Ells LJ, Simpson H, et al. Trends in maternal obesity incidence rates, demographic predictors, and health inequalities in 36,821 women over a 15-year period. Br J Obstet Gynaecol, 2007, 114: 187-194.

［29］ Holst LB, Haase N, Wetterslev J, et al. Lower versus higher hemoglobin threshold for transfusion in septic shock. N Engl J Med, 2014, 371: 1381-1391.

［30］ Hussein J, Walker L. Puerperal sepsis in low- and middle-income settings: past, present and future. In: Kehoe S, Neilson J, Norman J, editors. Maternal and Infant Deaths: Chasing Millennium Development Goals 4 and 5. London: RCOG Press,

2010.

［31］ Jansen TC, van Bommel J, Schoonderbeek FJ, et al. Early lactate-guided therapy in intensive care unit patients: a multi-center, open-label, randomized controlled trial. Am J Respir Crit Care Med, 2010, 182(6): 752-761.

［32］ Jin Y, Carriere KC, Marrie TJ, et al. The effects of community-acquired pneumonia during pregnancy ending with a live birth. Am J Obstet Gynecol, 2003, 188: 800-806.

［33］ JPAC－Joint United Kingdom(UK) Blood Transfusion and Tissue Transplantation Services Professional Advisory Committee. Guidelines for the blood transfusion services in the UK. 8th ed. London: TSO, 2013. http://www.transfusionguidelines.org.uk. Accessed 11 Dec 2014.

［34］ Kakkos SK, Caprini JA, Geroulakos G, et al. Combined intermit-tent pneumatic leg compression and pharmacological prophylaxis for prevention of venous thromboembolism in high-risk patients. Cochrane Database Syst Rev, 2008, 4: CD005258.

［35］ Kansagara D, Fu R, Freeman M, et al. Intensive insulin therapy in hospitalized patients: a systematic review. Ann Intern Med, 2011, 154: 268-282.

［36］ Kaye DK, Kakaire O, Osinde MO. Systematic review of the magnitude and case fatality ratio for severe maternal morbidity in sub-Saharan Africa between 1995 and 2010. BMC Pregnancy Childbirth, 2011, 11: 65.

［37］ Khan KS, Wojdyla D, Say L, et al. WHO analysis of causes of maternal death: a systematic review. Lancet, 2006, 367(9516): 1066-1074.

［38］ Knight M, Kenyon S, Brocklehurst P, on behalf of MBRRACE-UK, et al. editors. Saving lives, improving mothers' care-lessons learned to inform future maternity care from the UK and Ireland confidential enquiries into maternal deaths and morbidity 2009－12. Oxford: National Perinatal Epidemiology Unit, University of Oxford, 2014.

［39］ Knight M, Kurinczuk J, Nelson-Piercy C, et al., on behalf of UKOSS. Tuberculosis in pregnancy in the UK. Br J Obstet Gynaecol, 2009, 116: 584-588.

［40］ Kramer H, Schutte J, Zwart J, et al. Maternal mortality and severe morbidity from sepsis in the Netherlands. Acta Obstet Gynecol Scand, 2009, 88: 647-653.

［41］ Lamont RF, Sobel JD, Carrington D, et al. Varicella-zoster virus (chickenpox) infection in pregnancy. Br J Obstet Gynaecol, 2011, 118: 1155-1162.

[42] Lappen J, Keene M, Lore M, et al. Existing predictive models do not accurately characterise risk of sepsis in obstetric patients. Am J Obstet Gynaecol, 2009, (6): S231-S232.

[43] Leibovici L, Shraga I, Drucker M, et al. The benefit of appropriate empirical antibiotic treatment in patients with bloodstream infection. J Intern Med, 1998, 244: 379-386.

[44] Levy M, Rhodes A, Phillips G, et al. Surviving sepsis campaign: association between performance metrics and outcomes in a 7.5-year study. Intensive Care Med, 2014, 40(11): 1623-1633.

[45] Metersky M, Ma A, Bratzler D, et al. Predicting bacteremia in patients with community-acquired pneumonia. Am J Respir Crit Care Med, 2004, 169(3): 342-347.

[46] Morgan J, Roberts S. Maternal sepsis. Obstet Gynecol Clin N Am, 2013, 40: 69-87.

[47] Muthuri SG, Venkatesan S, Myles PR, et al. Effectiveness of neuramini-dase inhibitors in reducing mortality in patients admitted to hospital with influenza A H1N1pdm09 virus infection: a meta-analysis of individual participant data. Lancet Respir Med, 2014, 2(5): 395-404.

[48] Myburgh JA, Finfer S, Bellomo R, CHEST Investigators, Australian and New Zealand Intensive Care Society Clinical Trials Group, et al. Hydroxyethyl starch or saline for ?uid resuscitation in intensive care. N Engl J Med, 2012, 367: 1901-1911.

[49] Naleway AL, Irving SA, Henninger ML, et al. Safety of influenza vaccination during pregnancy: a review of subsequent maternal obstetric events and findings from two recent cohort studies. Vaccine, 2014, 32(26): 3122-3127.

[50] National Institute of Clinical Excellence. Venous thromboembolism: reducing the risk. NICE Clinical Guideline 92. Issued January 2010.

[51] Perner A, Haase N, Guttormsen A, et al. Hydroxyethyl starch 130/0.42 versus Ringer's acetate in severe sepsis. N Engl J Med, 2012, 367(2): 124-134.

[52] PROTECT Investigators for the Canadian Critical Care Trials Group and the Australian and New Zealand Intensive Care Society Clinical Critical Care Medicine Trials Group, Cook D, Meade M, Guyatt G, et al. Dalteparin versus unfractionated heparin in critically ill patients. N Engl J Med, 2011, 364: 1305-1314.

[53] Rivers E, Nguyen B, Havstad S, et al. Early goal-directed therapy in the treatment of severe sepsis and septic shock. N Engl J Med, 2001, 345: 1368-1377.

［54］ Royal College of Gynaecologists. Bacterial sepsis in pregnancy. Green-top Guideline No. 64a. London: RCOG press, 2012.

［55］ Royal College of Gynaecologists. The diagnosis and treatment of malaria in pregnancy. Green-top Guideline No. 54b. London: RCOG press, 2010.

［56］ Sappenfield E, Jamieson D, Kourtis A. Pregnancy and susceptibility to infectious diseases. Infect Dis Obstet Gynecol, 2013, 752852. doi: 10.1155/2013/752852.8 pages.

［57］ Say L, Chou D, Gemmill A, et al. Global causes of maternal death: a WHO systematic analysis. Lancet Glob Health, 2014, 2: e323-e333.

［58］ Sebitloane HM, Moodley J, Esterhuizen TM. Prophylactic antibiotics for the prevention of postpartum infectious morbidity in women infected with human immunodeficiency virus: a randomized controlled trial. Am J Obstet Gynecol, 2008, 198: 189, e181-e186.

［59］ Singh S, McGlennan A, England A, et al. A validation study of the CEMACH recommended modified early obstetric warning system(MEOWS). Anaesthesia, 2012, 67: 12-18.

［60］ Soliman HM, Vincent JL. Prognostic value of admission serum lactate concentrations in intensive care unit patients. Acta Clin Belg, 2010, 65(3): 176-181.

［61］ Sprung CL, Annane D, Annane D, Keh D, CORTICUS Study Group, et al. Hydrocortisone therapy for patients with septic shock. N Engl J Med, 2008, 358: 111-124.

［62］ Sriskandan S. Severe peripartum sepsis. J R Coll Physicians Edinb, 2011, 41: 339-346.

［63］ Steer JA, Lamagni T, Healy B, et al. Guidelines for prevention and control of group A streptococcal infection in acute healthcare and maternity settings in the UK. J Infect, 2012, 64(1): 1-18.

［64］ The ARISE Investigators and the ANZICS Clinical Trials Group. Goal-directed resuscitation for patients with early septic shock. N Engl J Med, 2014, 371: 1496-1506.

［65］ The NICE-SUGAR Study Investigators. Intensive versus conventional glucose control in critically ill patients. N Engl J Med, 2009, 360: 1283-1297.

［66］ Timezguid N, Das V, Hamdi A, et al. Maternal sepsis during pregnancy or the postpartum period requiring intensive care admission. Int J Obstet Anaesth, 2012, 21

（1）: 51-55.

［67］United Nations. United Nations Millennium Development Goals. 2013. http://www. un.org/millenniumgoals/maternal.shtmL. Accessed 12 Nov 2014.

［68］Valdivieso V, Covarrubias C, Siegel F, et al. Pregnancy and cholelithiasis: pathogenesis and natural course of gallstones diagnosed in early puerperium. Hepatology, 1993, 17: 1.

［69］White N, Pukrittayakamee S, Hien T, et al. Malaria. Lancet, 2014, 383: 723-735.

［70］Wing DA, Fassett MJ, Getahun D. Acute pyelonephritis in pregnancy: an 18-year retrospective analysis. Am J Obstet Gynecol, 2014, 210: 219, e1-e6.

［71］World Health Organisation. World Health Statistics 2014: part 1 health-related millennium development goals. Geneva, 2014. http://www.who.int/gho/publications/ world_health_statistics/EN_WHS2014_Part1.pdf?ua = 1. Accessed 12 Nov 2014.

［72］World Health Organization. Trends in maternal mortality: 1990 to 2008. Geneva: World Health Organization, 2010.

［73］World Health Organization. Antiretroviral drugs for treating pregnant women and preventing HIV infections in infants: recommendations for a public health approach, 2010 version. Geneva, 2010.

［74］Yealy DM, Kellum JA, Juang DT, et al. A randomized trial of protocol-based care for early septic shock. N Engl J Med, 2014, 370: 1683-1693.

［75］Yudkin M. Risk management of seasonal influenza during pregnancy: current perspectives. Int J Women's Health, 2014, 6: 681-689.

第二十二章 妊娠期过敏性休克

一、定义和流行病学

过敏性休克在妊娠期较罕见,但一旦发生,对孕产妇及胎儿来说可能就是致命的。其最常累及的是神经、呼吸、心血管和胃肠道系统。过敏反应是由 Portier 和 Richet 于1902年提出的,他们首次给犬注射海葵萃取物时,犬无不良反应发生,但再次注射时却出现了致命的全身反应。"Anaphylaxis"这个词来自古希腊语,是由"against(对抗)"和"protection(保护)"两部分组成的。Richet 也因这一发现获得了1913年的诺贝尔生理学或医学奖[1]。

妊娠期过敏性休克对孕产妇和胎儿都可能是致命性的。目前,关于过敏性休克的准确发病率尚不明确,全球的发病率大概为0.05%~2%,但似乎有增长的趋势[2]。关于孕产妇过敏性休克发生率的相关数据更是有限。基于目前有限的证据,妊娠期过敏性休克的发病率约为1/3万[3]。

二、分 类[4-8]

1. 由 IgE 或非 IgE(例如 IgG 和免疫复合物补体)抗体介导的免疫反应。

2. 非免疫介导的反应,但涉及不同的病理生理学过程,具有类似的症状,曾被 Paul Kallos 称为"类过敏反应"或"伪过敏反应",现在被命名为"非免疫性过敏反应"。此类过敏反应无法通过皮肤实验或体外过敏实验进行检测。

3. 特发性反应。

三、病因学

药物导致是过敏性休克患者死亡的主要原因[9]。在妊娠期,孕酮水平升高,可引起免疫状态的改变,而使孕产妇容易发生过敏性休克。而高水平的胎盘组胺酶可能是胎儿的保护因素[10]。

1. 妊娠期

妊娠期人群过敏性休克的病因与非妊娠期人群相同[11,12]。

(1) IgE 介导的免疫反应:①某些食物容易引起过敏反应,包括花生、坚果、牛奶、鸡蛋、小麦、大豆、鱼和带壳海鲜等。②药物。

• 最常见的引起过敏反应的药物有以下几种。①青霉素:肌肉注射或静脉注射青霉素发生严重过敏性休克的概率是口服给药的2倍,但是口服给药也可以诱发过敏性休克。过敏性鼻炎、哮喘或湿疹都不是青霉素诱导过敏性休克的危险因素。②其他β-内酰胺类抗生素:因为第一代头孢菌素(如头孢噻吩、头孢氨苄、头孢羟氨和头孢唑啉)与青霉素侧链抗原更相似,所以对于青霉素过敏孕产妇,它们比新一代头孢菌素(如头孢丙烯、头孢呋辛、头孢他啶和头孢曲松)更容易诱发过敏性休克。③磺胺类药物。

- 较少见的引起过敏反应的药物有以下几种。①其他类抗生素。②硫胺素、鱼精蛋白、γ球蛋白、福尔马林和环氧乙烷。③麻醉使用的肌松剂,如琥珀胆碱、双烯丙毒马钱碱、维库溴铵、泮库溴铵和阿曲库铵。④洗必泰、胰岛素和精蛋白。

- 乳胶。女性比男性更容易对乳胶过敏。在产科和妇科手术过程中,乳胶诱导的过敏性休克的发病率更高[13,14]。

- 其他,如膜翅目类毒物(蜜蜂、胡蜂、小黄蜂、马蜂、火蚁)含有磷脂酶、透明质酸酶和其他蛋白质,易引起IgE介导的过敏性休克。

(2)非IgE(例如IgG和免疫复合物补体)介导的免疫反应:①全血、血清、血浆、血液制品和免疫球蛋白可引起Ⅱ型超敏反应,通过红细胞表面抗原抗体反应、免疫复合物激活补体(过敏毒素C3a、C4a和C5a)或血管通透性和平滑肌收缩性改变,直接诱导免疫反应。这种反应导致红细胞的凝集溶解和肥大细胞的脱颗粒,从而引起过敏性休克[6,8]。②蔗糖铁可释放生物活性物质,部分未结合的铁进入循环系统导致氧化应激,从而引起严重的不良反应[15]。

(3)非免疫反应:①阿片类、右旋糖酐、鱼精蛋白和万古霉素涉及特异性受体或非受体介导的肥大细胞激活,激活炎症通路,包括补体、凝血和血管活性(激肽释放酶–激肽)系统。②造影剂静脉内给药。③硫化物。作为食品和饮料的添加剂,硫化物包括钠和钾硫化物、双硫化物、偏亚硫酸氢盐和气态二氧化硫等。

2. 分娩期间

(1)最常见的是注射青霉素或头孢菌素,用来预防新生儿B组链球菌感染或预防产妇剖宫产后感染。

(2)其他抗生素。

(3)催产药物,包括催产素和米索前列醇等[16]。

(4)围手术期所用药物。①神经肌肉阻滞剂,如琥珀胆碱、维库溴铵、阿曲库铵、泮库溴铵、罗库溴铵、美维库铵、顺阿曲库铵(根据重要性降序排列)。②硬膜外麻醉用药。③全麻药物。④天然胶乳。⑤氯己定或洗必泰[17]。⑥胶体。在临床使用中,所有胶体(血浆白蛋白、明胶、羟乙基淀粉和右旋糖酐)都有诱导过敏性休克的风险,虽然发生率低(0.03%),但是一旦发生即可导致死亡,其病理机制尚未明确[18]。

(一) 过敏性休克的危险因素

过敏性休克的程度受遗传因素、致敏过程、年龄、同时暴露于多种过敏原、潜在感染、身体状态、心理应激和伴随药物(如β受体阻滞剂、非甾体抗炎药、α受体阻滞剂、血管紧张素转化酶抑制剂)的影响。

(二) 病理生理学[19]

过敏反应,无论是通过免疫学还是非免疫学途径触发,也不论是通过IgE还是非IgE介导,发病机制的最终途径都涉及肥大细胞和嗜碱性粒细胞,导致产生严重过敏反应。重复暴露于变应原可诱导机体产生IgE类抗体应答。IgE类抗体与肥大细胞或嗜碱性粒细胞表面的高亲和力IgE受体(FcεRI)结合。将结合特异性IgE的肥大细胞和嗜碱性粒细胞称为致敏的肥大细胞和嗜碱性粒细胞。当再次暴露于变应原时,变应原与肥大细胞或嗜碱性粒细胞表面IgE抗体交联,启动活化信号,使酪氨酸磷酸化、钙离子内流、细胞脱颗粒、生物活性介质(如组胺、白三烯、蛋白酶、细胞趋化因子、前列腺素、细胞因子等)释放。所释放的生物活性介质在过敏反应的发病机制中起重要作用,它们作用于效应组织和器官,主要表现为血管扩张和平滑肌收缩,从而引起过敏反应。初级介质是预先储备在颗粒内的介质,包括组胺、细胞因子(TNF-α、IL-1、IL-6)、中性粒细胞和嗜酸性粒细胞化学趋化物及各种酶(如类胰蛋白酶、糜蛋白酶、组织蛋白酶)。在激发阶段,细胞内新合成许多介质,包括白三烯、前列腺素、Th₂细胞因子(IL-4、IL-5、IL-13)和粒细胞-巨噬细胞集落刺激因子。非免疫性过敏反应可能是由于补体激活,凝血或纤溶系统活化,或直接生物活性介质的释放导致的。这些介质引起血管扩张、液体外渗、平滑肌收缩、黏膜分泌物增加,并刺激感觉神经末梢(见表22.1)。

表22.1　生物活性介质的作用

生物活性介质		作　用
组胺	与H₁受体结合	冠状动脉收缩、心动过速、血管通透性增加、皮肤瘙痒、支气管痉挛和流涕
	与H₁和H₂受体结合	头痛、脸红和低血压
	与H₂受体结合	增加全心收缩力和扩张冠状动脉
前列腺素,主要是前列腺素D₂		作为嗜酸性粒细胞和中性粒细胞的化学趋化物,可引起支气管痉挛、血管扩张和腺体分泌增加
白介素(IL-4和IL-13)		导致全身炎症反应
白三烯(LT)B4、LTC4转换为LTD4、LTE4和血小板活化因子(PAF)		作为嗜酸性粒细胞、中性粒细胞和血小板的化学趋化物,引起低血压、支气管痉挛和腺体分泌增加
蛋白酶、类胰蛋白酶和糜蛋白酶;蛋白多糖(如肝磷脂和硫酸软骨素);趋化因子和细胞活素		激活激肽释放酶-激肽系统,补体级联反应和凝血途径
嗜酸性粒细胞		可能起促炎(如释放细胞毒性颗粒相关蛋白)或抗炎(代谢血管活性介质)作用

(三) 症状和体征

除哮喘以外,过敏性休克通常发生于健康人群中,而在危重或休克孕产妇中较少见。过敏性休克的发病速度与发病机制和变态反应的严重程度相关。胃肠外抗原暴露可能在几分钟内引起危及生命的过敏反应,而口服或局部暴露引起的症状可以延迟数小时。成年人过敏性休克主要表现为心血管和皮肤的相关症状[20](见表22.2)。

表 22.2　成年人过敏性休克的症状和体征

症状类别	症状和体征
心血管系统症状和体征	休克表现有晕厥、面色苍白、皮肤湿冷; 心动过速,心率＞100次/min; 收缩压＜90mmHg; 意识水平下降; 心肌缺血或心绞痛; 心搏骤停
气道反应	喉部、咽部或舌头水肿; 呼吸或吞咽困难; 咽喉窒息感; 声音嘶哑; 喘鸣
呼吸反应	呼吸急促; 喘息; 氧饱和度下降; 继发于缺氧引起的意识混乱; 发绀; 呼吸衰竭或呼吸骤停
中枢神经系统	继发于气道、呼吸或循环系统的意识丧失; 濒死感; 焦虑、恐慌; 头晕、眼花; 意识混乱; 头痛; 意识水平下降; 尿失禁
胃肠道反应	恶心、呕吐; 腹部绞痛; 腹泻
皮肤反应	皮肤黏膜病变通常是过敏反应的最早表现,并占所有过敏反应的87%以上; 红斑(一种散在或广泛的红疹); 荨麻疹; 血管性水肿(可在眼睑、嘴唇、口腔或咽喉部)

心血管症状是妊娠期过敏性休克的特征性表现[21]。血管舒张和儿茶酚胺抵抗的机制如下:腺苷-5'-三磷酸(ATP)使敏感性钾通道(K_{ATP}通道)活化,诱导一氧化氮(NO)

活化和减少血管加压素生成。妊娠子宫压迫主动脉和腔静脉,使静脉回流和心排血量减少。此外,外周血管扩张和血管通透性增加也可导致心排血量减少,从而导致血容积下降。过敏性休克引起的低血容量和代谢性乳酸酸中毒,可导致持续性低血压、心血管衰竭或心搏骤停。在过敏性休克期间,心脏功能异常通常是由基础心脏病或儿茶酚胺类药物的副作用引起的,而不是由过敏反应本身造成的。代偿性外周血管收缩效应会掩盖皮肤的症状和体征,并且在动脉血压正常之后才出现[22]。

四、诊 断

过敏性休克是一种临床诊断,并且临床表现多样,是严重的、快速发作的并可致死的过敏反应。症状和体征包括突然发作和快速进展的致死性气道反应、呼吸反应、循环反应、意识丧失和(或)皮肤黏膜变化。

世界过敏组织(WAO)发布的过敏性休克临床诊断标准[23,24]如下。满足以下三个标准之一就很有可能是过敏性休克。

1. 疾病急性发作(几分钟至几小时),累及皮肤和(或)黏膜病变(如广泛性荨麻疹、瘙痒、唇-舌-悬雍垂肿胀),并且至少满足以下一条。

(1) 呼吸道反应[如呼吸困难、喘息、支气管痉挛、喘鸣、最大呼气流量(PEF)减少、低氧血症]。

(2) 血压下降或有器官组织功能障碍的相关症状(如肌张力减退、晕厥、失禁)。

2. 暴露在可能变应原之后(几分钟至几小时),快速发生以下两种或两种以上反应。

(1) 皮肤-黏膜组织症状(如广泛的荨麻疹、瘙痒、发红、唇-舌-悬雍垂肿胀)。

(2) 呼吸道症状(如呼吸困难、喘息、支气管痉挛、喘鸣、PEF减少、低氧血症)。

(3) 血压下降或相关症状(如肌张力减退、晕厥、失禁)。

(4) 持续性胃肠道症状(如腹部绞痛、呕吐)。

3. 暴露于孕产妇已知的变应原后(几分钟至几小时),血压下降至90mmHg以下或下降幅度超过基线值的30%。妊娠晚期妇女生命体征与正常妇女不同,若呼吸频率增加10%,心率增加15%,收缩压没有变化,但舒张压降低15%,则超过10%的孕产妇可发生直立性低血压。

对于过敏性休克的严重性、突发性、治疗或预后等临床特点,目前尚无权威的全球临床分级。WAO关于过敏性休克的分级系统被WAO地区和其他国家会员协会所认可,包括美国过敏性哮喘与免疫学学会(AAAAI),拉丁美洲变态反应和免疫学学会,亚太地区变态反应、哮喘和临床免疫学协会。对这些等级的评价与肾上腺素使用情况相关[25]。在1级反应中,无须任何特殊处理,病情可行发改善。在严重的情况下,对于过敏性休克患者,应根据其严重程度和临床反应使用适量的肾上腺素和输液治疗(见表22.3)。

表22.3　WAO关于过敏性休克的分级

分　级	症状或体征
1级	出现一个器官系统的症状或体征: ①皮肤症状,如广泛性瘙痒、荨麻疹、发红、发热的感觉; ②血管性水肿(除喉、舌、悬雍垂外); ③上呼吸道症状,如鼻炎,即打喷嚏、流涕、鼻瘙痒和(或)鼻充血等; ④喉咙瘙痒; ⑤来自上气道的咳嗽,而不是肺、喉或气管; ⑥结膜红斑、瘙痒; ⑦恶心、金属味或头痛
2级	出现一个以上器官系统的症状或体征: ①可预见的但不是致命的症状; ②下呼吸道:哮喘,咳嗽,喘息,呼吸短促(例如,PEF或FEV_1下降小于40%,对吸入性支气管扩张剂有反应); ③胃肠道:腹部绞痛,呕吐或腹泻; ④其他:子宫痉挛
3级	危及生命的症状 ①下呼吸道:哮喘(例如,PEF或FEV_1下降40%,对吸入性支气管扩张剂无反应); ②上呼吸道:喉、悬雍垂或舌水肿,伴或不伴喘鸣
4级	①下或上呼吸道:呼吸衰竭伴或不伴意识丧失; ②心血管:低血压伴或不伴意识丧失
5级	死亡

注:孕产妇也可能有先兆症状,尤其是在2级、3级或4级。

五、胎儿和孕产妇的预后

对孕产妇和胎儿(尤其是对胎儿),妊娠期和分娩期的过敏性休克是致命的。

(一) 胎儿的预后

(1) 妊娠期:妊娠期血液和生化参数发生了改变,影响对母亲或胎儿的复苏抢救(改编自皇家妇产科学院 Green Top 指南第56号,http://www.rcog.org.uk/files/rcog-corp/GTG56.pdf)(见表22.4)。

脐静脉PaO_2为35~40mmHg,混有静脉血,但因氧离曲线左移使胎儿血红蛋白饱和度达到80%~85%。足月健康胎儿的氧耗为6.0~5.5mL/(kg·min),孕28周以下的胎儿则为5.4mL/(kg·min)[26,27]。氧储备量约为42mL,氧以20mL/min的速率被胎儿消耗,这意味着胎儿的氧储备仅有2min。然而,如果低氧血症时间短暂,那么尽管胎儿的氧输送减少40%～50%，但是通过血流重新分配至重要器官，胎儿氧代谢仍可以持续维持。但若氧输送进一步减少，则会产生无氧代谢、脑损伤和胎儿死亡[28,29]。孕产妇低血压的水平和持续时间对胎儿的损伤程度起决定性作用，影响胎儿氧储备的产前因素也可能决定了胎儿的损伤程度和部位。母体缺氧、子宫低灌注、脐血管收缩和组胺诱导的胎儿外周血管舒张可能导致胎儿脑灌注调节受损和引起严重的神经损伤。足月儿受影响的主要部位通常是基底节和丘脑，早产儿则是深部灰质、脑干和小脑。尽管孕产妇可能在过敏性休克中存活，但是胎儿仍有发生缺血缺氧性脑病和永久性中枢神经系统损伤的风险[10,30,31]。新生儿神经系统异常，包括四肢僵直、癫痫样运动、脑损伤、缺氧性脑病和新生儿死亡，在无效复苏后的发生率为46%。

表22.4　妊娠期生化参数的变化

参　数	非妊娠期	妊娠期	妊娠对复苏的影响
PaO_2	13.3kPa（100mmHg）	13.7kPa（103mmHg）	母体氧合血红蛋白解离曲线右移（P50＝4kPa/30mmHg）是改善胎儿氧合的代偿机制
$PaCO_2$	5.3kPa（40mmHg）	4kPa（30mmHg）	母体/胎儿 CO_2 梯度的维持对胎儿 CO_2 排出很重要
HCO_3^-	24（mmol/L）	20（mmol/L）	缓冲能力下降，更有可能发生酸中毒

（2）分娩期：目前，有产妇分娩时发生过敏性休克进而导致新生儿发病或致死的报道；但是若产妇在剖宫产期间发生过敏反应，则可在产妇复苏期间同时娩出胎儿，故目前没有新生儿相关神经系统异常或死亡的报道[22]。

（二）孕产妇的预后

孕产妇症状和体征包括严重的外阴和阴道瘙痒、腰痛、子宫痉挛、胎儿窘迫和早产。肾上腺素的延迟使用是引起不良预后的危险因素，尽管接受了肾上腺素治疗，但是仍有一些孕产妇死亡。不良预后与抗原触发无关，即使在特发性过敏反应中也可能发生死亡[11]。

六、鉴别诊断

妊娠期过敏性休克的鉴别诊断与一般过敏性休克相同。分娩期的鉴别诊断还包括产妇呼吸窘迫或心血管疾病的所有其他原因，如肺栓塞、肺水肿、心肌病、急性冠状动脉综合征、二尖瓣狭窄、低血压、脑血管意外和羊水栓塞[6,12,13]。

1. 妊娠期

（1）常见的鉴别难点，如急性哮喘、急性全身性荨麻疹、急性血管性水肿、晕厥或昏厥、惊恐发作和急性焦虑发作。

（2）饮食相关,如鲭鱼中毒、食物过敏综合征(口腔过敏综合征)、谷氨酸钠反应、磺化反应和食物中毒。

（3）上呼吸道阻塞(其他形式),例如非变态性血管性水肿,包括遗传性血管性水肿Ⅰ型、Ⅱ型和Ⅲ型。

（4）休克(其他形式),如低血容量性、感染性和心源性休克。

（5）肺栓塞。

（6）嗜铬细胞瘤。

（7）其他。包括:过量内源性组胺,如肥大细胞增多、克隆肥大细胞病;潮红综合征,如类癌综合征;某些肿瘤等。

（8）毛细血管渗漏综合征。

2. 分娩期间

（1）肺栓塞(血栓形成)和肺水肿。

（2）羊水栓塞。

（3）子痫前期或子痫相关症状,例如喉部抽搐和癫痫发作。

（4）椎管内麻醉、局部麻醉或出血引起的低血压。

（5）心脏病(获得性或先天性)。

（6）脑血管意外。

（7）其他。

七、治　疗

孕产妇过敏性休克的治疗(见图22.1)与非孕产妇女有两个方面的区别:首先,妊娠期发生了妊娠生理变化;其次,对孕产妇和胎儿均需处理,并且及时的处理是至关重要的。若怀疑孕产妇有过敏性休克,则应该掌握四个方面的问题:过敏性休克的严重性,孕产妇的具体并发症,在妊娠期间经常使用的药物,以及根据孕周终止妊娠的必要性。

基于以上证据,免疫学专家结合2010—2014年出版的书籍发表了过敏性休克的国际共识(ICON),提供了一个独特的观点[32]。其主要目标是使用肾上腺素,以支持和逆转心肺功能。对于过敏性休克,需要解决气道、呼吸、循环、意识和变应原暴露的问题。心脏衰竭和呼吸受损可能是致命的,需紧急处理并且转入ICU治疗。有轻微症状的孕产妇也可能发生病情的急剧变化,应密切监测。

（一）基本治疗:一线治疗

简单询问病史。快速评估孕产妇的气道、呼吸、循环、精神状态和皮肤;评估体重

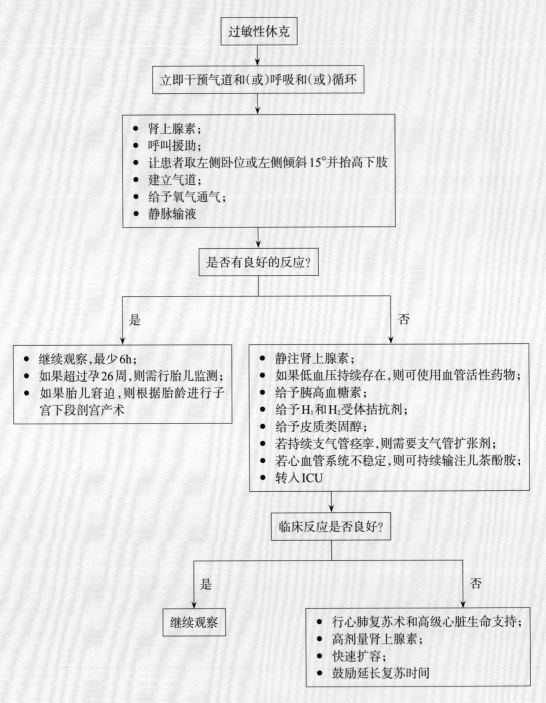

图22.1　孕产妇过敏性休克的治疗

(特别考虑胎儿的胎龄)。如果可能的话,脱离暴露的变应原(如停用可能导致过敏的静脉药物)。同时呼叫救援,并通过复苏团队(包括麻醉医师、产科医师和新生儿科医师)进行复苏。注射肾上腺素,并使孕产妇左侧倾斜至少15°卧位,抬高下肢,以防止压迫主动脉,禁止孕产妇突然坐下或站立,因为这可能导致下腔静脉回流或心室回流障碍综合征而引起心搏骤停。通过面罩或口咽管给予氧气通气,氧流量为6~8L/min,因为孕产妇需氧量增加,更易发生氧饱和度快速急性下降。孕产妇更容易发生反流和误吸,如有必要,建议早期插管。开通静脉通路进行液体复苏,启动心肺复苏术并持续胸外按压。密切监测孕产妇的血压、心率、心功能、呼吸频率和氧合,并行心电图检查。持续无创胎儿监测。终止妊娠可最大限度地改善孕产妇通气。新生儿的存活率取决于胎龄。分娩可以在非全麻下进行,从而避免有创的气道管理。

(二) 肾上腺素

世界卫生组织(2011年)、世界过敏协会(2010)、Joint Task Force对过敏反应的更新和2010年NIAID指南一致认为,肾上腺素是逆转过敏性休克症状的一线治疗药物,对怀疑有过敏性休克的孕产妇,应该在进行心肺复苏的同时立即给予肾上腺素。肾上腺素对α和β肾上腺素受体都有作用。α_1肾上腺素受体激动后,可使大部分组织器官的小动脉和毛细血管前括约肌收缩,增加外周血管阻力,从而提高血压和改善冠状动脉灌注,减轻血管性水肿。β_1肾上腺素受体激动后,具有正性肌力作用和变时性心脏效应。激活β_2肾上腺素受体,可触发细胞内环AMP,使之增加,引起支气管扩张,并减少组胺、类胰蛋白酶分泌,减少肥大细胞和嗜碱性粒细胞中炎症介质的释放,早期给药时可减轻过敏反应的严重程度[33-35]。

体外实验证明,早期使用肾上腺素可以明显抑制血小板活化因子(PAF)的释放,支持在发生过敏性休克第一时间使用该药物。

肾上腺素通过α肾上腺素受体可介导血管收缩,增加子宫血管阻力。孕产妇存活是胎儿生存的基础。因此,肾上腺素应该是妊娠期过敏性休克治疗的首选药物。这个观点被最新的法国指南[4]和英国产妇死亡调查的第八次报告一致认可。使用肾上腺素没有绝对禁忌证,但是肾上腺素的延迟使用和剂量不足是导致过敏性休克孕产妇死亡的主要原因[36]。

1. 肾上腺素的剂量和途径

对于肾上腺素的最大初始剂量和注射途径,不同的指南有不同的推荐和建议。世界卫生组织和世界过敏组织指南建议,应将肾上腺素稀释为1∶1000的浓度,并以0.01mg/kg的剂量(最大剂量为0.5mg)于大腿前外侧肌肉注射。在此处肌肉注射或皮下注射比其他部位吸收更快,这是因为肾上腺素在骨骼肌中可以发挥血管扩张作用,有利于药物从肌肉注射中快速吸收。在大腿外侧肌肉注射达到最高血药浓度的时间为8min,比在手臂的三角肌皮下注射(34min)或三角肌肌肉注射都快。相反,肾上腺素有强大的血管收缩效应,皮下注射可延迟吸收;可以根据需要,每5~15分钟可以重复注射一次。在紧急情况下,肾上腺素可以通过衣服直接注射。

在喉部水肿和支气管痉挛的情况下,通过喷雾器应用肾上腺素是有效的,但不能替代肾上腺素的肌肉注射给药。在持续氧疗的情况下,可以通过喷雾器和呼吸面罩给予2mL浓度为1mg/mL的肾上腺素雾化。

对两次肌肉注射肾上腺素没有效果和(或)持续严重低血压休克,或将发生心搏、呼吸骤停的孕产妇,应避免过快静脉注射肾上腺素,以免发生可能致死的并发症,如心律失常、心肌缺血和脑血管意外。连续输注比间断推注更安全。肾上腺素输注应从1μg/min开始,每5~10分钟增加1μg/min,最大剂量为10μg/min;或者每5分钟静脉注射0.1mg的1:10000肾上腺素[37]。待过敏性休克的症状体征缓解后,继续输注肾上腺素60min,然后在30min内逐渐撤药,密切观察病情有无反复。

2. 液体治疗

在发生过敏性休克后,由于血管通透性增加和血管扩张,使血容量发生显著变化,易引起过敏性休克的低血压。因此,在使用肾上腺素后,应积极地进行静脉液体复苏。快速的静脉补液应在15min内输注1L生理盐水或乳酸林格氏液;监测孕产妇的病情,再根据需要调整输液量,有时可能需要输注大量(超过5L)的晶体液。实际的液体需要量应该个体化,根据血压和尿量进行调节。虽然晶体液和胶体液都可用补液,但是关于选择何种液体是有争议的。法国指南建议,在晶体液剂量超过30mL/kg后使用胶体液。但使用胶体液本身可能导致组胺释放,使病情恶化。所有胶体液可直接导致组胺释放,其中风险最大的是明胶溶液[37]。目前,没有随机对照试验可以证明,与使用晶体液复苏相比,使用胶体液复苏可降低孕产妇死亡的风险。由于胶体液与生存率的改善无关,并且具有较高的肾脏副作用,且胶体液对凝血和过敏反应的影响可能增加孕产妇死亡的风险,并且胶体液比晶体液价格更高,因此不推荐使用胶体液[38]。一项纳入数千例需要液体复苏的手术孕产妇的随机对照研究,对比了晶体液与胶体液的作用,发现胶体液与生存率增加无关[37]。

一些学者甚至提倡,在产科孕产妇中保持液体负平衡。理由是在危重症孕产妇中,急性肾损伤可导致肺水肿的发生,使孕产妇死亡率升高。

3. 氧疗

尽可能快速使用带氧气储存器的面罩,用高流量氧气(通常大于10L/min)设备来纠正缺氧,以维持足够的氧饱和度,确保通过脉搏血氧测定法测得的氧饱和度维持在91%以上。

(三) 其他血管活性药物

如果肾上腺素和容量复苏效果不佳,则可以考虑使用其他血管活性药物和正性肌力药,如精氨酸加压素、胰高血糖素、多巴胺、去甲肾上腺素、亚甲蓝等。根据2011年Cochrane数据库系统分析,在临床应用中发现,多巴胺、多巴酚丁胺、去甲肾上腺素、去氧肾上腺素或加压素无论是单用,还是与肾上腺素联用,都无法证明哪一种更具有优势[39]。

(1)精氨酸加压素:在下丘脑的室旁核和视上核中合成。精氨酸加压素作用于V_1、V_2、V_3和催产素型受体,起到直接的全身血管收缩的作用。它通过激活V_1受体,减少NO合成酶的合成,阻断NO途径的靶酶,钝化cGPM的增加和直接灭活血管平滑肌中的K^+-ATP通道来诱导血管收缩。它与其他血管加压药具有协同作用,并通过增加肾上腺皮质激素的产生和释放来刺激皮质醇分泌,因此对于渗透压调节和正常血容量维持是非常重要的。对于肾上腺素和液体复苏治疗无效的难治性或严重的过敏性休克孕产妇,精氨酸加压素可维持血流动力学稳定。其剂量为$0.0003\sim0.008U/(kg\cdot min)$[22,40-42]。

(2)胰高血糖素:已经有报道将胰高血糖素成功用于治疗难治性低血压,并且在使用β受体阻滞剂的孕产妇中,可以通过直接激活腺苷酸环化酶,绕过β肾上腺素受体而逆转难治性支气管痉挛和低血压。它具有直接变力和变时效应,并可以恢复血流动力学的稳定性。其以负荷量$1\sim5mg$静脉给药,随后以$5\sim15\mu g/min$输注,直到起效。因为胰高血糖素可能引起呕吐、误吸,所以若应用于嗜睡或意识模糊的孕产妇,需要注意保护气道。

(3)多巴胺:是一种强烈的α和β肾上腺素受体激动剂,且半衰期短。低剂量的多巴胺通过D_1多巴胺能受体引起肾、肠系膜和冠脉血管扩张。多巴胺(400mg加入500mL 5%葡萄糖溶液中)以$2\sim20mg/(kg\cdot min)$速度输注,以保持收缩压>90mmHg。

(4)去甲肾上腺素:是一种强烈的α和β_1肾上腺素受体激动剂,以及弱β_2肾上腺素受体激动剂。因此,其支气管扩张作用较小,对肺几乎没有影响。常用剂量为$0.02\sim0.15\mu g/(kg\cdot min)$。

(5)亚甲蓝:组胺是主要的过敏反应介质,诱导NO生成,鸟苷酸环化酶增多,从而使环鸟苷酸增多,促进小动脉血管扩张。亚甲蓝通过竞争性抑制鸟苷酸环化酶来阻断环鸟苷酸的累积,使得血管对环鸟苷单磷酸介导的血管扩张剂(例如NO)的反应性降低。据报道,静脉注射亚甲蓝是预防脑缺血的安全和最有效的治疗方法,并可用于治疗经肾上腺素治疗无效的过敏性休克[43-45]。

八、其他治疗方法

1. H_1或H_2受体拮抗剂

抗组胺药不抑制组胺释放,但可与组胺竞争受体位点。血清组胺水平在过敏性休克早期达到峰值,但很快恢复到基线。然而,尽管如此,严重的生理损害仍持续存在。抗组胺药起效慢,不能快速阻断急性组胺受体结合导致的反应,因此绝不能替代肾上腺素。H_1和H_2抗组胺药联用,对减轻皮肤症状更有效[46]。苯海拉明(每次 1~2mg/kg 缓慢输注,最大剂量为 50mg)和雷尼替丁(静脉注射或肌肉注射,每次 1~2mg/kg,最大剂量为 75~150mg,输注时间应超过 10~15min)是适当的组合。英国复苏委员会指南还建议,在初始复苏后,肌肉注射或缓慢静脉注射氯苯那敏 10~20mg,以拮抗组胺介导的血管扩张和支气管收缩作用。

2. 皮质类固醇

皮质类固醇起效慢(4~6h),对急性过敏性休克的治疗不太可能有帮助,但它可以减轻气道肿胀,阻止过敏反应延续,不降低双相症状的发生率。Cochrane 不建议在治疗过敏性休克中使用糖皮质激素[47]。皮质类固醇通过诱导核调节蛋白的合成来抑制磷脂膜分解,并改变其他炎症细胞(即多形核白细胞)的活化和迁移,从而减少花生四烯酸代谢物的产生。在初始复苏后,若难治性支气管痉挛或难治性休克持续存在,则应使用皮质类固醇。虽然确切的剂量尚不清楚,但建议缓慢静脉内或肌内注射氢化可的松,注意避免药物诱导而造成血压进一步降低。NICE 指南和 WAO 建议,在 IgE 介导的反应中,可以静脉注射氢化可的松,剂量为 1.5~3mg/kg(肌内注射 200mg 或缓慢静脉注射)。1~2g 甲基泼尼松龙(30~35mg/kg)对致命性肺血管收缩可能有效。

3. 支气管扩张剂

对于持续性呼吸窘迫或喘息的孕产妇,可以给予沙丁胺醇(吸入或静注)、异丙托溴铵(吸入)和氨茶碱支气管扩张剂治疗(NICE 指南推荐)。

4. 阿托品

阿托品(0.02mg/kg)可用于不稳定的低血压和心动过缓孕产妇。

5. 生命支持治疗

对心搏骤停的主要干预措施是基本生命支持或高级心血管生命支持治疗。过敏性休克的死亡可能与严重血管扩张、血管壁塌陷、组织缺氧和心搏骤停有关。由于血管性水肿和上、下气道阻塞,所以面罩通气和气管插管均有可能失败,可考虑在纤维支气管镜引导下进行气管插管和环甲膜切开术。对循环支持需要进行快速容量复苏(通常 2~4L 等渗晶体液),静脉注射肾上腺素和血管升压药。在复苏后期应用类固醇激素是有临床价值的。在心搏停止期可注射阿托品。有效 CPR 可以保证充足的氧气输送,直到致死性过敏反应的影响因素被消除。

九、产科管理

关于在发生妊娠期过敏性休克后,终止妊娠的最佳时间和分娩方式的选择,目前尚存在争论。若发生胎儿窘迫,则应迅速、积极地对孕产妇进行治疗。如果胎儿窘迫得不到缓解或母体复苏效果不佳,则应紧急进行剖宫产术以改善胎儿预后。伴有低氧血症和(或)低血压的孕产妇存在手术的潜在风险,并且存在由于早产(特别孕周小于32周)而导致新生儿发生疾病和死亡的潜在风险[48,49]。

(一)监　测

立即评估气道、呼吸和循环,并定期再次评估。早期预警系统(EWS)本身是一种简单实用的床边工具,有助于识别可能的潜在急性重症孕产妇。各种修正后的EWS系统在全球范围内广泛使用[50](见表22.5)。

表22.5　EWS

分　数	3	2	1	0	1	2	3
收缩压	<45%	下降30%	下降15%	正常	上升15%	上升30%	>45%
心率(次/min)	—	<40	41~50	51~100	101~110	111~129	>130
呼吸频率(次/min)	—	<9	—	9~14	15~20	21~29	>30
体温(℃)	—	<35	—	35.0~38.4	—	>38.5	—
神志(AVPU)	—	—	—	警觉的	对声音有反应	对疼痛有反应	无反应

妊娠期间,除了频繁或连续监测母体氧合、血压、心率和心功能之外,建议对孕24周以上的孕产妇进行常规胎心监测(如果条件允许,应进行连续电子监测)。若发生胎儿窘迫,则应该通过适当的医疗手段来积极纠正母体缺氧和(或)低血压;然而,如果胎儿窘迫持续存在,则应考虑紧急行剖宫产。

制定治疗规范

1. 如果使用面罩通气有困难或无效,则考虑早期气管插管(如果有相应设备等支持)。如果孕产妇进行了插管,则可以选择带储氧袋的球囊来给予高浓度氧气。偶尔需要紧急行气管切开术,特别是存在吸气性喘鸣的情况下。

2. 脉搏血氧饱和度测定。尽可能保持PaO_2接近正常(约13kPa或100mmHg)或氧饱和度为94%~98%,要求PaO_2至少高于8kPa(60mmHg)或氧饱和度为90%~92%。

3. 二氧化碳分析仪。SpO_2正常并不意味着通气是适当的(因为脉搏血氧仪检测的是氧合,而不是高碳酸血症),孕产妇可能存在呼吸功能不全(伴$PaCO_2$高)。

4. 心电图检查,查看心率、心律、缺血、传导情况等。

5. 监测血压（动脉内），可准确测量实时血压。

6. CVP监测。如果需要，监测CVP以指导液体治疗；必要时，可使用强心剂。

7. 无创或微创技术（经食管超声心动图、超声、经胸廓生物阻抗和动脉脉搏波形分析）可用于监测心排血量。

8. 经鼻胃管。

9. 导尿管用于监测每小时尿量。

（二）监测时间

目前，由于没有统一的标准，指南建议将监测的持续时间个体化。根据NICE指南，对有气道、呼吸或循环问题的孕产妇应连续观察至少6h。对初始治疗反应良好的孕产妇，应警惕早期复发的可能，在某些情况下应连续观察24h。

十、实验室检查

过敏性休克的诊断主要是临床诊断，即使实验室检查结果都在正常范围内也可做出明确诊断。

（一）一般检查

一般检查适合于紧急情况，例如12导联心电图、胸部X线片、尿素氮、电解质、动脉血气等检查。

（二）特殊检查

实验室检查对过敏性休克的诊断作用不大。且由于初始复苏不得延迟，所以通常不需要实验室检查。肥大细胞和嗜碱性粒细胞活化的生物标志物有100多种，而可以测定的生物标志物是肥大细胞类胰蛋白酶和组胺。

1. 肥大细胞类胰蛋白酶评估

血清中肥大细胞类胰蛋白酶是肥大细胞颗粒的主要蛋白质成分。并且在过敏和类过敏反应中，肥大细胞类胰蛋白酶与组胺和其他胺类一起释放，释放达峰值的时间为60～90min，持续释放时间可能长达5h。虽然过敏性休克的生物标志物不具有敏感性，但是连续测量（如入院时、入院1h后和出院前）可以提高灵敏度和特异性。但即使出现阴性结果，也不能完全排除过敏性休克[51]。

2. 血浆组胺评估

组胺水平在发病10min内上升，但在30min内明显下降。组胺及其代谢物N-甲基组胺可在24h尿中检测到，但通常较少应用。

3. 其他生物标志物

其他生物标志物包括PAF、缓激肽、糜蛋白酶、肥大细胞羧肽酶A_3、二肽基肽酶Ⅰ、

IL-33和其他细胞因子、白三烯、前列腺素等。据报道,在致死性过敏反应中,因为PAF乙酰水解酶水平低,所以不能抑制PAF,因此PAF检测有助于识别孕产妇是否存在严重甚至致死性过敏反应的风险[12]。

4. 尸检发现

在许多致死性过敏性休克的病例中,尸检肉眼观并没有特别的发现。因血管扩张导致回心血量减少,进而出现心脏排空征象;喉头水肿;在肺、心脏和组织中的嗜酸性粒细胞增多;在心肌灌注不足的实验室检查中,可以检测到血清类胰蛋白酶水平升高,总IgE和特异性IgE血清水平升高。因此,在有典型临床病史的情况下,即使缺乏尸检证据,也不能排除过敏性休克的诊断。

十一、总 结

对过敏性休克,需要迅速做出临床反应。

1. 过敏性休克在妊娠期罕见。

2. 过敏性休克是一种严重的、突发的、可能致死的过敏反应。严重的过敏性休克的特点是致命性低血压、上气道梗阻和(或)支气管痉挛。

3. 诊断困难,高达20%的孕产妇缺少皮肤特征。过敏性休克必须与急性发作性呼吸窘迫、支气管痉挛、低血压或心搏骤停相鉴别。

4. 快速诊断和使用肾上腺素、补充血容量及维持氧合进行治疗对于孕产妇十分重要。

5. 由于过敏反应会导致心搏骤停,因此一旦确诊,应立即行剖宫产手术进行急救治疗。

(1) 立即呼救。

(2) 将孕产妇置于左侧卧位或左侧倾斜15°,并抬高双腿,以缓解主动脉压迫。

(3) 建立并维持气道开放。

(4) 快速诊断和治疗,给予肾上腺素、容量复苏和供氧仍然是确保良好预后的关键。

(5) 当诊断为过敏性休克时,因为其可能导致心搏骤停,所以必须有进行剖宫产分娩的计划。

6. 后续治疗。

(1) 如果在两次肌注肾上腺素和初始治疗后,血流动力学仍不稳定,那么可以考虑连续静脉滴注肾上腺素。

(2) 苯海拉明和雷尼替丁是肾上腺素治疗后的二线用药。

（3）吸入性β受体激动剂可用于支气管痉挛孕产妇。

（4）对于持续性低血压者，可以给予血管升压药和胰高血糖素。

（5）对于心搏、呼吸骤停者，必须立即行心肺复苏和高级心血管生命支持治疗。

（6）对于心搏骤停者，可给予阿托品。

（7）检查动脉血气分析是否存在酸中毒。若存在酸中毒，可予以碳酸氢盐0.5～1.0mmol/kg。

（8）将孕产妇送入ICU进行长期监护治疗。

（9）后续个体化治疗。

参考文献

［1］ HAAS LF. Neurological stamp Charles Robert Richet（1850－1935）. J Neurol Neurosurg Psychiatry, 2001, 70: 255.

［2］ Simons FE, World Allergy Organization. World Allergy Organization survey on global availability of essentials for the assessment and management of anaphylaxis by allergy-immunology specialists in health care settings. Ann Allergy Asthma Immunol, 2010, 104（5）: 405-412.

［3］ Mulla ZD, Ebrahim MS, Gonzalez JL. Anaphylaxis in the obstetric patient: analysis of a state wide hospital discharge database. Ann Allergy Asthma Immunol, 2010, 104: 55-59.

［4］ Ring J, Brockow K, Behrendt H. History and classification of anaphylaxis. Novartis Found Symp, 2004, 257: 6-16; Discussion 16-24, 45-50, 276-285.

［5］ Ring J, Behrendt H, de Weck A. History and classification of anaphylaxis. J Chem Immunol Allergy, 2010, 95: 1-11.

［6］ Lockey RF. Anaphylaxis synopsis. World Allergy Organization posted: Sept 2012 （Updated, originally posted July 2004）.

［7］ Lieberman PL. Advances in our understanding a WAO-JSA. Lecture 61st annual meeting of the Japanese Society of Allergology, Tokyo, 10 Nov 2011.

［8］ Francisco G. La Rosa Basic Immunology and disorders of The Immune System. www.telepathology. com/courses/immune.

［9］ Jerschow E, Lin RY, Scaperotti MM, et al. Fatal anaphylaxis in the United States, 1999－2010: temporal patterns and demographic associations. Journal of Allergy and Clinical Immunology, 2014, 134（6）: 1318-1328e7.

［10］ Berenguer A, Couto A, Brites V, et al. Anaphylaxis in pregnancy: a rare cause of neonatal mortality. BMJ Case Rep, 2013, 11. PMC.

［11］ Simons FE, Schatz M. Anaphylaxis during pregnancy. J Allergy Clin Immunol, 2012, 130（3）: 597-606.

［12］ Mustafa SS, Kaliner MA. Anaphylaxis Author: Mediscape. Updated 2014.

［13］ Draisci G, Nucera E, Pollastrini E, et al. Anaphylactic reactions during cesarean section. Int J Obstet Anesth, 2007, 16（1）: 63-67.

［14］ Draisci G, Zanfini BA, Nucera E, et al. Latex sensitization: a special risk for the obstetric population? Anesthesiology, 2011, 114（3）: 565-569.

［15］ Mishra A, Dave N, Viradiya K. Fatal anaphylactic reaction to iron sucrose in pregnancy. Indian J Pharmacol, 2013, 45（1）: 93-94.

［16］ Schoen C, Campbell S, Maratas A, et al. Anaphylaxis to buccal misoprostol for labor induction. Obstet Gynecol, 2014, 124（2 Pt 2 Suppl 1）: 466-468.

［17］ Calogiuri GF, Di Leo E, Trautmann A, et al. Chlorhexidine hypersensitivity: a critical and updated review. J Allergy Ther, 2013, 4: 141.

［18］ Karri K, Raghavan R, Shahid J. A case report severe anaphylaxis to volplex, a colloid solution during Cesarean section: review. Obstet Gynecol Int, 2009, Article ID 374791, 4 p. doi: 10.1155/2009/374791.

［19］ Johnson RF. Peebles RS. Anaphylactic shock: pathophysiology, recognition, and treatment. Semin Respir Crit Care Med, 2004, 25（6）: 695-703.

［20］ Braganza SC, Acworth JP, McKinnon DR, et al. Paediatric emergency department anaphylaxis: different patterns from adults. Arch Dis Child, 2006, 91: 159-163.

［21］ Hepner DL, Castells M, Mouton-Faivre C, et al. Anaphylaxis in the clinical setting of obstetric anesthesia: a literature review. Anesth Analg, 2013, 117: 1357-1367.

［22］ Di CL. Vasopressin in the treatment of anaphylactic shock. Paediatr Congenit Heart Surg Eur Cardiol, 2008, 4（1）: 111-112.

［23］ Emergency treatment of anaphylactic reactions Resuscitation Council（UK）NICE guidance.

［24］ Lieberman P. Anaphylaxis: a review of 601 cases. Ann Allergy Asthma Immunol, 2006, 97（1）: 39-43.

［25］ Cox L, Larenas-Linnemann D, Lockey RF, et al. Speaking the same language: the World Allergy Organization subcutaneous immunotherapy systemic reaction grading system. J Allergy Clin Immunol, 2010, 125(3): 569-574.

[26] Polin RA, Fox WW, Abman SH. Fetal and Neonatal Physiology. 4th ed.

[27] Acharya G, Sitras V. Oxygen uptake of the human fetus at term. Acta Obstet Gynecol Scand, 2009, 88(1): 104-109.

[28] Lapinsky SE, Kruczynski K, Slutsky AS. Critical care in the pregnant patient. Am J Respir Crit Care Med, 1995, 152(2): 427-455.

[29] Mishra MG, Modi P. Critical care in obstetrics fetal compensatory responses to reduced oxygen delivery. Edelstone DI. 2nd ed. p. 241.

[30] Sleth JC, Lafforgue E, Cherici O, et al. Anaphylaxis in terminal pregnancy: two case studies and review of the literature. Ann Fr Anesth Reanim, 2009, 28(9): 790-794.

[31] Luciano R, Zuppa AA, Maragliano G, et al. Fetal encephalopathy after maternal anaphylaxis. Case report. Biol Neonate, 1997, 71(3): 190-193.

[32] Simons FE, Ardusso LR, Bilò MB, et al. International consensus on (ICON) anaphylaxis. World Allergy Organ J, 2014, 7(1): 9.

[33] Brown AFT. Therapeutic controversies in the management of acute anaphylaxis. J Accident Emerg Med, 1998, 15: 89-95.

[34] Simons KJ, Estelle F, Simons R. Epinephrine and its use in anaphylaxis: current issues. Curr Opin Allergy Clin Immunol, 2010, 10(4): 354-361.

[35] Wood JP, Traub SJ, Lipinski C. Safety of epinephrine for anaphylaxis in the emergency setting. World J Emerg Med, 2013, 4(4): 245-251.

[36] Zilberstein J, McCurdy MT, Winters ME. Anaphylaxis. J Emerg Med, 2014, 47(2): 182-187.

[37] Perel P, Roberts I, Ker K. Colloids versus crystalloids for fluid resuscitation in critically ill patients. Cochrane Database Syst Rev, 2013, (2): CD000567.

[38] De Saint-Aurin RG, Kloeckner M, Annane D. Crystalloids versus colloids for fluid resuscitation in critically-ill patients. Acta Clin Belg Suppl, 2007, 2: 412-416.

[39] Havel C, Arrich J, Losert H, et al. Vasopressors for hypotensive shock. Cochrane Database Syst Rev, 2011, (5): CD003709.

[40] Bensghir M, Atmani M, Elwali A, et al. Successful treatment by vasopressin of a refractory rocuronium- induced anaphylactic shock: case report. Egypt J Anaesth, 2013, 29(2): 175-178.

[41] Schummer C, Wirsing M, Schummer W. The pivotal role of vasopressin in refracto-

ry anaphylactic shock. Anesth Analg, 2008, 107(2): 620-624.

[42] Mitra JK, Roy J, Sengupta S. Vasopressin: its current role in anesthetic practice review article. IJCCM, 2011, 15(2): 71-77.

[43] Zheng F, Barthel G, Collange O, et al. Methylene blue and epinephrine: a synergetic association for anaphylactic shock treatment. Crit Care Med, 2013, 41(1): 195-204.

[44] Weissgerber AJ. Methylene blue for refractory hypotension: a case report. AANA J, 2008, 76(4): 271-274.

[45] Stocche RM, Garcia LV, Reis MP, et al. Methylene blue to treat anaphylaxis during anesthesia: case report. Rev Bras Anestesiol, 2004, 54(6): 809-814.

[46] Brown AFT. Current management of anaphylaxis. Emergencias, 2009, 21: 213-223.

[47] Choo KJ, Simons FE, Sheikh A. Glucocorticoids for the treatment of anaphylaxis. Cochrane Database Syst Rev, 2012, (4): CD007596.

[48] Trikha A, Singh PM. The critically ill obstetric patient—recent concepts. Indian J Anaesth, 2010, 54(5): 421-427.

[49] Chaudhuri K, Gonzales J, Jesurun CA, et al. Anaphylactic shock in pregnancy: a case study and review of the literature. Int J Obstet Anesth, 2008, 17(4): 350-357.

[50] Alam N, Hobbelink EL, van Tienhoven AJ, et al. The impact of the use of the Early Warning Score (EWS) on patient outcomes: a systematic review. Resuscitation, 2014, 85(5): 587-594.

[51] Bjornsson HM, Graffeo CS. Improving diagnostic accuracy of anaphylaxis in the acute care setting. West J Emerg Med, 2010, 11(5): 456-461.

第二十三章　突发产科危急事件

一、引　言

1990年,全球孕产妇死亡人数达52.3万;而在2013年,下降到28.9万[1]。58%的孕产妇死亡发生在以下10个国家:印度、尼日利亚、巴基斯坦、阿富汗、埃塞俄比亚、刚果民主共和国、坦桑尼亚联合共和国、肯尼亚、中国和乌干达。在这10个国家中,印度和尼日利亚占全球孕产妇死亡总数的1/3,其中以印度的孕产妇死亡人数最多。在印度,每年约有5万名孕产妇死亡,即平均每天有近137名孕产妇死亡。孕产妇疾病还会使早产发生率增高,使孕产妇围生期死亡率达25%。

在2000年,联合国为解决全球发展的主要问题,举行了千禧年首脑会议并制定了8个目标。由于孕产妇死亡也是涉及健康和发展的问题之一,因此,目标设定为在2015年之前,将孕产妇死亡率降低3/4。为了努力实现千禧年制定的发展目标,印度采取了一系列措施,使孕产妇死亡率以每年4.0%的速度降低。这在很大程度上归功于经验丰富的临床医护人员的增加[2]。然而,越来越多的孕产妇选择住院分娩,使得医疗设施过度紧张,引发了人们对监护可能受到影响,从而可能增加孕产妇濒临死亡的风险的担心[3]。

在2007年,一项由麻醉科、产科和急诊科医师共同进行的研究表明,临床上,最可能救治孕产妇的医师往往缺乏对孕产妇进行复苏治疗所需的基本知识[4]。这在随后的相关研究中也得到了证实[5]。早期发现孕产妇病情发展情况并掌握ACLS知识,将有效预防孕产妇死亡,降低孕产妇死亡率。

濒临死亡或急危重症孕产妇疾病

孕产妇濒临死亡是指患有急性器官功能障碍的孕产妇,如果没得到及时、合理的救助,可能发生死亡,也被称为急危重症孕产妇疾病(SAMM),即"危重症孕产妇或产褥期产妇如果没有得到足够的医疗监护,可能发生死亡"[6]。在2009年,世界卫生组织将SAMM定义为"在妊娠期、分娩期或产褥期内,孕产妇虽然发生并发症濒临死亡,但最终存活下来的情况"[7]。濒临死亡单独划分的目的是使孕产妇监护的质量标准化,帮助确定濒临死亡发病的原因,同时在各国之间进行比较,并根据不同国情制定个性化的方案。

孕产妇濒临死亡的发病率是孕产妇死亡率的5倍[8,9]。然而,在印度,孕产妇死亡率更高。这种差异可以归因于转诊医院的产科急诊管理不善,以及转诊机制无效[10]。

英国2000－2002年的一份报告指出,在由子痫前期和子痫引起孕产妇死亡的病例中,46％是可以避免的,但是可能由于监护不符合标准而最终导致孕产妇死亡[11]。对严重高血压和肺水肿诊断和治疗的延误,增加了重度子痫前期孕产妇的死亡率。导致死亡无法避免的其他原因包括:未诊断出的心脏缺陷,比如产后造成孕产妇极高死亡率的肺动脉高压;妊娠期特别是产褥期,因静脉血栓栓塞和忽视抗凝导致的肺栓塞[12]。

一项回顾性研究发现,在孟买,入住ICU的孕产妇死亡率高达21.6％。除了缺乏产前保健外,转入ICU的时间延误也是导致孕产妇高死亡率的原因[13]。若从疾病发病到孕产妇转移入更高级别的监护病房之间的时间间隔超过24h,就与孕产妇死亡率呈正相关[13]。致死性产科急症的孕产妇都属于这一类。

健康的孕产妇可能出现急性疾病,随着疾病的进展导致SIRS,并伴随器官衰竭,最终发生死亡。当孕产妇处于这种危及生命的状态时,如果接受了及时的干预,最终存活,那么就被定义为濒临死亡。所涉及的器官数量也影响孕产妇的死亡率。当3个器官受影响时,死亡率可上升至70％以上;当4个器官受影响时,死亡率＞80％。早期发现孕产妇的病情,并及时将其转诊到三级医院,可以有效降低孕产妇死亡率[13]。

二、致死性产科急症累及器官

致死性产科急症涉及呼吸系统、心血管系统和中枢神经系统,对母体、胎儿或新生儿有很大的影响。同时,所涉及的器官数量越多,孕产妇和胎儿的风险越大。病毒性肝炎和DIC与孕产妇的高死亡率相关。

三、濒临死亡的原因

对孕产妇而言,不明原因的呼吸急促或心动过速可能是即将发生多器官功能衰竭的第一个迹象,并且这些症状容易被忽视。发生濒临死亡的原因因国家而异。在全球范围内,最常见的与濒临死亡相关的病因是出血,其在亚洲国家中占1/3[14]。在发展中国家,造成濒临死亡的原因有很多,包括出血、贫血、脓毒症、梗阻性分娩、高血压相关死亡、流产、肺栓塞、异位妊娠和其他直接或间接原因。其他不太常见的原因包括羊水栓塞和心搏骤停。

与出血相关的病因包括子宫收缩乏力、产后出血(PPH)、植入性胎盘和继发性少尿。在这些情况下,孕产妇死亡可归因于:大出血未能被及时发现,缺乏出血救治方案以及延迟救治;对大量产后出血继发性少尿的产妇不合理地给予利尿剂;对产后大出血的产妇,行子宫切除术延迟;缺乏对植入性胎盘的识别经验。据报道,即使在年轻产妇中,也有高达50％的产妇因产后大量出血的治疗延误和治疗不足导致心肌损伤[15]。

四、致死性产科急症和心搏骤停的生理学和病因

(一) 生理学

了解妊娠期的生理变化对危重病孕产妇的评估至关重要。孕早期,母体血容量、心排血量、呼吸频率和氧消耗量增加。这些变化对于维持母体和胎儿器官的血液灌注和功能是必要的。随着妊娠进展,残余肺容量、静脉回流和喉腔空间减小。这些变化减小了器官功能的储备,增加了母婴在重要器官功能受损的情况下急性和快速失代偿的风险。其中,中枢神经系统、心血管系统和呼吸系统最易受影响。

生理因素改变包括:

- 血容量增加。
- 心排血量增加。
- 呼吸增快。
- 氧消耗增加。
- 血压降低。
- 残余肺容量减小。
- 喉腔空间减小。
- 静脉回流减少。

(二) 致死性产科急症的病因

急性大出血、严重脓毒症和妊娠期高血压是常见的引起机体功能严重失代偿的级联反应、致死性产科急症和心搏骤停的病因。但是,在通常情况下,病因不能被立即识别出来。这些并发症可能发生在产前或产褥期。其他较不常见的病因包括肺栓塞、羊水栓塞、颅内出血、心搏骤停、镁中毒、创伤和麻醉并发症。即使血清镁离子浓度低,也可能发生镁中毒,从而引起房室传导阻滞甚至心动过缓和心搏骤停。

1. 大出血

前置胎盘(包含有或无植入、穿透)、胎盘早剥和子宫破裂都能引发产前大出血。此外,在孕中期不完全流产或自发流产,造成胎盘滞留母体内可造成大出血。在产褥期,最常见引发大出血的原因是子宫收缩乏力。在大出血后,产妇可能存在急性贫血和低血压,需要立即输血,或达到一定指征即需要紧急行子宫切除术。

出血的常见症状和体征包括:

- 脉搏快、弱。
- 低血压。
- 面色苍白。

- 出汗,皮肤湿冷。
- 尿量少。
- 呼吸频率快。
- 焦虑、意识混乱。

2. 脓毒症

脓毒症是引起致死性产科急症的主要原因,它可能发生在产前或产后。在产前,患有严重脓毒症的孕产妇可能由于休克和DIC而发生急性低血压[16]。

(1) 妊娠期脓毒症的常见病因和特征包括:

- 发热,但也可能无发热。
- 低血压。
- 心动过速。
- 呼吸急促。
- 精神状态改变。
- 少尿。
- 白细胞计数减少。
- 病情发展快。
- 常见微生物,如链球菌A、B和D,肺炎球菌,大肠杆菌。

(2) 脓毒症休克管理包括:

- 血培养。
- 建立两个大口径静脉通路(每侧一个)。
- 使用广谱抗生素,如庆大霉素、克林霉素和氨苄青霉素(或青霉素)。
- 氧疗。
- 动脉血气分析。
- 血乳酸水平监测。
- 血常规(如果血红蛋白水平<7g/dL,则进行输血)。
- 尿量监测。
- 输注晶体液进行液体复苏。
- 如果收缩压<65mmHg,则使用升压药。
- 如果可能,评估病因并治疗。

3. 妊娠期高血压

高血压在孕产妇中非常常见。值得注意的是,应尽早区别高血压是在妊娠前还是妊娠后发生的。子痫前期、子痫和HELLP(溶血、肝酶升高和血小板减少)综合征是妊娠期特有的可能致命的综合征。严重高血压、子痫前期和(或)HELLP综合征、子痫、颅内出血和肝破裂会导致相关脑病的发生或急性失血以及高血压相关的致死性产科急症。肺泡毛细血管损伤导致肺水肿是孕产妇死亡的另一个原因。早期进行氧疗和静脉推注利尿剂可以挽救生命。最重要的是尽早诊断和治疗原发疾病(如心脏病、液体超负荷或妊娠高血压疾病)。

4. 麻醉并发症

虽然局部麻醉剂罕见引起全身急性毒性反应,但注射局部麻醉剂也可导致中枢神经系统或心脏毒性,严重的可导致死亡。这往往是由麻醉药偶然注入血管内引发的[17]。

此外,还应考虑其他产科和非产科因素导致的孕产妇死亡,包括脑卒中、脑静脉血栓形成、脱水、脓毒症、创伤、镰状细胞病、血栓形成倾向和转移性绒毛膜癌。

5. 非产科原因导致母体多器官功能衰竭

- 药物,如硫酸镁。
- 毒品和毒素。
- 低血糖。
- 血管迷走反应,如心率慢、低血压。

6. Maternal Collapse 的罕见原因

- Marfan综合征:主动脉瘤破裂。
- 腹腔积血:脾破裂、肝破裂引发的。

7. 心肺复苏基础(CPR)

目前,许多产科医师、麻醉科医师和急诊科医师缺乏相关的孕产妇心肺复苏基本知识。对要执行ACLS的每位医师进行心肺复苏训练,可以使孕产妇的死亡率降低50%。

在2010年,美国心脏协会对440篇文献进行了回顾性分析,并发表了自主循环(ROSC)和ACLS指南[18]。该指南包括对孕产妇复苏的具体说明。CPR具体操作的细节不是本章所要阐述的内容,读者可以参阅参考文献[18]。

指南包括但不限于以下情况:

- 在心搏骤停时,立即大声呼救。针对孕产妇的CPR,应该首先将子宫推移向一侧,可以用双手进行推移,或者使孕产妇左侧倾斜30°,再或者放置硬三角枕支撑骨盆和胸部[19]。
- 立即开始CPR,进行胸外按压和通气。对孕产妇进行胸外按压的部位应稍偏向头端。如果没有开放高级人工气道,那么胸外按压与通气的比率为30:2,胸外按压的频率为100次/min。胸外按压的深度至少应有5cm,每次按压之后应等胸廓完全回复。如果存在高级气道,如在气管内插管的情况下,胸外按压应该继续以100次/min

的速度进行,并且以8~10次/min进行通气。建议潮气量为600mL,胸廓上抬持续1s。不推荐常规行环状软骨压迫,因为它可能阻碍通气。在心室纤颤或室性心动过速的情况下,行早期电除颤后开始进行CPR。如果在CPR的最初2min内不能恢复正常心率和节律,则可以考虑使用肾上腺素。在孕产妇发生室颤和室性心动过速,并且CPR、肾上腺素无效时,可应用胺碘酮。

在妊娠晚期,由于妊娠的子宫压迫主动脉,所以CPR可能失败。关于这类情况的临床数据非常有限,有限的数据可能产生偏倚。在心搏骤停后4min内,CPR的有效率与剖宫产手术母体存活率呈正相关,这是由于剖宫产术后解除了子宫对血管的压迫,使回心血量增加,使得CPR更有效[20]。此外,已有研究发现,脑灌注停止6min,就会发生母体脑损伤。

五、急救:CBA(不是ABC)

1. 寻求帮助。使孕产妇向左倾斜30°以便于更好地复苏。
   - 检查循环(Circulation):颈动脉脉搏和血压(毛细血管充盈)。
   - 检查呼吸(Breathing):观察是否有发绀。
   - 检查气道(Airway):观察对语言命令和刺激的反应。
2. 有颈动脉搏动,但无呼吸。
   - 面罩给氧,插管。
3. 无颈动脉搏动,开始心肺复苏。
   - 进行胸外按压/通气(30:2)。
   - 监测脉搏血氧饱和度,进行血气分析。
   - 尽快查心电图,确定有无心律失常或心搏骤停。

六、结 论

在每个医院可以进行孕产妇的监护演练,来提高应对不可预测的突发事件的能力。掌握与了解孕产妇发病和死亡的相关知识,早期识别并处理,有助于及时控制孕产妇的病情发展,降低死亡率。对孕产妇的重症监护,必须考虑以下几点。

1. 组织快速应答小组。
2. 高危孕产妇在产前必须经麻醉科会诊。
3. 明确快速应答小组成员的职责,包括产科医师、麻醉医师、ICU医护人员、血库工作人员、护士、产房人员、救护车急救人员、放射科医师、秘书、药房工作人员和儿科医师。

4. 制定流程。

5. 明确沟通机制。

6. 预测、识别危险因素。

7. 早期识别临床危急情况。

8. 稳定病情。

9. 病情稳定后,立即转运。

10. 在入院24h内,入住ICU监护。

11. 演练,演练,再演练。

参考文献

[1] Trends in Maternal Mortality 1990 to 2013. The World Bank and United Nation population division: trends in maternal mortality: 1990 to 2013. Geneva: WHO, 2014.

[2] Hogan MC, Foreman KJ, Naghavi M, et al. Maternal mortality for 181 countries, 1980 — 2008: a systematic analysis of progress towards Millennium Development Goal 5. Lancet, 2010, 375(9726): 1609-1623.

[3] Bhattacharyya S, Srivastava A, Knight M. Developing a framework to review near-miss maternal morbidity in India: a structured review and key stakeholder analysis. BMC Health Serv Res, 2014, 14(1): 553.

[4] Cohen SE, Andes LC, Carvalho B. Assessment of knowledge regarding cardiopulmonary resuscitation of pregnant women. Int J Obstet Anesth, 2008, 17(1): 20-25.

[5] Einav S, Matot I, Berkenstadt H, et al. A survey of labour ward clinicians' knowledge of maternal cardiac arrest and resuscitation. Int J Obstet Anesth, 2008, 17(3): 238-242.

[6] Baskett. Epidemiology of obstetric critical care. Best Pract Res Clin Obstet Gynaecol, 2008, 22(5): 763-774.

[7] Say L, Souza JP, Pattinson RC. Maternal near miss—towards a standard tool for monitoring quality of maternal health care. Best Pract Res Clin Obstet Gynaecol, 2009, 23: 287-296.

[8] Drife JO. Maternal "near miss" reports? BMJ, 1993, 307(6912):1087-1088.

[9] Mantel GD, Buchmann E, Rees H, et al. Severe acute maternal morbidity: a pilot study of a definition for a near-miss. Br J Obstet Gynaecol, 1998, 105(9): 985-990.

[10] Pandey A, Das V, Agarwal A, et al. Evaluation of obstetric near miss and maternal

deaths in a tertiary care hospital in north India: shifting focus from mortality to morbidity. J Obstet Gynaecol India, 2014, 64(6): 394-399.

[11] McClure J, Cooper G. Fifty years of confidential enquiries into maternal deaths in the United Kingdom: should anaesthesia celebrate or not? Int J Obstet Anesth, 2005, 14(2): 87-89.

[12] Cantwell R, Clutton-Brock T, Cooper G, et al. Saving mothers' lives: reviewing maternal deaths to make motherhood safer: 2006－2008. The eighth report of the confidential enquiries into maternal deaths in the United Kingdom. BJOG, 2011, 118(1): 1-203.

[13] Karnad DR, Lapsia V, Krishnan A, et al. Prognostic factors in obstetric patients admitted to an Indian intensive care unit. Crit Care Med, 2004, 32(6): 1294-1299.

[14] Khan KS, Wojdyla D, Say L, et al. WHO analysis of causes of maternal death: a systematic review. Lancet, 2006, 367(9516): 1066-1074.

[15] Karpati PC, Rossignol M, Pirot M, et al. High incidence of myocardial ischemia during postpartum hemorrhage. Anesthesiology, 2004, 100(1): 30-36.

[16] Romero R, Kadar N, Vaisbuch E, et al. Maternal death following cardiopulmonary collapse after delivery: amniotic fluid embolism or septic shock due to intrauterine infection? Am J Reprod Immunol, 2010, 64(2): 113-125.

[17] Hiller DB, Gregorio GD, Ripper R, et al. Epinephrine impairs lipid resuscitation from bupivacaine overdose: a threshold effect. Anesthesiology, 2009, 111(3): 498-505.

[18] Neumar RW, Otto CW, Link MS, et al. Part 8: adult advanced cardiovascular life support: 2010 American Heart Association Guidelines for Cardiopulmonary Resuscitation and Emergency Cardiovascular Care. Circulation, 2010, 122(18 Suppl 3): S729-S767.

[19] Vanden Hoek TL, Morrison LJ, Shuster M, et al. Part 12: cardiac arrest in special situations: 2010 American Heart Association Guidelines for Cardiopulmonary Resuscitation and Emergency Cardiovascular Care. Circulation. 2010, 122(18 Suppl 3): S829-S861.

[20] Katz V, Balderston K, DeFreest M. Perimortem cesarean delivery: were our assumptions correct? Am J Obstet Gynecol, 2005, 192(6): 1916-1920.

第二十四章　产科弥散性血管内凝血和血小板减少症

一、产科DIC

（一）定 义[1]

弥散性血管内凝血（DIC）是一种全身性血栓形成的出血性疾病，其有明确的临床表现和实验室证据：促凝血系统被激活，纤溶系统被激活，凝血因子及血小板被消耗，有终末器官损伤或衰竭的生化证据。

（二）进 程

DIC进程见图24.1[2]。

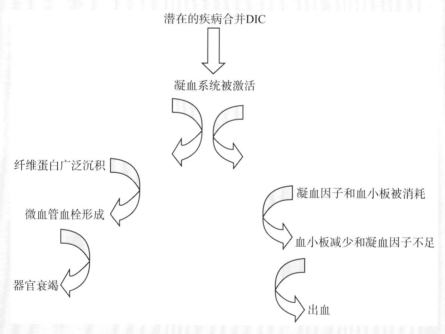

图24.1　DIC进程

（三）发病机制[3]

1. 产科DIC有三个主要触发条件，分别为内皮受损、促凝血酶原激酶释放、磷脂暴露（见图24.2）。

2. 最终的结果是凝血酶产生和纤维蛋白的沉积。

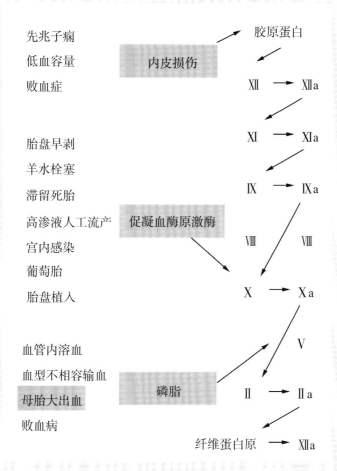

图 24.2 产科 DIC 的触发机制

（四）原 因

发生产科 DIC 的原因有胎盘早剥、产后出血、子痫前期、妊娠期急性脂肪肝、脓毒症、羊水栓塞、高渗盐水诱导的治疗性流产及死胎等。

（五）诊 断[4]

若孕产妇伴有不明原因的出血或静脉血栓栓塞，特别是存在诱发因素的情况下，则应该怀疑 DIC 的可能（见表 24.1）。如果考虑 DIC，应获得孕产妇血小板计数、凝血酶原时间（PT）、部分凝血活酶时间（PTT）、血浆纤维蛋白原水平和血浆 D-二聚体水平（表示体内纤维蛋白沉积和降解）的实验室检查结果。

缓慢进展的 DIC 可引起轻度的血小板计数减少，PT（结果通常以 INR 形式表示）和 PTT 正常或轻度延长，纤维蛋白原水平正常或轻度降低，血浆 D-二聚体水平增加。纤维蛋白原作为急性期的反应产物，各种疾病均可刺激其合成增加。连续两次测量发现纤维蛋白原水平下降，有助于 DIC 的诊断。由于血浆中凝血因子的激活，所以 DIC

进展缓慢。然而,PTT实际上初始可能短于正常时间。

严重的、迅速进展的DIC导致更严重的血小板计数减少,PT和PTT相对延长,血浆纤维蛋白原水平迅速下降,血浆D-二聚体水平维持在较高的水平。

严重的急性DIC与广泛性肝坏死可引起相似的凝血功能异常,但凝血因子Ⅷ的水平有助于两者的鉴别。凝血因子Ⅷ由肝细胞产生,当肝细胞被破坏时,凝血因子Ⅷ即被释放出来。所以若发生肝坏死,凝血因子Ⅷ水平升高;若合并DIC,凝血酶诱导蛋白C水解活化凝血因子Ⅷ,故凝血因子Ⅷ水平降低。

表24.1　产科DIC的分类[3]

DIC严重程度	体外实验结果	相关的产科情况
第一期:高凝期	纤维蛋白原降解产物(FDPs)↑; 血小板↓	子痫前期和相关综合征
第二期:消耗性低凝期 (出血)	伴随上面结果且血小板↓↓	轻度胎盘早剥
	纤维蛋白原	重度子痫前期
	凝血因子Ⅴ和Ⅷ	
第三期:继发性纤溶亢进期 (无法控制的出血)	伴随上面结果且血小板↓↓	胎盘早剥
		羊水栓塞
	凝血因子严重消耗(特别是纤维蛋白原)	子痫
	FDPs↑↑	
潜在的病因若未被处理,则可加速病情进展		

(六) 治 疗

对产科DIC的治疗包括:病因治疗,可能的替代治疗(如血小板、冷沉淀、新鲜冰冻血浆、抗凝剂),必要时肝素治疗,并治疗酸中毒、低体温和低钙血症。

首先,应立即纠正病因(如考虑革兰氏阴性菌感染,可给予广谱抗生素治疗;若发生胎盘早剥,应尽早终止妊娠)。如果治疗有效,DIC可很快缓解。如果出血严重,则应给予辅助替代治疗,包括输注血小板纠正血小板减少,输注冷沉淀替代纤维蛋白原和凝血因子Ⅷ,输注新鲜冰冻血浆增加其他凝血因子水平和天然抗凝剂(抗凝血酶及蛋白C、S、Z)。目前,对严重的、迅速进展的DIC孕产妇输注浓缩抗凝血酶的效果还不清楚。

除了发生宫内死胎或进展性DIC伴有血小板、纤维蛋白原和凝血因子进行性减少的情况之外,若发生合并出血或出血风险快速进展的DIC,不予以应用肝素。肝素可用于治疗伴有深静脉血栓形成或肺栓塞的缓慢进展的DIC[5]。对于这些孕产妇,应用肝素,可使纤维蛋白原和血小板水平增加,减少凝血因子的过度消耗,从而控制DIC。在清空宫内妊娠物时,应停用肝素。

关键提示：

- 当发生DIC时,组织因子释放入血,凝血级联瀑布反应被激活。
- 通常,DIC迅速开始,引起出血、微血管栓塞,导致器官功能衰竭。
- 有时,DIC开始较慢,引起血栓栓塞现象,而不是出血。
- 严重快速进展的DIC可引起严重的血小板计数减少,PT和PTT明显延长,纤维蛋白原水平迅速下降,血浆D-二聚体水平升高。
- 首先要立即纠正病因,严重的出血需要替代治疗,输注浓缩血小板、冷沉淀和新鲜冰冻血浆。
- 肝素对缓慢进展的DIC是有用的,但是很少应用于快速进展的DIC(主要应用于胎死宫内的孕产妇)。

二、产科血小板减少症

（一）定 义

非妊娠期,正常女性血小板计数为15万～40万/μL。妊娠期,平均血小板计数较非妊娠期少(21.3万/μL vs. 25万/μL)。妊娠期,血液稀释,血小板消耗增加,血栓素 A_2 水平增加,使血小板聚集能力增加,血小板计数减少。在妊娠期,血小板计数少于15万/μL,被定义为血小板减少。

（二）分 类

目前,对妊娠期血小板计数减少的分类尚无统一标准,且分类不一定与临床症状相关。

- 轻度血小板计数减少:10万～15万/μL。
- 中度血小板计数减少:5万～10万/μL。
- 重度血小板计数较少:<5万/μL。

7.6%的孕产妇会出现轻度血小板计数减少。其中,65%的血小板计数减少与病理状态无关。

对血小板计数少于10万/μL的孕产妇,都应进行进一步的临床及实验室评估。

（三）临床表现

临床表现是评估妊娠合并血小板计数减少孕产妇的最重要因素。

1. 病史,包括现病史和既往出血史,家族出血史,酒精或药物滥用史,生育史,输血史。

2. 下列情况提示血小板计数减少。①瘀点,瘀斑,鼻腔和齿龈出血。②血尿、消化道出血、颅内出血(虽然少见)。

除非血小板计数低于5万/μL,否则罕见外科手术相关的出血。

除非血小板计数少于1万/μL,否则少见临床显著的自发性出血。

(四) 病因学分类

血小板减少的病因分类包括破坏增加,生成减少,肝脾滞留。血小板破坏在产科是比较常见的。

(五) 妊娠期血小板减少的分类

1. 血小板破坏增多包括妊娠期血小板减少症和免疫相关的血小板减少,如ITP、系统性红斑狼疮(SLE)、抗磷脂抗体综合征、结缔组织病、药物诱导、HIV相关、病毒感染(如EB病毒)、淋巴瘤等。

2. 非免疫相关导致的血小板减少,如子痫前期或子痫、HELLP综合征、血栓性血小板减少性紫癜、溶血性尿毒综合征、妊娠急性脂肪肝、肝素诱导性血小板减少症、血管畸形、脾亢进等。

3. 血小板生成减少包括维生素B_{12}和叶酸缺乏,骨髓抑制。其原因包括药物诱导、再生障碍性贫血、阵发性睡眠性血红蛋白尿、感染、骨髓浸润(血液恶性肿瘤、非血液恶性肿瘤)等。

4. 引起脾隔离症的原因包括门静脉高压,肝脏疾病,门静脉或肝静脉血栓形成,骨髓增殖异常,淋巴组织增殖性疾病,溶酶体贮积病(如戈谢病),感染(如疟疾)等。

5. 妊娠期血小板减少最常见的原因包括妊娠期血小板减少症(70%)、子痫前期(21%)、免疫性血小板减少性紫癜(3%)及其他(6%)。

(六) 妊娠期血小板减少症

1. 发生率

妊娠期血小板减少症(GT)的发生率为8%,占妊娠期合并血小板减少疾病的70%以上。

2. 病理生理机制

目前,关于GT的病理生理机制尚不清楚,可能与以下两个因素相关。①胎盘血液循环可能存在血小板活化加速。②由于妊娠期血小板寿命缩短,所以加速了血小板的消耗。

3. 诊断

对GT的诊断包括以下几个方面。

- 孕前无异常出血史且没有临床症状。

- 轻度血小板减少(血小板计数>7万/μL)。

- 通常在常规产前筛查时偶然发现。

- 没有具体的诊断性试验可以区分GT和轻度特发性血小板减少性紫癜。
- 通常发生在妊娠中晚期。

4. 血小板计数的情况

- 孕前没有血小板减少或异常出血的病史。
- 血小板计数一般在产后2~12周自然恢复正常。
- Burrows报道,所有的GT孕产妇在产后7d内血小板计数恢复正常[6]。

(七) 胎儿或新生儿风险

对母婴没有病理意义。据研究,一般不会引起胎儿出血或出血相关并发症[7]。

(八) 管理要点

1. 妊娠前

GT可复发,但复发的风险尚不清楚。

2. 分娩前

动态监测血小板计数,一般无须特殊治疗。尚无证据证明需行侵入性方法(取血样)来监测胎儿血小板计数。

3. 分娩

分娩方式由产科医疗水平和母体的适应证决定。当血小板计数>5万/μL时,硬膜外麻醉是安全的。分娩前,应进行麻醉会诊,讨论区域镇痛的有效性。研究表明,在分娩后,母亲血小板计数可恢复至正常水平。

4. 区域麻醉的注意事项

凝血功能障碍是区域麻醉的禁忌证,可能引起硬膜外血肿,导致严重的神经系统并发症。目前,在分娩中接受硬膜外麻醉发生硬膜外血肿的仅有两例病例报告(一例病例合并妊娠高血压和狼疮抗凝物,另一例病例合并室管膜细胞瘤)。在非妊娠期,其他所有发生硬膜外血肿的病例均为孕产妇接受过抗凝剂治疗的情况。因此,麻醉学推荐,如果血小板计数<10万/μL,则应尽量避免硬膜外麻醉。

目前,关于原因不明的、最初无法识别的血小板减少症孕产妇区域麻醉(硬膜外或椎管内)的研究报道仅有三个[8-10]。在总共105位血小板计数<15万/μL的孕产妇中,51位孕产妇血小板计数<10万/μL,且并没有发现麻醉并发症。然而,一些研究者仍不建议对血小板计数<10万/μL的孕产妇使用硬膜外麻醉,他们认为这些研究的样本数目太小。一些麻醉科医师建议,在给血小板减少的孕产妇行硬膜外麻醉之前,应注意对出血时间的测定。然而,出血时间受很多因素的影响,观察者之间也有较大的差异,并不能预测出血或是否需要输血。因此,在特发性血小板减少性紫癜和GT中,对血小板功能的评估并不实用,不宜推荐。

(九) 子痫前期和子痫

子痫前期占妊娠期血小板减少的21%,而血小板减少通常是轻度的,血小板计数很少小于2万/μL。子痫前期并发的血小板减少与病情严重程度密切相关,被认为是病情恶化的标志,也是终止妊娠的指征。

1. 病理生理学

血管内皮细胞损伤增加了血小板激活的发生。

2. 临床表现

子痫前期最严重阶段是血管内皮损伤引起溶血性贫血,血小板减少以及肝酶升高,被称为HELLP综合征(溶血、肝酶升高、血小板减少)。HELLP综合征占妊娠期血小板减少的21%。HELLP综合征是在1982年首先由Louis Weinstein描述的,是重度子痫前期加重引起的。

3. 发生率

在孕产妇中,高血压性疾病的发生率为7%~10%。10%子痫前期孕产妇病情加重,可发展为HELLP综合征。

4. HELLP综合征的分类和诊断

(1) 溶血有以下表现:

- 外周血涂片异常(破碎细胞出现)。
- 总胆红素水平>1.2mg/dL。
- 乳酸脱氢酶(LDH)水平>600U/L。

(2) 肝酶升高(平均值以上三个标准差)有以下表现:

- 谷草转氨酶(AST)水平>70U/L。
- LDH水平>600U/L。
- 血小板计数<10万/μL。

50%孕产妇为完全性HELLP综合征(三项指标均异常),50%孕产妇为不完全性HELLP综合征(在肝酶升高,溶血、肝酶升高,肝酶升高、血小板减少,血小板减少中,至少有一项指标异常)。

(3) 根据血小板减少的严重程度,将HELLP综合征细分为:

- Ⅰ级:血小板计数≤5万/μL。
- Ⅱ级:血小板计数为5万~10万/μL。
- Ⅲ级:血小板计数为10万~15万/μL。

5. 临床表现

HELLP综合征常常无特异性,孕产妇可出现恶心、呕吐、头痛(占50%)、上腹部或右上腹疼痛(占50%~67%)。

HELLP综合征早期经常被误认为胃痛,许多孕产妇在确诊前被给予制酸剂,故对于妊娠晚期合并消化道症状者,需高度怀疑HELLP综合征。

并非所有HELLP综合征孕产妇均严格符合子痫前期的诊断标准。约15%的孕产妇舒张压>90mmHg;15%的孕产妇无蛋白尿或极少有蛋白尿。尽管血压正常和无蛋白尿,但是仍可能出现严重的并发症。

HELLP综合征孕产妇死亡率为1%,主要由肝包膜下血肿破裂、大出血或脑出血造成。血小板通常是中度减少。大出血不常见,但是可能发生手术部位渗血或皮下血肿。在产后24~48h,孕产妇血小板减少到最低水平。

6. 胎儿或新生儿风险

- 围生儿死亡率为11%,主要由胎盘早剥、窒息和过早早产造成。
- 常见胎儿生长受限,有时甚至发生在孕产妇出现HELLP综合征之前。
- 新生儿血小板减少的风险增加。

7. 治疗

终止妊娠是最有效的治疗。孕32~34周的孕产妇如果无症状,胎儿情况良好,可在给予糖皮质激素24~48h后分娩。

无论血压高低,在产时和产后都应应用硫酸镁,以预防抽搐。

HELLP综合征伴血小板减少本身并不是剖宫产的指征,但是对于孕周<32周、宫颈条件不成熟、临床情况恶化者,应考虑行剖宫产术。

对于经阴道分娩者,应维持血小板计数>2万/μL;对于剖宫产者,血小板计数>5万/μL。如果在剖宫产前,血小板计数低于5万/μL,则应在手术前和(或)手术进行时输注血小板。众多研究表明,当手术开始时,通常需要输注6~10U血小板;如果术中渗出明显,则需另输注6U血小板。

如果血小板减少严重,那么区域麻醉和阴部神经阻滞是禁忌证。在这种情况下,静脉麻醉仍可用于分娩镇痛。

对于剖宫产横切口,可以一期缝合。通常,产后血小板减少和肝酶升高仍可能加重;产后第3天,血小板计数开始恢复。

(十)　免疫性血小板减少性紫癜(ITP)

免疫性血小板减少性紫癜(ITP)也被熟知为特发性血小板减少性紫癜或自身免疫性血小板减少性紫癜(ATP)。

1. 发病率

ITP妊娠期发病率为1/1万~1/1000,占妊娠期血小板减少的3%。

2. 病理生理学

IgG抗血小板抗体识别糖黏蛋白,与血小板表面结合,导致血小板在脾脏网状内皮系统内被破坏。

抗血小板抗体可以通过胎盘屏障,使胎儿发生明显的血小板减少(血小板计数<5万/µL),进而导致新生儿出血并发症。

轻微出血并发症包括紫癜、瘀斑和黑便。

严重的出血并发症包括颅内出血,导致神经功能缺损或死亡。

3. 诊断

ITP诊断是一种排除性诊断。包括以下特点。

(1) 持续的血小板减少(血小板计数<10万/µL),骨髓中巨核细胞增多,排除全身系统疾病、药物或毒物,一般无脾大。

(2) 约80%的病例与血小板抗体有关,尽管这不是诊断所必需的。

4. 临床表现

(1) 易出现挫伤、瘀斑、鼻出血、牙龈出血,但有些女性可无症状。

(2) 较少见显著的出血,即使血小板计数下降到2万/µL以下,也不容易发生显著的出血。

5. 治疗

如果血小板计数保持在5万/µL以上且无症状,则不需要任何治疗。

如果无症状但血小板计数低于5万/µL,同时合并异常出血,就需要在进行侵入性操作(如剖宫产或区域麻醉)之前进行治疗。

以下是对ITP引起的血小板减少的推荐治疗方法,虽然它们都能提高母体血小板计数,但没有研究证明能够充分地预防或治疗胎儿、新生儿血小板减少症。

(1) 使用类固醇(如强的松)的要点:①3~7d,血小板计数上升;2~3周,达高峰。②有效率约为70%,25%孕产妇血小板计数可恢复至正常水平。③不良反应包括高血糖、液体潴留和骨钙流失。

(2) 注射免疫球蛋白的要点:①注射用免疫球蛋白通过与血小板结合,从而阻断抗血小板抗体附着。②若类固醇起效时间不充分,静脉注射免疫球蛋白是理想的(术前或血小板减少伴出血)。③起效时间为6~72h。④治疗后30d内,约70%孕产妇的血小板计数又回到治疗前水平。⑤治疗费用昂贵。

(3) 对Rh阳性、非脾切除的女性,抗D免疫球蛋白应用的要点:①抗D免疫球蛋白结合母体的红细胞,阻断Fc受体。脾脏中巨噬细胞损伤红细胞,而不损伤相关的血小板。②对Rh阴性或脾切除的孕产妇无益。③起效时间为1~2d,7~14d达效果高峰时间,平均持续30d。④小样本研究显示,妊娠期应用抗D免疫球蛋白是有效的,但在应用前需考虑性价比。

（4）脾切除要点:①脾脏切除会导致IgG相关免疫性血小板减少。②对于非妊娠期女性,脾切除用于应用免疫球蛋白无效的孕产妇。③由于妊娠期操作困难,所以妊娠期一般应避免脾切除术。对ITP严重(血小板计数<1万/μL)、对类固醇和IVIg无效者,脾切除在妊娠早、中期仍然是一个选择。④2/3的孕产妇可完全缓解。⑤脾切除不影响血液循环抗体。血液循环抗体可通过胎盘引起胎儿血小板减少。

（5）输注血小板要点:①输注血小板为临时性应急措施,应用于危及生命的大出血和严重血小板减少者的手术前。②一次应输注血小板6～10U。③一般情况下,输注1U血小板,可使血小板计数上升1万/μL;但在ITP孕产妇中,由于血小板抗体可破坏输入的血小板,临床达不到上述效果。

（十一）关键提示

1. GT是妊娠期血小板减少的最常见原因(占70%),但对其他原因也应该同样考虑。

2. 完整的病史和体格检查对排除其他病因十分重要。

3. 通过血常规及涂片,可排除全血细胞减少和血小板聚集相关的假性血小板减少症。

4. 若无血小板减少史,血小板计数>7万/μL,则更可能是GT。

5. 若血小板计数<5万/μL或既往有血小板减少史,则更可能是ITP。

6. 来源于自身或循环中的血小板抗体,对妊娠期血小板减少的病因鉴别没有意义,因为它们通常是非特异性的,且无法区分ITP和GT。

7. ITP或GT是进行剖宫产分娩的指征,因其阴道分娩可能引发颅内出血。

8. 对ITP孕产妇行侵入性操作(经头皮抽血采样或经皮脐血采样),从而明确胎儿血小板计数的做法不是必需的。因为在发生胎儿血小板减少后,可以经阴道分娩。但经皮脐血采样对评估同种免疫性血小板减少症的严重性和治疗反应仍然是有价值的。

9. 对于ITP孕产妇,可利用分娩时获得的脐带血(如果可能的话)来检测新生儿的血小板计数,这有助于儿科医师评估血小板下降引起的新生儿出血的风险。

10. 对于GT孕产妇,在分娩后,产妇血小板计数可逐步恢复正常。

参考文献

[1] Bick RL. Syndromes of disseminated intravascular coagulation in obstetrics, pregnancy and gynecology. Hematol Oncol Clin N Am, 2000, 14: 999-1034.

［2］ Levi M, Toh CH, Thachil J, et al. Guidelines for the diagnosis & management of dis-
seminated intravascular coagulation. Br J Haematol, 2009, 145: 24-33.

［3］ Letsky EA. Hemolysis, elevated liver enzymes and low platelets syndrome, peripartal
cardiomyopathy and disseminated intravascular coagulation during the puerperium.
Best Pract Res Clin Obs Gynecol, 2001, 15: 623-644.

［4］ Thachil J, Toh CH. Disseminated intravascular coagulation in obstetric disorders and
its acute hematological management. Blood Rev, 2009, 23: 167-176.

［5］ Mercier et al. Use of clotting factors and other prohemostatic drugs for obstetric hem-
orrhage. Curr Opin Anaest, 2010, 22: 310-316.

［6］ Burrows RF, Kelton JG. Thrombocytopenia at delivery: a prospective survey of 6715
deliveries. Am J Obstet Gynecol, 1990, 162(3): 731-734.

［7］ Kamphuis MM, Oepkes D. Fetal and neonatal alloimmune thrombocytopenia: prena-
tal interventions. Prenat Diagn, 2011, 31(7): 712-719.

［8］ Rolbin SH, Abbott D, Musclow E, et al. Epidural anesthesia in pregnant patients with
low platelet counts. Obstet Gynecol, 1988, 71(6 Pt 1): 918-920.

［9］ Rasmus KT, Rottman RL, Kotelko DM, et al. Unrecognized thrombocytopenia and
regional anesthesia in parturients: a retrospective review. Obstet Gynecol, 1989, 73
(6): 943-946.

［10］ Beilin Y, Zahn J, Comerford M. Safe epidural analgesia in thirty parturients with
platelet counts between 69,000 and 98,000 mm (−3). Anesth Analg, 1997, 85(2):
385-388.

第四部分

第二十五章　妊娠期高血压危象

一、引言

妊娠期高血压的发病率约为10%。有慢性高血压基础疾病的孕产妇,1%～2%会突发高血压危象[1]。妊娠期孕产妇原有的高血压会加重,甚至发展为高血压危象,处理起来十分棘手,并将严重威胁孕产妇和胎儿的健康。这种危险可能持续数小时或数天,表现为血压进行性升高,引起高血压危象,最终导致孕产妇脑血管意外、肾损伤、癫痫发作。孕产妇的高血压脑病和脑血管事件常直接导致胎盘早剥和急性胎儿窘迫,从而造成胎儿疾病和死亡。

二、定义

高血压危象,又称为高血压急症,是指需要紧急处理的突发的收缩压及舒张压升高,合并"急性靶器官损伤"(如心血管、肾脏、中枢神经系统等)。如急性血压升高不伴靶器官损伤,则称之为高血压亚急症[2-7]。高血压危象包括子痫、急性左心衰伴肺水肿、急性心肌缺血、围生期心肌病、急性肾衰竭和微血管性溶血性贫血(HELLP综合征)。事实上,重度子痫前期也属于高血压危象。据2013年美国妇产科医师协会妊高征指南,重度子痫前期的特征如下。

- 静息状态下,在4h内出现至少两次收缩压或舒张压升高(收缩压/舒张压≥160/110mmHg)。
- 血小板减少症(血小板计数<100×10^9/L)。
- 肝功能损害(药物治疗无效的不明原因右上腹痛,肝转氨酶水平升高超过正常的2倍以上)。
- 进行性肾功能不全(肌酐水平>1.1mg/dL或升高2倍以上,无基础肾脏疾病)。
- 肺水肿。
- 新发脑功能或视觉障碍。

手术后期(剖宫产术、产科开腹手术及分娩后),产妇血压会出现明显升高,如无靶器官损伤,则称之为高血压亚急症。术后高血压是指连续监测两次以上,收缩压>190mmHg和(或)舒张压>100mmHg[8,9],但这仍是一个主观性定义。它可以是术后早期的一种积极的生理性改变,但对于合并心脏病、高血压、严重贫血的产科孕产妇来说,术后高血压会导致不良结局。需要特别指出的是,即便是一过性的术后高血压,也可能威胁孕产妇生命,这种暂时性的高血压可以发生在分娩前、中、后任何时期。收缩压>169mmHg和(或)舒张压>109mmHg是高血压急症使用降压药物的适应证[10-12]。

高血压急症、高血压亚急症的不可预测性和突发性强,需要所有的产科医师高度警惕。早期正确的诊断和及时治疗可以显著降低相关发病率和死亡率[13-16]。同时,因不合理的快速降压可带来诸多并发症,所以产科医师必须掌握本病发生的可能性、病理生理机制和合理的疾病管理方法。本章将讨论妊娠合并高血压急症的病理生理、正确的理念以及误区。

三、历史回顾

1914年,Volhard和Fahr首次提出了高血压综合征,其特征为剧烈上升的高血压,肾脏疾病的相关证据,心、脑、视网膜和肾的血管损伤征象;迅速的致死性进程,通常以心脏病发作、肾衰竭和脑卒中告终[17]。1939年,Keith等在降压药尚未普遍使用之前已研究了这种恶性高血压的自然病程,并发表了文章[18],文章中指出,未经治疗的恶性高血压患者的1年死亡率达79%,中位生存时间为10.5个月。

四、病理生理

目前,导致孕产妇出现血压快速升高至严重高血压的因素尚不确定。研究认为,某种触发因素可能引起了血压在原有高血压基础上的进一步升高。原有高血压的严重程度是危象进展或恶性高血压出现的重要危险因素。血管壁机械张力作用是血压升高的重要发病机制。血管张力升高导致血管壁上血管收缩因子释放增加,从而使高血压危象启动和发展[19,20]。血管收缩因子的释放可引起血压升高,造成血管内皮损伤,血管内"凝血瀑布"被激活,进而引发小血管纤维素性坏死和血管收缩因子进一步释放[19,20],形成恶性循环,进一步引起血管损伤、组织缺血以及血管收缩物质释放[19,20]。动脉压升高促发压力-利钠作用,水钠排出增加是使血压维持正常范围的一种代偿机制。压力导致尿钠排出增多,进而引起血容量下降,刺激肾脏缩血管物质释放,这种缩血管物质被认为是恶性高血压病理生理机制的重要参与因素[21]。肾素-血管紧张素系统激活是恶性高血压相关性血管损伤启动和发展的重要原因[22-24]。垂体后叶素、内皮素和儿茶酚胺也是高血压急症的重要参与因素[25-28]。

全身血管收缩作用与脑血液循环相反。在严重高血压初期阶段,针对系统性动脉压力增加,脑血管发生收缩,使得脑灌注压得以维持。而一旦超出自身调节能力上限,反射性的脑血管扩张和过度脑灌注将导致微血管损伤、液体渗出、微血栓形成、颅内压增高,进一步导致脑病发生。在妊娠期,由于人脑自身调节能力障碍,一旦突破脑灌注压上限,则并发高血压脑病的风险会更高[29]。由于存在胎盘早剥和脑卒中的风险,所以更快速地控制血压显得尤其必要。若存在血小板减少症或HELLP综合征这两种情况,则需特别警惕脑卒中的发生。研究认为,相较于血压而言,脑水肿的发生与血管内皮细胞损伤关系更密切[30]。但控制血压有助于将内皮细胞损伤降至最低。

五、临床表现

　　妊娠任何阶段的高血压或任何程度的产后高血压都可以引发高血压急症。高血压急症表现为血压急性升高,在标准测量下,收缩压≥160mmHg和(或)舒张压≥110mmHg持续15min以上。可见于无慢性高血压病史的妊娠中晚期孕产妇,或高血压合并蛋白尿、慢性高血压、妊娠期高血压和HEELP综合征的孕产妇。脑损伤与血压升高相关,尤其与收缩压的升高相关。与舒张压相比,收缩压升高水平是预测脑梗死、颅内出血的重要指标。Martin等的病例研究发现,在脑卒中孕产妇中,54%的孕产妇收缩压均数≥160mmHg,而仅13%的孕产妇舒张压≥110mmHg。同时,收缩压≥160mmHg与非妊娠妇女的脑卒中相关,该值可能是颅内血液循环自身调节机制的“突破点”。

　　高血压危象的症状和体征因人而异。高血压脑病孕产妇可出现头痛、意识水平改变、伴或不伴局灶性神经系统症状。体检可有视网膜小动脉改变、出血、渗出,视乳头水肿。其他高血压孕产妇则表现为心血管系统症状,如心绞痛、急性心肌梗死、急性左心衰竭;有严重肾脏损伤者可以出现肾功能衰竭,表现为少尿和(或)血尿。孕产妇的血压升高可以表现为从轻中度症状进展到致命的疾病过程。其临床表现各异,可包括视野缺损、重度头痛、癫痫、精神状态改变、急性脑血管事件、严重的右上腹疼痛、充血性心力衰竭以及少尿等。在绝大多数情况下,只有分娩才能终止病程进展。

六、妊娠合并高血压危象的管理

　　高血压危象管理(见表25.1)最重要的三个方面为明确诊断、稳定血压及终止妊娠。孕产妇发病及死亡的主要原因为心脏、肾脏及脑血管的损伤。胎儿的发病和死亡则与母体情况密切相关。

　　因此,管理的第一步处理就是稳定血压。应快速合理降压,但不应下降过快,以维持足够的胎盘灌注。应将血压控制在收缩压140~150mmHg、舒张压90~100mmHg水平。这种水平的血压既可以维持胎盘、脑血管、心脏和肾脏的灌注,同时也能部分逆转病理过程的启动,但这并不能降低脑卒中的发生率。血压骤降对孕产妇和胎儿都将有害。降压药物的使用指征为舒张压≥160mmHg和(或)收缩压≥110mmHg。当合并其他不利因素时,则可在血压达150/100mmHg时开始用药。当出现高血压危象时,初始应使血压快速下降20%~30%,之后再逐步降压。

表25.1　产科高血压危象分级管理

管理项目	要　点
血压监测	1. 血压＞160/110mmHg;PO_2＞90mmHg;PR 70~100次/min。 2. 胎心监测,最好联合电子胎心监护仪。 3. 口服10mg硝苯地平片,禁止舌下含服。 4. 每10分钟监测一次血压。 5. 30min后,如果血压不下降,则再服20mg硝苯地平片。 6. 如果血压不能降至150/100mmHg,则再服10mg硝苯地平片或静脉推注10mg拉贝洛尔。 7. 每隔20分钟静脉推注20mg拉贝洛尔(最大剂量为240mg);每20分钟测血压,直至血压降至150/100mmHg。 8. 在拉贝洛尔不能静脉给药时可改口服,初始剂量为400mg,根据血压每30分钟重复给药。 9. 硫酸镁负荷剂量:静脉推注4g,同时肌注10g
化验检查	1. 血常规,血小板计数,溶血检查(PBS溶剂)。 2. 谷丙转氨酶、谷草转氨酶、乳酸脱氢酶水平测定。 3. 血肌酐或血尿酸水平测定。 4. 血清胆红素、血电解质(昏迷或重症)水平测定。 5. 凝血(血小板计数＜$100×10^9$/L)。 6. 尿蛋白(采用试纸法或比浊法,蛋白/肌酐比率,24小时尿蛋白定量)。 7. 对孕妇和胎儿的其他监测,包括血清学、血型、胎儿多普勒超声
人员设施	1. 在急性期治疗阶段,产妇在ICU、HDU或有重症管理能力的分娩病房治疗。 2. 医疗团队需包含内科专家、重症医学专家、新生儿专家、麻醉科专家。 3. 备充足的成分血,并经产科专家反复确认。 4. 尽快转运至高级医疗机构。要求在病情稳定、癫痫得到控制且具备合适的条件下进行转运,并且与接收单位做好病情交接(包括类固醇、硫酸镁、硝苯地平等药物使用情况)。 分娩时机:在血压相对稳定、孕妇和胎儿可耐受时,实施分娩;在血压未稳定前禁止分娩

适用的快速降压药物包括硝苯地平口服片、拉贝洛尔和肼苯哒嗪(注射给药)。常见药物的剂量及给药途径等详见表25.2。

表25.2　快速降压药

药物名	剂量和给药途径	注意事项	优　点
拉贝洛尔	10~20mg,Ⅳ,之后每20~30分钟予以20~80mg;最大量为300mg,以1~2mg/min静脉维持;药物持续作用时间为3~6h	禁忌证为充血性心力衰竭、哮喘、糖尿病、心动过缓	低血压发生率较低
硝苯地平	仅用片剂,每次口服10~30mg;如血压未达标,45min后重复给药;24h内总量为40~120mg	舌下含服可造成严重的低血压	效果好,管理方便;血压初步控制后可改服缓释剂
肼苯哒嗪	初始剂量≤5mg,1~2min内缓慢静脉推注;如15~20min后,血压无反应或舒张压不达标,可重复给药,5~10mg静脉推注;12h最大静脉推注累计量为40mg;半衰期为3~5h	低血压,心绞痛,头痛,上腹痛,恶心、反胃	速效,初始剂量小,可逐步加量;扩张外周动脉血管平滑肌,不影响子宫胎盘血流

需要重点指出的是,硝苯地平虽然十分有效且容易管理,但禁止舌下含服。即便口服,也需要逐渐加量。因其舌下含服会引起严重的低血压,进而给孕产妇和胎儿造成严重后果。

1. 拉贝洛尔

拉贝洛尔是一种具有α肾上腺素受体阻滞剂活性的β肾上腺素受体阻滞剂,具有心脏保护作用。与单纯β肾上腺素受体阻滞剂相比,拉贝洛尔可以系统性减小血管阻力(血管扩张),降低后负荷、心脏收缩力、减慢心率,同时维持心排血量。拉贝洛尔由肝脏代谢,可以引起胎儿和母体心动过缓和体位性低血压。许多指南推荐静脉注射拉贝洛尔作为严重高血压的初始治疗。拉贝洛尔禁用于有心脏病变和哮喘的孕产妇;可引起胎心过缓,故使用时需要严密监测胎心。在发生严重高血压时,若无法经静脉途径给药,则可口服给药进行治疗。

2. 肼苯哒嗪

2011年,美国妇产科医师协会提出,关于严重高血压治疗用药,建议将在拉贝洛尔基础上联用肼苯哒嗪作为严重高血压的一线治疗方案。肼苯哒嗪因副作用较多且严重,限制了其在临床上的使用。注射给药可以引起母体低血压和心动过速,这尤其多见于血容量不足的孕产妇。同时它也可引起明显的胎心过速。

七、小 结

临床上高血压危象并不少见,为更好地处理本病,所有的产科单元均应配置良好的设备、相关人员和详细的流程。对于严重的高血压,必须快速、有效地控制血压(包括收缩压和舒张压)。评估病理基础和靶器官损伤,适时终止妊娠。

参考文献

[1] Too GT, Hill JB. Hypertensive crisis during pregnancy and postpartum period. Semin-erinatol, 2013, 37(4): 280-287. doi:10.1053/j.semperi.2013.04.007. http://www.ncbi.nlm.nih.gov/pubmed/23916027.

[2] Calhoun DA, Oparil S. Treatment of hypertensive crisis. N Engl J Med, 1990, 323: 1177-1183.

[3] Gifford Jr RW. Management of hypertensive crises. JAMA, 1991, 266: 829-835.

[4] Ferguson RK, Vlasses PH. Hypertensive emergencies and urgencies. JAMA, 1986, 255: 1607-1613.

[5] Reuler JB, Magarian GJ. Hypertensive emergencies and urgencies: definition, recog-

nition, and management. J Gen Intern Med, 1988, 3: 64-74.

[6] Rahn KH. How should we treat a hypertensive emergency? Am J Cardiol, 1989, 63: 48C-50C.

[7] Kaplan NM. Treatment of hypertensive emergencies and urgencies. Heart Dis Stroke, 1992, 1: 373-378.

[8] Halpern NA, Goldberg M, Neely C, et al. Postoperative hypertension: a multicenter, prospective, randomized comparison between intravenous nicardipine and sodium nitroprusside. Crit Care Med, 1992, 20: 1637-1643.

[9] Gal TJ, Cooperman LH. Hypertension in the immediate postoperative period. Br J Anaesth, 1975, 47: 70-74.

[10] Rey E, Le Lorier J, Burgess E, et al. Report of the Canadian Hypertension Society Consensus Conference.

[11] Rey É, Le Lorier J, Burgess E, et al. Pharmacologic treatment of hypertensive disorders in pregnancy. CMAJ, 1997, 157: 1245-1254.

[12] Glock JL, Morales WJ. Efficacy and safety of nifedepine versus magnesium sulfate in the management of preterm labor: a randomized study. Am J Obstet Gynecol, 1993, 169: 960-964.

[13] N Listed. The sixth report of the Joint National Committee on prevention, detection, evaluation, and treatment of high blood pressure. Arch Intern Med, 1997, 157: 2413-2446.

[14] Hickler RB. "Hypertensive emergency": a useful diagnostic category. Am J Public Health, 1988, 78: 623-624.

[15] Garcia JYJ, Vidt DG. Current management of hypertensive emergencies. Drugs, 1987, 34: 263-278.

[16] Bertel O, Marx BE. Hypertensive emergencies. Nephron, 1987, Suppl 1: 51-56.

[17] Volhard F, Fahr T. Die brightsche Nierenkranbeit: Klinik, Pathologie und Atlas. Berlin: Springer, 1914.

[18] Keith NM, Wagener HP, Barker NW. Some different types of essential hypertension: their course and prognosis. Am J Med Sci, 1939, 197: 332-343.

[19] Ault MJ, Ellrodt AG. Pathophysiological events leading to the end-organ effects of acute hypertension. Am J Emerg Med, 1985, 3: 10-15.

[20] Wallach R, Karp RB, Reves JG, et al. Pathogenesis of paroxysmal hypertension de-

veloping during and after coronary bypass surgery: a study of hemodynamic and humoral factors. Am J Cardiol, 1980, 46: 559-565.

[21] Goldblatt H. Studies on experimental hypertension: production of malignant phase of hypertension. J Exp Med, 1938, 67: 809-826.

[22] Laragh J. Laragh's lessons in pathophysiology and clinical pearls for treating hypertension. Am J Hypertens, 2001, 14: 837-854.

[23] Stefansson B, Ricksten A, Rymo L, et al. Angiotensin-converting enzyme gene I/D polymorphism in malignant hypertension. Blood Press, 2000, 9: 104-109, 144.

[24] Montgomery HE, Kiernan LA, Whitworth CE, et al. Inhibition of tissue angiotensin converting enzyme activity prevents malignant hypertension in TGR (mREN2) 27. J Hypertens, 1998, 16: 635-643.

[25] Kohno M, Yokokawa K, Yasunari K, et al. Renoprotective effects of a combined endothelin type A/type B receptor antagonist in experimental malignant hypertension. Metab Clin Exp, 1997, 46: 1032-1038.

[26] Vacher E, Richer C, Cazaubon C, et al. Are vasopressin peripheral V1 receptors involved in the development of malignant hypertension and stroke in SHRSPs? Fundam Clin Pharmacol, 1995, 9: 469-478.

[27] Hiwatari M, Abrahams JM, Saito T, et al. Contribution of vasopressin to the maintenance of blood pressure in deoxycorticosterone-salt induced malignant hypertension in spontaneously hypertensive rats. Clin Sci, 1986, 70: 191-198.

[28] Filep J, Frolich JC, Fejes-Toth G. Effect of vasopressin blockade on blood pressure in conscious rats with malignant two kidney Goldblatt hypertension. Clin Exp Hypertens, 1985, 7: 1007-1014.

[29] Sibai BM. Hypertension. In: Gabbe SG, Niebyl JR, Simpson JL, editors. Obstetrics: Normal and Problem Pregnancies. 4th ed. New York: Churchill Livingstone, 2002: 945-1004.

[30] Schwartz RB, Feske SK, Polak JF, et al. Preeclampsia eclampsia: clinical and neuro-radiographic correlates and insights into the pathogenesis of hypertensive encephalopathy. Radiology, 2000, 2: 371-376.

第二十六章　子　痫

一、引　言

　　子痫是子痫前期危急且严重的并发症。典型的子痫表现为血压骤升,伴急性头痛、强直阵挛性抽搐。子痫在发达国家罕见(发病率为1/2000),但在发展中国家的发病率高。

　　FOGSI-ICOG国家子痫登记中心指出了一些变化趋势。在已登记的孕产妇中,子痫发病率为1.9%。国家样本库对175个中心的11万余名产妇研究分析显示,子痫的发病率为1%～5%。研究发现,子痫病例数多于即将发生子痫的病例,这意味着很多孕产妇没有预防的机会。约17%的子痫前期孕产妇为青少年,该情况表明即使有法律规定,仍有许多青少年过早结婚。76.34%的子痫前期孕产妇年龄为21～30岁。该疾病好发于初次妊娠的孕产妇,约81%的子痫前期孕产妇是初产妇。

　　产前筛查被认为是唯一可能降低孕产妇子痫死亡率的措施,然而仍有许多孕产妇无法实现这一最基本的妊娠期评估。在已登记的孕产妇中发现,大部分罹患子痫前期的孕产妇在孕中期(40.9%)或妊娠晚期(46.28%)才开始产检,只有极少数(12.54%)在孕早期开始产检[1]。

二、子痫的病理生理

　　子痫的发病机制在很长一段时间内都未明确。这是因为对这种急重症的临床研究很难实施。新的研究发现了导致抽搐症状的两种不同机制。①急剧升高的血压首先导致脑血管痉挛,降低脑血管血流灌注,从而使脑组织缺氧,导致孕产妇大脑缺血性损伤、脑水肿,出现子痫病灶,并发生抽搐症状。②脑灌注压升高会导致血管内皮损伤,引起脑水肿、颅内出血、中枢神经易激惹症状。

　　但也有一些不典型的病例,孕产妇全身血压不高,却出现子痫样抽搐。这可能是由脑循环自主调节异常导致的。

　　子痫孕产妇的MRI典型表现被称为后部可逆性脑病综合征(PRES)。PRES会在血压升高时出现,与血管内膜损伤有关。血压升高的程度超过了脑血管自主调节的上限,迫使颅内阻力血管舒张,从而导致脑灌注过度,毛细血管损伤,最终突破脑血管屏障,出现血管性水肿。血管性水肿是子痫发病的病理生理学特点[2]。PRES可表现为子痫抽搐,其他临床表现包括剧烈的头痛、视觉障碍、昏迷,严重的病例可出现颅内出血。到目前为止,这种情况被认为是完全可逆的,由此而得名。

然而最近的论文指出,长期的神经影像学研究发现,子痫导致的神经及认知障碍会持续存在[3]。

了解子痫的病理生理是很重要的,因为这给我们提供了防治子痫的理想药物。这种药物应使外周血管扩张,脑灌注压降低,维持大脑正常血流灌注。硫酸镁就是这样的一种药物。它具有降压的效果(虽然不是非常明显),通过扩张外周血管,降低脑灌注压。此外,它还有膜稳定作用,这对预防子痫抽搐至关重要。

另一种效果明显的药物是拉贝洛尔。它是一种选择性α_1受体拮抗剂和非选择性β受体拮抗剂。口服和静脉使用拉贝洛尔,其α和β受体阻滞率各为1:3和1:7。在较高剂量时,它还具有膜稳定作用。该药物还有一个优点就是剂量依赖性降压,不会出现反射性心动过速。它不会降低子宫胎盘灌注,故不会造成胎儿宫内窒迫。此外,它还有通过减少血栓素而起到抗血小板凝集作用,并能促进胎儿肺成熟。

三、子痫的治疗

子痫的治疗应该从预防开始。Magpie临床试验从2002年6月开始,共纳入了33个国家的175个二级、三级医院的10141名子痫前期的孕产妇。该研究发现,硫酸镁是预防重度子痫前期孕产妇出现子痫的理想药物[4]。

最近,FOGSI发布了子痫的治疗指南[5]。

子痫的治疗原则如下。

(1) 避免舌咬伤。

(2) 避免孕产妇受伤。

(3) 维持血氧饱和度(正常)。

(4) 尽量避免误吸。

(5) 开始硫酸镁治疗。

(6) 控制血压。

(7) 分娩(有产科指征时,行子宫下段剖宫产)。

(8) 在气道或口腔塞入开口器。

(9) 床边护栏,限制活动(应用约束带)。

(10) 采用脉搏血氧饱和度仪进行监测。

(11) 侧卧位,口腔清理。

药物选择硫酸镁,进行安全用药。

（一）Pritchard给药方法（推荐）

1. 负荷剂量：4g（4安瓿50％硫酸镁注射液＋12mL生理盐水或无菌注射用水）缓慢静推，使用20mL注射器，维持4mL/5min。5g（5安瓿50％硫酸镁注射液＋1mL 2％利多卡因），使用10mL注射器，分别在每侧臀部深部肌肉注射。

2. 维持剂量：每隔4小时予以5g硫酸镁（5安瓿50％硫酸镁注射液＋1mL 2％利多卡因）在两侧臀部交替行深部肌肉注射，并注意监测以下生命体征：①呼吸频率（＞16次/min）；②膝反射存在；③4h尿量＞100mL（25mL/h）。不推荐常规监测血清硫酸镁水平，因为它并不优先于其他的临床监测。维持剂量持续至产后或最后一次抽搐发生后24h，以发生较迟者为准。

3. 如果接诊医院不能处理子痫孕产妇，那么应当在予以负荷剂量后，再转向上一级医院继续治疗。

4. 再次发生抽搐时的硫酸镁剂量：在负荷剂量后，如果抽搐未停止或再次出现，则再次予以2g硫酸镁缓慢静推，或静推地西泮，或静推硫喷妥钠。

（二）Zuspan给药方法（替代方案）

1. 负荷剂量：4g（4安瓿50％硫酸镁＋12mL生理盐水或无菌注射用水）缓慢静推，使用20mL注射器，静推速度不超过1g/min。

2. 维持剂量：每小时予以1g硫酸镁，至产后或最后一次抽搐发生后24h。

该给药法需要密切监测，推荐用于血小板减少（$<75 \times 10^9$/L）或DIC孕产妇，此时需要避免肌肉注射。

病情稳定后应立即引产。首选经阴道分娩；有产科指征时，行剖宫产。

在分娩过程中，持续应用降压药物，推荐药物包括拉贝洛尔、硝苯地平、肼苯哒嗪。紧急情况下，降压药物的使用剂量见表26.1。

表26.1　严重高血压的抗高血压治疗

药 物	起效时间	剂 量
拉贝洛尔	10～15min	20mg，iv；之后，40～80mg/10min，直至最大剂量300mg或者以1～2mg/min持续输注
硝苯地平	5～10min	10mg，口服；30min后，可重复给药，20mg，两次；之后，每隔4～6小时，10～20mg，直到最大剂量240mg/24h
肼苯哒嗪	10～20min	5～10mg/20min，iv，直到最大剂量30mg

注：严重高血压指SBP≥160mmHg或DBP≥110mmHg。

- 硝苯地平和肼苯哒嗪会导致心动过速，不推荐用于心率＞100次/min的孕产妇。对于这类孕产妇，拉贝洛尔是合适的选择。

- 拉贝洛尔不适用于心率＜60次/min、哮喘、充血性心力衰竭的孕产妇。对于此类孕产妇，可以应用硝苯地平。
- 硫酸镁推荐用于预防子痫，且不用作降压药。
- 硝苯地平可以与硫酸镁合用。
- 不推荐舌下含服硝苯地平。

四、脑灌注压的新发现

在MRI、CT、经颅超声等检查技术的帮助下，子痫前期孕产妇被分为两组。第一组孕产妇在两次抽搐间没有意识障碍或只有轻微意识障碍。这类孕产妇预后较好，其自动调节功能完整，脑灌注压在承受范围之内。第二组孕产妇在两次抽搐间存在意识障碍。这些孕产妇脑灌注压急剧升高，甚至许多孕产妇发展至颅内出血。对这些孕产妇，应当缓慢降压，使脑灌注压不至于突然下降。舒张压下降不应超过30mmHg，以维持脑灌注；否则会导致脑缺血、缺氧。

五、产后子痫

最后要特别注意的是，对于重度子痫前期孕产妇，仅终止妊娠是远远不够的，应当警惕产后子痫的发生。印度国家子痫登记中心数据显示，13.72%的孕产妇出现产后子痫。因此，对于重度子痫前期孕产妇，即使分娩后也应当密切监测。

六、总 结

子痫是严重危及母亲和胎儿生命的疾病，因此应以预防发生为目标。一旦子痫发生，需要时刻准备进行正确的急诊救治。依据上述临床指南，对医护团队经常进行有针对性的关于子痫处理的培训，使孕产妇及围生儿的发病率及死亡率大幅度降低。

参考文献

[1] Gupte S, et al. Preeclampsia-eclampsia: review. Fed Obstet Gynecol Soc India Off J, 2014, 64: 75-76.

[2] Bartynski WS. PRES part 2: controversies surrounding pathophysiology of vasogenic edema. AJNR Am J Neuroradiol, 2008, 29: 1043-1049.

[3] Aukes AM, Wessel I, Dubois AM, et al. Self-reported cognitive functioning in formerly eclamptic women. Am J Obstet Gynecol, 2007, 197: 365.e1-e6.

[4] Magpie Trial collaborative group. Do women with preeclampsia, and their babies,

benefit from magnesium sulphate? The Magpie Trial: a randomized placebo- controlled trial. Lancet, 2002, 359: 1877-1890.

[5] HDP, FOGSI ICOG good clinical practices recommendations 2014- 15- hypertensive disorders of pregnancy.

第二十七章　产前出血

一、引　言

产前出血(APH)是发展中国家孕产妇发病和死亡的重要原因,也是围生儿死亡率升高的原因之一[1]。尽管产前出血不能完全预防,但是早期诊断和治疗可以在很大程度上改善孕产妇和围生儿的预后。

(一)定　义

产前出血(APH)是指任何在孕20周后至胎儿娩出前的生殖道出血。若类似的出血发生在胎儿具有生存能力前,则被称为先兆流产。

孕28周曾被认为是胎儿具有生机的孕周。但是,目前随着新生儿重症监护室(NICU)的增设、设施的提高及NICU医务人员的增加,尤其在高度工业化的今天,孕22周的胎儿也是可能生存的。

然而,目前尚缺乏关于有生机胎儿孕周的共识,不同国家对APH的定义不同,时间界定也不同(加拿大为孕20周,英国为孕24周)[2]。但是不管是否考虑有生机胎儿的孕周,都应该重视和正确评估妊娠后半期出血。

(二)发生率

因为许多APH病例是轻微的,所以在临床上很难识别,并且疾病的确切发生率也很难确定。此外,不同国家对有生机胎儿的孕周定义不同,使该情况更加复杂。APH占所有妊娠并发症的2%～5%[3]。

(三)病　因

APH的病因是多种多样的,由多因素造成(见表27.1)。

出血可能来自胎儿-胎盘或母体。从产科的角度看,APH最重要的两个原因是前置胎盘和胎盘早剥,占APH的50%以上。

然而,在大多数情况下,APH病因未知,分类不明,不能解释,或为特发性[4]。

另外,也有一些少见但明确的病因,包括:胎盘血管前置,子宫破裂,临产前见红,宫颈阴道、外阴局部病变,或尿道、胃肠道出血。

表27.1　造成APH的病因

病因类别	病因
Ⅰ. 胎盘因素	前置胎盘(30%)； 胎盘早剥(35%)
Ⅱ. 胎盘以外因素	宫颈糜烂； 宫颈癌； 宫颈息肉； 滴虫性阴道炎； 外阴或阴道静脉曲张
Ⅲ. 其他	胎盘血管前置； 边缘静脉出血； 见红出血
Ⅳ. 外伤	异物； 生殖道裂伤
Ⅴ. 系统疾病	血管性血友病和其他易出血体质； 白血病
Ⅵ. 未知或不明确	—

（四）处　理

1. 处理原则

首先是适用于所有APH的总处理原则,然后根据不同的出血类型、出血程度做出适当的调整,并根据出血原因、孕周和胎儿情况予以特殊处理。急性APH的处理流程见图27.1。

2. 设施

设施要求必须能够提供全天候输血、急诊剖宫产终止妊娠、完成新生儿复苏,并且能够为孕产妇和新生儿提供重症监护的条件。

3. 运输和转移

如果缺少这些必要设施,那么就需要通过救护车将孕产妇转送到附近合适的医疗中心诊治。应该给予孕产妇静脉输液,以进行复苏。如果宫内胎儿尚安全,则在复苏的同时转运孕产妇会更好。母亲的氧分压不低于60mmHg,可保持胎儿红细胞携氧能力,使充分氧合。

通常,少量出血是日后严重出血的先兆,所以即使只有少量出血,也同样要引起我们的注意。

最初的处理包括详细询问病史、查体、评估母婴状况,立即开始治疗和检查。

（1）APH相关病史如下。

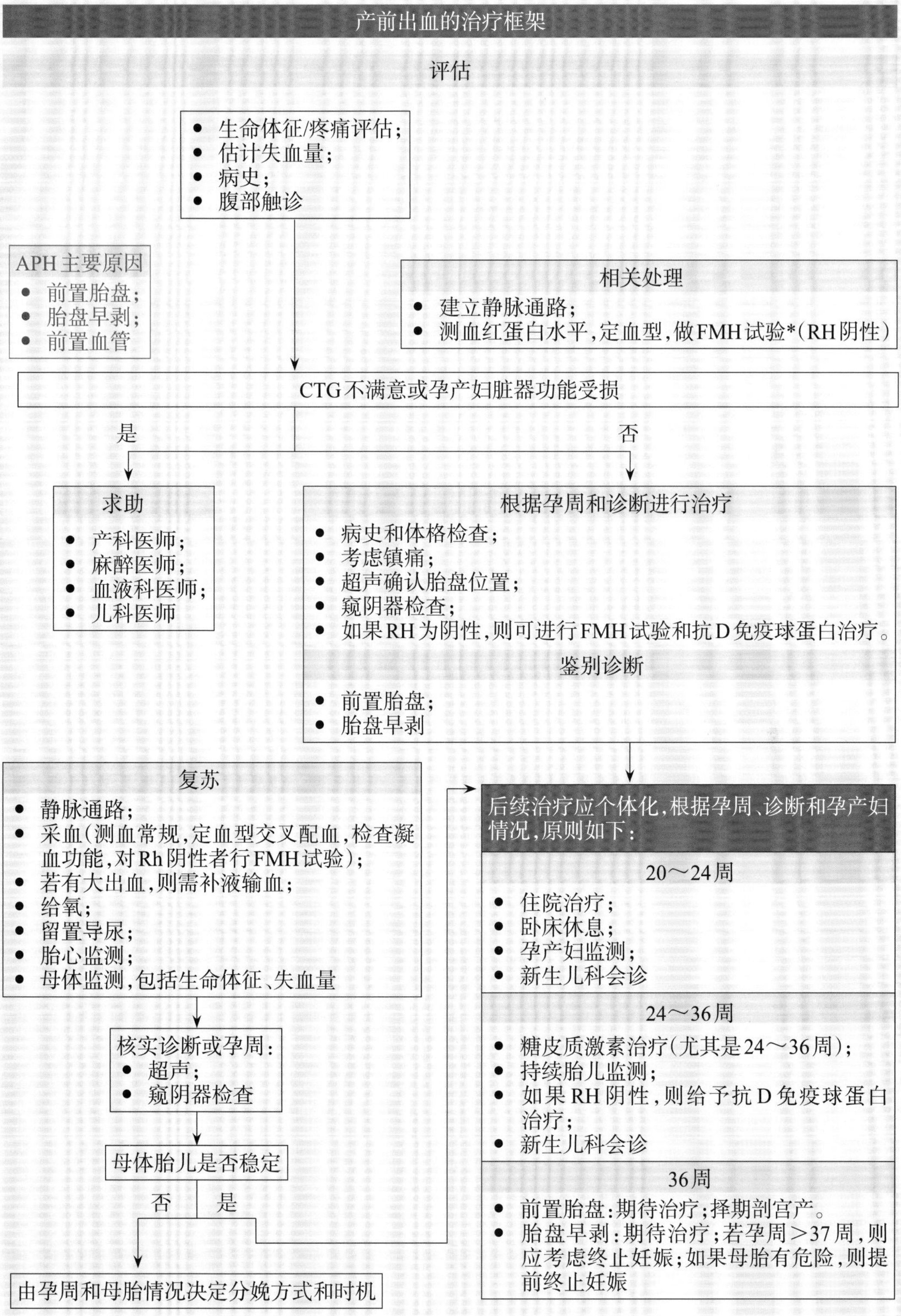

产前出血的治疗框架

评估

- 生命体征/疼痛评估；
- 估计失血量；
- 病史；
- 腹部触诊

APH 主要原因
- 前置胎盘；
- 胎盘早剥；
- 前置血管

相关处理
- 建立静脉通路；
- 测血红蛋白水平,定血型,做FMH试验*(RH阴性)

CTG不满意或孕产妇脏器功能受损

是 ｜ 否

求助
- 产科医师；
- 麻醉医师；
- 血液科医师；
- 儿科医师

根据孕周和诊断进行治疗
- 病史和体格检查；
- 考虑镇痛；
- 超声确认胎盘位置；
- 窥阴器检查；
- 如果RH为阴性,则可进行FMH试验和抗D免疫球蛋白治疗。

鉴别诊断
- 前置胎盘；
- 胎盘早剥

复苏
- 静脉通路；
- 采血(测血常规,定血型交叉配血,检查凝血功能,对Rh阴性者行FMH试验)；
- 若有大出血,则需补液输血；
- 给氧；
- 留置导尿；
- 胎心监测；
- 母体监测,包括生命体征、失血量

后续治疗应个体化,根据孕周、诊断和孕产妇情况,原则如下：

20～24周
- 住院治疗；
- 卧床休息；
- 孕产妇监测；
- 新生儿科会诊

24～36周
- 糖皮质激素治疗(尤其是24～36周)；
- 持续胎儿监测；
- 如果RH阴性,则给予抗D免疫球蛋白治疗；
- 新生儿科会诊

36周
- 前置胎盘:期待治疗;择期剖宫产。
- 胎盘早剥:期待治疗;若孕周>37周,则应考虑终止妊娠;如果母胎有危险,则提前终止妊娠

核实诊断或孕周：
- 超声；
- 窥阴器检查

母体胎儿是否稳定

否 ｜ 是

由孕周和母胎情况决定分娩方式和时机

*注:FMH试验,即Kleinhauer-Betke试验,是对母胎出血进行评估。

图27.1　急性APH的处理流程

- 出血的诱因,如外伤、性交等。
- 出血的细节,如量、性状、颜色。
- 与腹痛或宫缩的相关性。
- 本次妊娠中出血的病史。
- 破膜情况。
- 估计孕周。
- 胎盘位置的信息(通过最近一次超声确认)。
- 自觉胎动情况。

(2)APH孕产妇的体格检查如下。

- 孕产妇生命体征:脉搏、血压、呼吸频率(年轻健康孕产妇心动过速和血压下降在休克后期才出现)。
- 休克的临床表现:烦躁、皮肤苍白、四肢湿冷。
- 腹部检查:查看宫高是否与孕周相符,胎位和先露,宫缩情况,子宫张力大小,子宫有无压痛,胎儿数量与生存力,通过听诊或CTG评估胎儿等。
- 阴道检查:在没有排除前置胎盘前,原则上不做阴道指检,但可以行外阴部视诊,从而可以迅速评估是否持续出血,估计出血量。在确定胎盘位置前,无菌窥阴器检查被认为是安全的。除非经超声排除前置胎盘,否则尽量避免阴道指检[5]。

(3)APH的快速处理与检查如下。

- 必须快速建立大口径静脉通道,以便进行容量复苏。
- 采集血液标本检查血红蛋白、血细胞比容、血型。如果出血严重或持续出血,则至少备4单位的同型血。
- 在等待输血前,可以经静脉输液,首先输晶体液,必要时予以胶体液。
- 临床上,若怀疑胎盘早剥,则需要检测凝血功能、尿素氮、肌酐和电解质。
- 对于RH阴性的孕产妇,需对母血做Kleihauer-Betke试验。若怀疑有前置血管,则可以通过碱变性试验区分阴道出血是否来自胎儿。
- 如果母婴情况稳定,则可以安排行B超检查,确定胎盘位置,证实或排除前置胎盘和胎盘早剥。B超检查也能提供胎儿信息。
- CTG能提供胎儿状况和宫缩情况。

4. 立即治疗

无论什么原因,若孕产妇出现妊娠期阴道大出血,则需要立即快速评估母婴状况,给予输液治疗,必要时输血液制品,适时终止妊娠[6]。因为出血往往不可预测,临床上也经常突然发生恶化,所以即便只有一点点出血,也可能对妊娠有重要影响,故而产科值班医师也要格外关注。

为处理产科大出血，每个产科单位必须要有自己的预案，在产房与输血科之间建立良好的联系。

5. 后续治疗

经过初步评估和处理后，根据是否持续出血、出血量、孕周和胎儿状况，决定是立即终止妊娠或期待治疗。后续治疗要根据不同情况而定。

二、前置胎盘

（一）定 义

前置胎盘（见图27.2）是指至少部分胎盘附着于子宫下段，到达并覆盖子宫内口，是导致孕中晚期阴道出血的主要原因，也是母体和胎儿发生出血和死亡的主要原因。

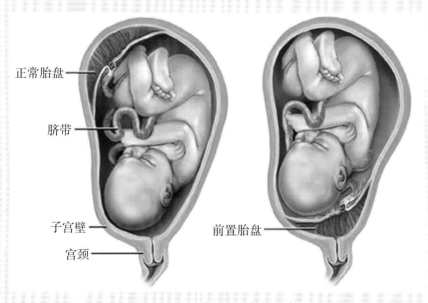

正常胎盘

脐带

子宫壁

宫颈

前置胎盘

图27.2 正常胎盘和前置胎盘

（二）分 类

1. 根据胎盘位置，将前置胎盘分为四级（见图27.3）。
- Ⅰ级：低置胎盘，即胎盘位置在子宫下段，但是边缘未达到宫颈内口。
- Ⅱ级：边缘型前置胎盘，即胎盘组织达到宫颈内口，但不覆盖宫颈内口。
- Ⅲ级：部分型前置胎盘，即胎盘组织非对称地覆盖在宫颈内口。
- Ⅳ级：完全性前置胎盘，即胎盘组织完全覆盖宫颈内口。

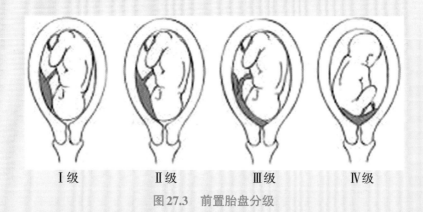

Ⅰ级　　　　　Ⅱ级　　　　　Ⅲ级　　　　　Ⅳ级

图27.3　前置胎盘分级

2. 基于阴道超声的解剖分类。

- 完全性:胎盘完全覆盖宫颈内口。
- 部分性:胎盘未覆盖宫颈内口但边缘与宫颈内口的距离小于30mm。
- 低置:胎盘边缘与宫颈内口的距离大于30mm。

（三）发生率

足月妊娠,前置胎盘的发生率为0.4%～0.8%[7]。

前置胎盘通常是在孕中期经B超检查偶然发现的,在孕20～24周的发生率为4%[8];到足月妊娠时,发生率下降到0.4%[9]。这是由于随着子宫和胎盘的不成比例的增大,可以发生胎盘移行。

（四）病因学

目前,对于囊胚移行到子宫下段,最后发展为前置胎盘的确切机制尚不清楚。但部分被公认的说法是可能与前置胎盘有关。

子宫手术或感染导致的子宫内膜或肌层损伤曾被认为可能是前置胎盘的原因。剖宫产史与前置胎盘的发生具有显著的相关性[10]。瘢痕子宫会增高前置胎盘的发生率,剖宫产次数与胎盘黏连、植入或穿透的风险相关[11]。

前置胎盘的风险因素包括:高龄,多次分娩,吸烟(风险增加3～6倍),使用可卡因(风险增加2.4倍),有剖宫产史(风险与剖宫产次数呈正相关),有人流或刮宫术史(风险增加1.8倍),有人工剥离胎盘史,现在或既往有子宫黏膜下肌瘤或子宫内膜异位造成子宫内膜缺陷,胎盘面积大(如多胎妊娠)。

药物滥用(特别是可卡因)和流产史(自然流产和引产,特别是流产次数)也被认为是前置胎盘的风险因素。剖宫产次数增多,前置胎盘的发生率升高。4次及以上剖宫产史,可导致前置胎盘的发生率增加10倍。前次妊娠有胎盘早剥史,则前置胎盘的发生率也升高。前置胎盘后再妊娠的孕产妇复发前置胎盘的风险会增加8～10倍[12]。

（五）孕产妇并发症

APH并发症的发生与出血及其后果有相关性。从全球来看,孕产妇的死亡率是降低的。对APH孕产妇并发症的总结见表27.2。

表27.2　APH孕产妇并发症

产　前	分娩期	产　后
产前出血导致不同程度的休克; 以臀位最为常见的先露异常; 早产	胎膜早破; 脐带脱垂; 分娩期出血; 手术干预机会增多; 产后出血:宫缩乏力,胎盘黏连、植入和穿透肌层达浆膜,创伤; 胎盘残留	脓毒症; 子宫复旧不良; 血栓; 再次妊娠复发率达4%～8%

（六）胎儿并发症

近年来,因保守治疗和新生儿监护措施的改进,围生儿死亡率显著下降。但是与对照群体相比,前置胎盘的围生儿死亡率的系数较高,为2.9～4.25[13]。在工业化国家,围生儿死亡率为42‰～81‰。引起围生儿死亡率和发病率升高的原因如下。

1. 由于胎儿早产率增加(几乎达50%),导致呼吸窘迫综合征的发生率升高。孕周越早,呼吸窘迫综合征越重,新生儿预后越差。

2. 先天畸形发生率增高。最常见的畸形有中枢神经系统、心血管系统、呼吸系统和消化系统的畸形。

3. 围生儿死亡率与产前失血量直接相关。

4. 胎儿贫血发生率增高。

5. IUGR发生率增高(16%)。

6. 其他胎儿风险,包括脐带脱垂、脐带受压、前置血管破裂以及母体严重的低血容量性休克,可导致突发性胎死宫内。

7. 胎位不正。

（七）临床表现

APH典型的临床表现是阴道流血并伴随前置胎盘出血模式的如下特征。

- 出血是突发的,常无诱因。
- 出血常是鲜红色,无痛性的(无痛性出血可以区别于胎盘早剥)。然而,由于合并胎盘早剥,或由于同时出现分娩发动,所以约20%的病例出现不同程度的子宫易激惹状况。
- 第一次出血通常不多,可以自行停止,但是很可能再发。第一次出血被称为

"警戒性出血"或"前哨出血"。

- 第一次出血常发生在孕27～32周。
- 50%以上病例的出血发生在孕36周前。

在妊娠中期,通过B超检查可以发现无症状的低置胎盘。建议这些孕产妇需要适当地注意可能的出血风险以及在妊娠期可能发生的胎盘移行。另外,在每10名前置胎盘的孕产妇中就有9名是与胎盘植入有关的。

(八) 诊 断

大多数前置胎盘由常规超声诊断(见图27.4)。在另一些病例中,初次诊断是孕产妇因阴道出血就诊而发现的。前置胎盘通常在孕中期经超声检查发现,在妊娠晚期确诊。

前置胎盘在孕20～24周的发生率约为4%;足月时,发生率下降到0.4%。这是因为随着妊娠进展,子宫上段或下段生长不同,导致胎盘移行。在孕16～20周经超声诊断为前置胎盘的病例中,只有10%的病例持续保持胎盘前置状态至足月[14]。

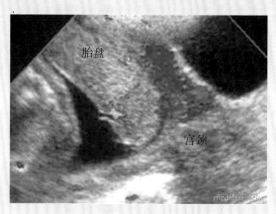

图27.4 前置胎盘的超声诊断

超声是前置胎盘的最重要诊断方法。经腹超声是最常用的,且操作简单、安全有效的检查方法,并且能精确定位胎盘,准确率为93%～98%。但因为子宫收缩或膀胱充盈不够,所以可能造成假阳性结果。由于发生在后壁的前置胎盘与子宫下段区分困难,所以常常会造成错误诊断。

经阴道超声(TVS)被认为是确定胎盘位置和诊断前置胎盘的金标准。当临床怀疑前置胎盘或经腹部超声(TAS)不能确定时,TVS可以确诊[15]。TVS是安全的,比TAS更精确,并且不会增加出血的风险,亦不需要膀胱充盈,对后壁的前置胎盘有更准确的诊断。另外,TVS纠正了26%的经TAS诊断的病例。由于经阴道探头与宫颈管形成角度,所以探头不会进入宫颈管。有人建议,为获取胎盘成像,可将探头伸入宫颈管,但不应超过3cm。TVS可以诊断胎盘边缘距宫颈内口不足3cm的前置胎盘。但是,如果对TVS仍有顾虑,超声专家可以利用经会阴超声代替TVS,来诊断前置胎盘。该方法也可以用作TAS的补充[17]。

MRI被认为是诊断前置胎盘的安全的、可替代的且最准确的方法。但是其费用高,限制了它的使用。目前,没有大样本数据可以证实,在妊娠期应用MRI是有效和安全的,因此需要进一步的研究。MRI的实行和应用并不广泛。只有当超声检查结果不明确时,才应用MRI进一步检查。MRI可以帮助诊断胎盘植入和胎盘穿透是否侵犯其他器官[18]。

（九）治　疗

指导前置胎盘治疗的原则:让妊娠尽可能接近足月,使分娩可以承受。

对前置胎盘的诊断:因为胎盘移行到子宫上段的可能性在90%以上,所以通常选择期待疗法。在孕18～23周,胎盘覆盖宫颈内口越多,则发生前置胎盘的概率就越大[19,20]。如果是完全性前置胎盘,或妊娠孕周较大,或有剖宫产史,则前置胎盘持续到足月的可能性越大[21]。在孕18～23周,胎盘覆盖宫颈内口的尺寸对以后是否成为完全性前置胎盘有很高的预测价值。如果在孕18～23周,胎盘覆盖宫颈内口的尺寸<1.5cm,那么前置胎盘的情况通常会消失;如果在孕20～23周,胎盘覆盖宫颈内口的尺寸≥2.5cm,那么前置胎盘持续至足月的可能性就很大。

基于以上所述,保守治疗是合理的,并且通常可以门诊随访。在期待疗法期间,处理原则包括:避免重体力劳动;避免性交;一旦有出血,应立即到医院就诊;确保和保持有规律地补充铁剂;超声再次评估胎盘的位置。

如果TVS再次确认为前置胎盘,则应采取同样的预防措施。如果前置胎盘持续至孕32～34周,那么几乎不可能迁移到子宫上段。尽管大多数医疗中心为处于高危状态的妊娠晚期孕产妇做再次扫描,但没有证据表明再次扫描可以减少前置胎盘对母体和胎儿的不利情况。这就需要随机试验对上述情况进行进一步证实,并且需要明确指出,推荐对胎位不正或阴道出血孕产妇应用TVS再次扫描。等待超过孕37周再终止妊娠对胎儿或母亲无益。剖宫产通常是计划性的,所选择的孕周应最大限度地让胎儿成熟,并让正常宫缩发动,使可能的出血风险降至最低。

因为接近足月时,前置胎盘可能消失,所以只有在孕36周做好超声检查后才能决定分娩方式。若足月孕产妇的胎盘边缘与宫颈内口的距离有2cm或更多,是可以经阴道分娩的,除非发生大出血。阴道分娩必须在能够快速转移孕产妇行剖宫产手术的医院进行。目前,虽然没有普遍遵循,但有文献报道,一些医疗中心在为孕36～37周孕产妇择期行剖宫产手术前,为无出血的前置胎盘孕产妇行羊膜腔穿刺,以估计胎儿肺成熟情况。

（十）出血状况

如上所述,对APH的初始治疗不应延迟。根据出血严重程度或是否持续出血、孕周和母婴情况,做出相应处理,或选择期待疗法,或选择终止妊娠。

以下为立即终止妊娠的指征,需要立即剖宫产。

- 母亲病情恶化。
- 持续严重出血。
- 孕周超过36周。
- 估计胎儿体重超过2500g。
- 可以存活的胎儿发生宫内窘迫。
- 发生了不能用药物抑制的宫缩。

分娩的方式取决于前置胎盘的分级和宫颈状态。在麻醉或无麻醉状态下，具备紧急剖宫产的条件，在手术室行双重设置检查。剖宫产是大多数胎位不正、先露异常、胎心异常、重度前置胎盘以及发生大出血的唯一选择。在低置胎盘或边缘性前置胎盘的孕产妇，下降的胎头可能压迫出血的胎盘边缘（从而减少胎盘边缘分离部位的出血）而允许阴道分娩。

双重设置检查内容如下。

- 用无菌窥阴器检查宫颈。宫口部分扩张，见到胎盘组织，确诊前置胎盘，需要计划分娩；如果宫口未开，则仔细触诊阴道穹窿。
- 有海绵组织的感觉——确诊前置胎盘。
- 对确定胎头的感觉——排除前置胎盘。
- 如果对诊断依然有疑问，则进入宫颈进行指检。
- 若发现有柔软的组织在宫颈——确诊胎盘前置。
- 如果触及胎儿部分，且在中央或边缘都可触及胎膜——排除前置胎盘。

双重设置检查用于Ⅰ级或Ⅱ级子宫前壁前置胎盘或超声检查胎盘位置不明确的孕产妇。

双重设置检查的先决条件包括：①开通静脉通路；②备血；③由有经验的产科医师进行检查；④检查在手术室进行；⑤必须有第二个医师刷手准备参与手术；⑥麻醉医师必须在手术室；⑦儿科医师必须在手术室；⑧手术室护士刷手为剖宫产准备器械。

（十一）麻醉方式

如果经检查，发现孕产妇病情轻微，且仅有15%的重度前置胎盘，那么85%的麻醉医师更倾向于首选局部阻滞麻醉。全麻的优点是孕产妇相对放松，从而使检查更容易，也可以快速行剖宫产。但是全麻的主要缺点是，如果还可以进行阴道分娩，则需要从麻醉中唤醒孕产妇；如果阴道分娩过程不顺利，需要再行剖宫产，或需要治疗胎盘黏连，那么二次麻醉的相关风险将增加。硬膜外麻醉的缺点是造成孕产妇低血压，若存在严重或持续出血、液体不足，则可加重孕产妇低血容量。折中的办法是抽取全麻诱导药物，并在开始前准备好麻醉机和仪器设备。需要提前做好这样的准备，并有有经验的医师在场,因为从检查到决定分娩的间隔时间很短。

做好剖宫产手术的所有准备,然后仔细地检查,判断在宫颈附近是否能看到或感觉到胎盘组织,根据检查情况决定分娩方式。在发展中国家,若不能及时行超声检查或结果不确定,这个准备工作是非常有意义的。进行这项检查的主要原因是确认或排除前置胎盘,从而探讨阴道分娩的可能性。

如果感觉胎盘是在前壁,但胎盘边缘没有到达宫颈内口,那么可以先破膜为阴道分娩做准备。若破膜后出现持续鲜红色出血或任何活动性出血,则要放弃阴道分娩,立即行剖宫产。如今,可靠的超声胎盘定位在很大程度上取代了双重设置检查。

(十二) 期待治疗

如果最初的出血已被止住,并且母胎情况稳定,则可推迟分娩直至胎儿足够成熟;如果随后发生一阵一阵的严重出血,则应立即进行分娩。尽管没有普遍遵循,但是一些医疗中心甚至将期待疗法用于初次出血严重但随后出血停止或减少的病例。这种期待疗法的目的是通过延长孕周,改善围生期结局。严格卧床休息,尽可能避免导致出血的诱因。这些措施包括输血治疗和补充铁剂,以提高母体血红蛋白水平,让孕产妇可以耐受后续的严重出血。目标是维持母体血红蛋白水平至少为100g/L,或维持血细胞比容在30%。除卧床休息外,通常给予类固醇促胎肺成熟[22]。

对于Rh阴性的妇女,在注射Rh免疫球蛋白前,要做Kleihauer-Betke试验,以决定合适的剂量[23]。

在所有期待治疗中,必须要准备有两单位血以供随时取用。在期待治疗期间,一些干预措施被尝试或采用以改善母胎结局。

(十三) 选择性宫颈环扎

为了延长孕周和防止由于出血造成的医源性早产,可试行宫颈环扎[24]。Cochrane系统的Meta分析发现,宫颈环扎降低了孕34周前的早产风险(相对风险为0.45%;95%的可信区间,0.23~0.87);但建议,在临床推广前,需要对宫颈环扎进行进一步的研究[25]。

总之,宫颈环扎有可能减少较早期的早产,但证据尚不充分。

(十四) 宫缩抑制剂

如果阴道出血是由于宫缩提前发动引起的,则可应用宫缩抑制剂延长孕周[26]。尽管有研究认为,在应用宫缩抑制剂后会增加出血的频率,但该出血既不显著也不会增加输血需求。因为前置胎盘孕产妇要出现子宫收缩,可能导致胎盘早剥(约10%),因此在应用宫缩抑制剂前必须要排除胎盘早剥。

现有充分证据表明,无论是住院还是门诊护理都可以改善预后。反之,对于那些没有活动性出血,并能快速到医院进行手术分娩的孕产妇,门诊治疗是合适的。门诊治疗只适合于Ⅰ级、Ⅱ级、Ⅲ级的前置胎盘和无症状的Ⅳ级前置胎盘[27]。并且,在临床中,将住院与门诊治疗结合是可取的。对每一个特定的孕产妇,要分析影响前置胎盘孕产妇门诊处理的因素后决定。

影响前置胎盘孕产妇门诊处理的因素如下。

- 重视每一例孕产妇并给予个体化治疗。
- 出血史(已停止或仍持续)。
- 前置胎盘分级。
- 孕产妇的社会环境,住处与医院的距离,交通设施,人力支持。
- 孕产妇的期待。
- 产科医师的首选处理。

(十五) 终止妊娠

除Ⅰ级前置胎盘的孕产妇外,对其他所有前置胎盘孕产妇都推荐的分娩方法是剖宫产。若胎盘边缘到宫颈内口的距离至少有2cm,则也允许进行阴道分娩;若胎位不正和其他产科因素增加,那么剖宫产可作为分娩的备选方法。

对子宫前壁的前置胎盘孕产妇,在剖宫产术前立即做超声检查是有益的,可精确定位胎盘,并可寻找"无胎盘区",以帮助选择子宫下段手术切口。如果没有"无胎盘区",则建议经胎盘开窗或经典的子宫体部切口取胎儿。前者要求迅速,因为可能导致胎儿大量失血;后者则可能延误胎儿的娩出,发生胎盘部分剥离导致出血及胎儿失血、缺氧,以及存在再次妊娠时发生瘢痕破裂的风险。但子宫下段切口还是大多数产科医师的首选。由于胎儿失血是不可避免的,所以要避免经胎盘切割和撕扯。由于子宫下段很难自然收缩,因此撕扯胎盘血窦会引起术中出血增加。术中减少失血的以下方法可以起到不同程度的止血作用。

- 血窦用无损伤缝线缝合。
- 直接用暖包压迫。但如果这些暖包在关闭子宫时仍留在压迫部位,则出血会继续,且被掩盖。
- 给予缩宫素或给子宫肌层注射前列腺素F_{2a}。
- 一些成功的案例尝试垂直或水平压缩缝合[28]。
- 结扎子宫动脉和髂内动脉,处理无法控制的出血。
- 子宫切除术作为最后的手段以抢救生命。

最近,凝血酶原复合物和重组因子Ⅶ开始被用来控制前置胎盘引起的大出血。

对于既往有剖宫产史和前置胎盘病史,或胎盘位于前次瘢痕的孕产妇,发生胎盘异常附着的风险增加,所以应该用彩色超声检查进行评估。该方法对胎盘植入的检测有87.5%的阳性率[29]。通过盆腔MRI检查可确定胎盘植入的诊断并显示其他脏器是否被胎盘侵袭[30]。9%～10%前置胎盘孕产妇有胎盘植入,胎盘异常牢固地附着在子宫壁上。在分娩时,植入性胎盘使得胎盘不能从子宫壁上分离,从而造成严重出血,增加围生期子宫切除的可能(概率>90%)。在剖宫产前,需要与孕产妇讨论这种可能性。50%以上的胎盘植入孕产妇需要输血。事实上,可以采用保守的方法避免子宫切除术,如让胎盘留在原位,然后通过髂内动脉结扎术,或子宫动脉栓塞,或采用全身甲氨蝶呤给药进行治疗。

如果有可能,需要有选择性地做好以下准备工作:准备足够的静脉通路、足够的血和必需药品,并对可能的极端的需要行子宫切除术的情况进行讨论。要有一个能够执行手术或至少是随时可以指导手术的有经验的手术医师,最好是主任级别。现实的数据表明,全麻导致出血的风险增加,这与普遍持有的观点相反。积累的证据也表明,在前置胎盘的择期或急诊剖宫产术中,将局麻转为全麻是安全的。

(十六)总　结

- TVS是最可靠的诊断方法且没有风险。
- 剖宫产后再次妊娠增加了发生前置胎盘和胎盘黏连的风险。
- 孕20～22周常规超声检查有很高的假阳性率和7%的假阴性率。
- 双重设置检查逐渐被超声胎盘定位所替代。
- 根据前置胎盘分级、孕周和胎先露决定治疗方式。
- 期待疗法在早产中的应用可以有效改善围生结局。
- 剖宫产是大部分前置胎盘的首选分娩方式,由有经验的产科医师执行。

三、胎盘早剥

(一)定　义

胎盘早剥是指妊娠期或分娩期正常位置的胎盘在胎儿娩出前剥离(见图27.5),大约占APH的20%。

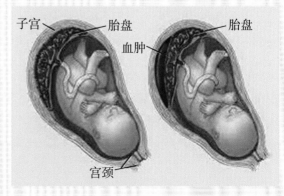

图27.5　正常胎盘与胎盘早剥

(二)发生率

在分娩中,胎盘早剥的发生率为6.5‰,占所有妊娠的1.5‰[31,32]。许多胎盘早剥直到分娩后才被发现。一项胎盘组织学研究显示,胎盘早剥的发病率高达4.5%。因诊断标准不同,导致胎盘早剥的发生率不同(0.49%~1.8%)。大约50%的胎盘早剥发生在孕36周前,造成后果不良的继发性早产[33]。

(三)相关原因

胎盘早剥的原因大多是未知的。然而,在胎盘早剥发生几小时后,原因可能就变得明显了。胎盘早剥的危险因素包括高血压(最常见,占所有病例的44%),吸烟,外伤(交通事故、家庭暴力),宫腔压力骤降,脐带过短,酒精成瘾,可卡因滥用,胎盘后的子宫肌瘤,人工破膜或羊膜腔穿刺,严重的胎儿宫内生长受限(IUGR),高龄产妇,时间过长的未足月胎膜早破,既往有胎盘早剥病史,血栓,绒毛膜羊膜炎,外倒转术,高同型半胱氨酸血症,轮状胎盘,甲胎蛋白水平增加等。

高危因素包括慢性高血压、子痫前期、血栓形成、腹部创伤和前次妊娠有早剥病史[34]以及吸烟和可卡因滥用[35]。慢性高血压使发生胎盘早剥的风险增加3倍。尽管孕产妇高血压是一个高危因素,但是没有研究指出是高血压先于胎盘早剥,还是胎盘早剥先于高血压。胎盘早剥的其他独立高危因素包括严重的IUGR、胎膜早破时间过长、绒毛膜羊膜炎(胎盘和羊膜感染)、高血压(包括子痫前期,无蛋白尿的妊高症和原发性高血压)、吸烟、高龄产妇和初产妇[36]。

胎盘早剥在未足月胎膜早破中的典型表现是伴随着流液的出血(流出血水混合物)。外伤、交通事故和家庭暴力也能导致胎盘早剥。破膜后或双胎中第一个胎儿娩出后,宫腔内压力骤减可导致胎盘早剥[37]。胎盘异常(特别是轮状胎盘)和甲胎蛋白水平增加也与胎盘早剥有关。双胎的胎盘早剥风险较单胎的增加2倍。胎盘早剥后,再次妊娠发生胎盘早剥的风险显著增加,再次发生胎盘早剥的概率为6%~16.7%,二次胎盘早剥后再发的概率为25%。有研究表明,发生率至少增加10倍[39]。

关于叶酸缺乏与胎盘早剥是否具有相关性,目前尚无相关的大样本的前瞻性研究。另一方面,胎盘早剥与特殊高凝状态(如凝血因子V的莱顿突变、凝血酶原基因突变、高同型半胱氨酸血症、活性蛋白C抗体、抗凝血酶III缺乏、抗心磷脂免疫球蛋白G抗体)已经在不同文献中报道,胎盘早剥可能是子痫前期的独立风险因素。血栓前状态也影响胎盘早剥的严重程度。胎盘早剥与血栓前状态的关系在相关研究中是不一致的。

(四) 分 型

大体上,胎盘早剥分为两型(见图27.6)。

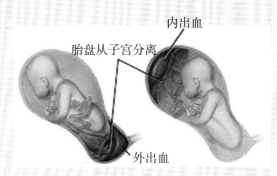

图27.6 显性和隐性胎盘早剥

1. 显性胎盘早剥,即下生殖道明显的出血。

2. 隐性胎盘早剥,即出血全部在妊娠子宫中,没有明显的外出血。

20%～35%的胎盘早剥是隐性的,60%～65%是显性的[40]。隐性胎盘早剥更危险,与严重的母胎并发症相关。

另一种基于分离程度(部分和完全)和分离部位(边缘和中央)的更精确的分类如下:

0级:无症状,产后检查胎盘时,见胎盘母体面有血凝块及压迹才发现。

1级:是轻度的,约占所有病例的48%。特征如下:

i. 没有或有少量阴道出血;

ii. 子宫轻压痛;

iii. 孕产妇血压和心率正常;

iiii. 无母亲和胎儿损害。

2级:是中度的,约占所有病例的27%。特征如下:

i. 没有或有中等量阴道出血;

ii. 中等到严重子宫压痛,可伴有强直收缩;

iii. 孕产妇心动过速,心率与血压随体位变化;

iv. 胎儿损害和窘迫;

v. 低纤维蛋白原血症(如50～250mg/dL)。

3级:是重度的、具有代表性的,大约占所有病例的24%。特征如下:

i. 没有阴道出血到有大量阴道出血;

ii. 子宫剧烈压痛,高张力,硬如板状;

iii. 母亲休克;

iv. 低纤维蛋白原血症(如纤维蛋白原水平<150mg/dL);

v. 胎儿死亡。

(五) 母胎并发症

母胎并发症与出血程度、胎盘剥离程度、母胎健康状况、孕周和是否实施有效干预有关。

(六) 产妇的风险

孕产妇的死亡率:胎盘早剥被认为是孕产妇的死因之一[41],特别是在相应医务人员、设施缺乏的情况下或在发展中国家,孕产妇死亡率大约为1%[42]。

低血容量性休克:严重出血导致低血容量性休克是孕产妇面临的主要风险。因为隐性出血的失血量通常被低估。

凝血障碍或DIC:凝血功能紊乱的临床血液学依据是胎盘剥离时释放促凝血酶原激酶,以及胎盘增大后血肿,使得凝血因子的消耗速度超过了机体的代偿能力。

产后出血:可能是凝血功能障碍或子宫胎盘卒中(血液渗入子宫肌纤维影响收缩能力)的结果。

肾功能衰竭:急性肾衰竭可能是低血容量或DIC的结果,可能发展成急性肾小管或肾皮质坏死。

多器官功能衰竭:远端器官缺血性坏死(如肝、肾上腺、垂体)是严重持续低血压的结果。

(七) 胎儿的风险

胎盘早剥的围生儿死亡率约为11.9%。

根据疾病严重程度和新生儿护理设施的不同,胎盘早剥围生儿的死亡率波动在4.4%~67.3%。超过50%的围生儿死亡是死胎,新生儿死亡占10%~30%。约50%的胎盘早剥发生在孕36周前,造成继发于早产的不良结局。

围生儿死亡的原因包括早产、先天畸形、IUGR和胎儿缺氧。DIC是由于胎盘剥离后释放促凝血酶原激酶入母体血液循环引起的,发生率占胎盘早剥的10%,提示重度胎盘早剥和胎儿高死亡率[43]。

80%的孕36周前出生的新生儿有胎儿生长受限。

先天畸形率增加2~3倍。显著的胎儿出血可以引起新生儿贫血。

(八) 临床表现

根据胎盘早剥程度不同,胎盘早剥可能存在不同程度的阴道出血、腹痛、宫缩、休克或胎窘。胎盘早剥的临床表现如下。

(1) 有或无阴道出血("显性"或"隐性")。

(2) 突出特点是子宫压痛程度不同,且具有持续性。

(3) 可能有宫缩并引起额外的间歇性疼痛。

(4) 昏厥和虚脱伴或不伴休克的发生。

(5) 典型表现,子宫特别硬、张力高、不松弛。

(6) 胎儿部分很难扪及。

（7）如果胎儿死亡,则胎心消失。

轻度胎盘剥离:超声可能不易区分血块和胎盘。

中度胎盘剥离和出血:胎盘剥离面积超过1/4,出血量在1000mL以下。可能有腹痛和子宫压痛,母亲可能发生休克,胎儿可能出现缺氧并显示胎心异常。

重度胎盘剥离:出血量至少有1500mL,通常有休克,子宫张力高且有压痛。几乎总存在胎儿死亡。1/3的孕产妇有低血压,但血压也可能正常,不管休克与否。常有凝血功能障碍。

胎盘早剥的症状如下。

- 阴道出血,占70%～80%(典型的暗红色不凝血)。
- 腹痛或背痛以及子宫压痛,占70%。
- 胎儿窘迫,占60%(在Ⅰ级和Ⅱ级病例)。
- 异常子宫收缩(如高张,高频),占35%。
- 子宫收缩痛和胎盘早剥的痛经常很难区分,约50%是临产后发现胎盘早剥。
- 胎儿死亡(在Ⅲ级的定义中是必需的),发生率为15%。

（九）病理生理

胎盘早剥是由于螺旋动脉退行性改变导致蜕膜坏死,接着血管破裂出血,最终形成胎盘后血肿。胎盘早剥是一个自动扩张的过程,血块逐渐累积会引发更多的剥离,从而引起更多的出血,甚至延伸至胎盘边缘。在这之后,血通过绒毛膜和蜕膜之间的潜在间隙直达宫颈,还可以到达羊膜腔(通过穿透胎盘引起血性羊水)和子宫肌层(引起瘀斑,即子宫胎盘卒中)。胎盘大面积剥离通常会造成胎儿严重缺氧,也常发生胎死宫内。

（十）诊 断

从本质上讲,胎盘早剥属于临床诊断的范畴。中、重度胎盘早剥有其特征性的临床表现。轻度病例的诊断通常是不确定的,只有在分娩后看到胎盘的母体面有凝血块压积才能确诊。胎盘早剥可能引起母胎出血,所以在轻度和隐性的病例中可用Klei-hauer-试验帮助诊断。

超声影像在诊断上的作用有限。超声发现胎盘早剥的敏感性只有24%[44]。超声对急性重度胎盘早剥的诊断可能帮助不大,胎盘后的新鲜血凝块的声像学特征和胎盘相似,使得区分很困难。少数严重病例可以允许继续妊娠,超声诊断更明确,1周内血块回声增强,2周内变为暗区。超声检查可以帮助排除前置胎盘和胎儿先天畸形,评估胎儿活力、数量、先露、胎儿体重、胎龄。在期待治疗时,需要用超声监测血肿大小、位置和变化情况。这些信息可以帮助我们决定轻度胎盘早剥的孕产妇在期待治疗时何时分娩。

(十一) 处 理

1. 处理的依据如下。①病情严重程度;②产妇情况;③胎儿情况;④孕周;⑤相关并发症。

2. 处理原则分为一般治疗(已在别处讨论)和具体治疗。

3. 具体治疗措施包括立即终止妊娠,期待治疗,处理并发症。

4. 胎盘早剥的临床处理原则通常如下。①充分复苏母体;②评估胎儿情况;③充分镇痛,缓解疼痛;④尽早终止妊娠;⑤充分输血;⑥监测母体情况。

(十二) 尽早终止妊娠

尽早终止妊娠是为了挽救胎儿的生命。但在严重的病例中,30%的围生儿在入院2h内发生死亡[45]。一项重度胎盘早剥的对照研究表明,在20min甚至更短的时间内决定分娩可能改善新生儿预后。由于新鲜的血凝块和胎盘在超声上都是高回声,导致两者很难区分。因此,不能仅仅依靠超声诊断,以免耽误了具体处理。

如果胎儿已经死亡,则应尽量采取经阴道分娩的方式。在一些重度胎盘早剥的病例中,高浓度的纤维蛋白降解产物可能抑制宫缩,从而使得阴道分娩很难成功。这可能与宫缩乏力产后出血相关。绝大多数胎盘早剥合并DIC的产妇需经阴道分娩。然而,在某些情况下必须经手术干预时,应通过输新鲜血、新鲜冰冻血浆和冷沉淀来迅速纠正凝血功能。为了实现阴道分娩,常首选人工破膜,它不仅加速了产程,而且也降低了羊膜腔压力,从而最大限度地减少了组织凝血活酶进入产妇血液循环系统,降低凝血功能障碍的发生率。在某些情况下,用催产素加强宫缩是必要的。为了早期发现胎儿窘迫,在阴道分娩期间应该持续胎儿监护。若胎心监护发现异常,则需要迅速分娩,通常选择剖宫产。由于15.4%胎盘早剥的活产婴儿不能存活,所以对宫内活胎选择一个合适的分娩方式并不容易[46]。研究表明,阴道分娩围生儿的死亡率为52%,而剖宫产的死亡率为16%,因此应将剖宫产作为首选[47]。在阴道分娩中,由于子宫收缩引起的剪切力可能使胎盘剥离进一步恶化,所以在自然分娩过程中一部分正常的胎儿也存在发生缺氧、宫内窘迫的风险。如果胎儿是存活的,而孕周又是胎儿可生存的非极度早产时,那么推荐选择剖宫产的分娩方式[48]。

初步管理包括快速稳定孕产妇心肺状态,评估胎儿健康状况。及时治疗和监测是必不可少的。要持续监测孕产妇的生命体征(脉搏、血压、呼吸频率)、中心静脉压、尿量及阴道出血情况等。如果有需要,应该尽早开始治疗低血容量性休克,并保持积极和适当的监测。在未闻及胎心的情况下,预示可能发生了巨大的隐性出血,建议至少输两单位的血。在这种情况下,若怀疑有凝血功能障碍,则要监测凝血参数。预计约

30%的重度胎盘早剥会有一定程度的凝血功能障碍,在这种情况下,快速识别和治疗是很重要的。DIC是胎盘早剥的并发症。最佳治疗是结合血液科的辅助治疗,立即终止妊娠。孕产妇的病情稳定需要通过评估血细胞比容和凝集物情况来判断是否存在DIC。对胎儿状态也需要进行间歇性或连续性监测。因为胎盘早剥存在不可预知性,不允许进行对照试验研究,所以处理也只能依靠经验。Cochrance系统综述尚未发现任何评估胎盘早剥干预措施的随机对照试验符合纳入标准。

(十三) 期待治疗

对于特定孕产妇,提高胎儿成熟度、期待治疗被认为要符合以下标准:①阴道出血少;②腹痛轻且局限;③子宫松弛,不存在易激惹;④胎心正常;⑤产妇血流动力学稳定。

治疗需持续、适当地监测胎儿情况,如CTG、生物物理评分、超声测速仪。

分娩时机取决于:①有无进一步的阴道出血;②孕周;③胎儿状态;④新生儿监护设备。

尽管缺乏依据,但仍经常建议对足月胎儿予以引产处理。因为没有证据表明胎盘功能将发生恶化,甚至没有证据表明是否存在任何急性或慢性胎儿窘迫。这些孕产妇的入院常规缺乏确切证据,所以无法进行期待治疗。如果超声发现胎盘后血块,则定期扫描可能有助于监测血块大小和回声变化。

对于任何胎儿状况的恶化,都要求立即进行分娩。一些轻度胎盘剥离可能与分娩有关。在这些情况下,很难判断之前的情况。一般禁用宫缩抑制剂。宫缩抑制剂仅可以用于孕34周前轻度早剥的孕产妇,以便后期使用皮质醇对孕产妇进行治疗[49]。

(十四) 预　防

需要有大样本的随机对照试验来评估预防胎盘早剥的措施(如饮食、补充维生素和抗血栓治疗)。减少吸烟、药物滥用和家庭暴力的发生,有助于降低胎盘早剥的发生率。采取这些相关措施肯定也有利于孕产妇的健康。Magpie试验研究表明,在子痫前期孕产妇分娩时使用硫酸镁,可以降低胎盘早剥的发生率[50]。

(十五) 总　结

1. 注意各种各样的相关因素。

2. 基于临床诊断。

3. 超声在诊断上起到一定的作用,主要用于排除前置胎盘和在期待治疗期间监测胎盘后血块、评估胎儿情况。

4. 根据分级进行处理。若是死胎,则首选阴道分娩;若为活胎,则首选剖宫产。

5. 在分娩前,纠正凝血功能障碍是必不可少的。

6. 主要的风险包括胎死宫内、产妇DIC和肾功能衰竭。

7. 一次胎盘早剥后再发概率为6%～17%，二次胎盘早剥后再发概率为25%。

四、不明原因产前出血

不明原因产前出血是APH最常见的原因，在诊断前必须排除前置胎盘、胎盘早剥或其他明显原因。如果孕产妇经常存在无痛性出血，那么少量出血的情况通常是可以自愈的[51]。边缘血窦破裂是不明原因APH最常见的原因[52]。通常情况下，出血是无痛性的。

（一）原　因

在大多数情况下，产前出血的原因不明，部分原因可能是到后来变得明显的，包括轮状胎盘、边缘血窦破裂、见红、创伤、宫颈炎、生殖道肿瘤、生殖道感染、外阴静脉曲张和前置血管。未被发现的轻微或轻度胎盘早剥只有在分娩后才能被诊断，因此也会被归到不明原因的APH。

（二）风　险

关注未分类的阴道出血，这主要是由于它们会使早产风险增加，并且也会轻度增加胎儿先天畸形的风险。

（三）处　理

对每个病例的治疗都应个体化。Rh阴性妇女需要抗D抗体预防。通过排除更重要的原因，建立合理诊断（通常不是必需的）。处理要根据以下情况来定。

- 出血性状：持续性或间断性。
- 出血程度：轻微或大量。
- 胎儿孕周：足月或早产。
- 胎儿状况：良好或窘迫。
- 胎儿先天畸形：有或没有。
- 推测的原因：尽可能明确。

处理意见是立即分娩或期待治疗。分娩方式依据以下条件决定：①胎儿状态；②胎产式和胎先露；③宫颈条件；④其他相关高危因素。

一旦排除引发APH的主要原因，孕产妇就没有必要继续住院治疗，可以给予适当的监测。一旦有急诊情况发生，立即来医院就诊。一般倾向于出血停止24h以上后，就可以让孕产妇出院了。

五、前置血管

（一）定　义

前置血管是指脐带呈帆状附着覆盖在子宫下段的羊膜,导致胎儿的血管出现在宫颈和先露之间。尽管非常罕见(发病率为0.03％),但是由于前置血管与围生儿高死亡率相关,所以快速干预对胎儿的生存是至关重要的[53]。

（二）风险因素

前置血管的风险因素包括体外受精、前置胎盘及双叶胎盘和副胎盘[54]。

（三）临床表现

前置血管的典型临床表现是在人工破膜或自然破膜时意外出血。

（四）诊　断

若在阴道检查时看到或触到胎儿血管,则应该考虑前置血管的可能。在前羊膜囊上触及血管是罕见的,必须禁止人工破膜和阴道分娩。产前诊断可以通过腔内超声做胎儿血管的彩色超声成像。CTG显示特征性的正弦波,或胎心基线过快或过慢改变。

如果出血来自于胎儿,那么失血将迅速发展[55]。可以从阴道穹隆采集血样本做碱试验,以确定出血是否来自胎儿[56]。

（五）处　理

怀疑、诊断和立即分娩是处理的关键步骤。立即行子宫下段剖宫产术是挽救胎儿生命的唯一途径。若孕产妇发生严重出血或CTG情况不好,不能为了确定出血是否来自胎儿而推迟分娩。

前置血管的处理指南:

- 一旦出血,立即行剖宫产。
- 择期剖宫产优于即刻剖宫产。
- 孕28~32周时,到有新生儿设施的医院就诊。
- 应用皮质激素促胎肺成熟。
- 在设备齐全的中心,可以尝试宫内激光消融术。

（六）预　防

对于前置血管没有一级预防措施。理论上,若存在前置血管,则可以通过对高危孕产妇的产前诊断及在孕37~38周时择期行剖宫产,来避免前置血管并发症的发生。尽管现代医学建议,对于高风险孕产妇,可以通过经阴道彩色超声筛查胎膜上前置血管的存在[57],但是因为前置血管的发生率低(每5215次超声,诊断1例),且该方法成本高昂,所以没有临床证据表明将超声应用于普通人群可以改变孕产妇的结局[58]。

（七）胎儿风险

研究发现，前置血管的围生儿死亡率为33％～100％。

（八）总结：未分型的出血

- 前置血管排除其他原因后建立诊断。
- 前置血管必须被确定或排除。
- 前置血管增加了围生儿不良结局的总风险。

参考文献 ▶▶▶

［1］ Jaju KG, Kulkarni AP, Mundada SP. Study of perinatal outcome in relation to APH. International Journal of Recent trends in Science and Technology, 2014, 11（3）: 355-358.

［2］ Studd I, Tan SL, Chervenak FA, et al. Progress in obstetrics and gynecology. Edinburgh: Elsevier Ltd, 2008.

［3］ Konje JC, Taylor DJ. Bleeding in late pregnancy. In: James DK, Steer PJ, Weiner CP, et al., editors. High risk pregnancy management options. 2nd ed. London: Harcourt, 2000.

［4］ Chan EE, To WW. Antepartum hemorrhage of unknown origin: what is its clinical significance? Acta Obstet Gynecol Scand, 1999, 78（3）: 186-190.

［5］ Chilaka VN, Konje JC, Clarke S, et al. Practice observed: is speculum examination on admission a necessary procedure in the management of all cases of antepartum haemorrhage? J Obstet Gynaecol, 2000, 20（4）: 396-398.

［6］ Sakornbut E, Leeman L, Fontaine P. Late pregnancy bleeding. Am Fam Physician, 2007, 75（8）: 1199-1206.

［7］ Love CD, Wallace EM. Pregnancies complicated by placenta previa: what is appropriate management? Br J Obstet Gynecol, 1996, 103（9）: 864-867.

［8］ Mustafa SA, Brizot ML, Carvalho MH, et al. Transvaginal ultrasonography in predicting placenta previa at delivery: a longitudinal study. Ultrasound Obstet Gynecol, 2002, 20（4）: 356-359.

［9］ Faiz AS, Cv A. Etiology and risk factors for placenta previa: an overview and meta-analysis of observational studies. J Matern Fetal Neonatal Med, 2003, 13（3）: 175-190.

［10］ Nielsen TF, Hagberg H, Ljungblad U. Placenta previa and antepartum haemorrhage after previous caesarean section. Gynecol Obstet Invest, 1989, 27: 88-90.

[11] Wu S, Kocherginsky M, Hibbard N. Abnormal placentation: twenty-year analysis. Am J Obstet Gynecol, 2005, 192: 1458-1461.

[12] Monica G, Lilja C. Placenta previa, cigarette smoking and recurrence risk. Acta Obstet Gynecol Scand, 1995, 74: 341-345.

[13] Ananth C, Smulian JC, Vintzileos AM. The effect of placenta previa on neonatal mortality: a population based study in the United States, 1989 through 1997. Am J Obstet Gynecol, 2003, 188: 1299-1304.

[14] Bricker L, Neilson JP. Routine ultrasound in late pregnancy (after 24 weeks gestation). Cochrane Database Syst Rev, 2000, (2): CD001451.

[15] Smith RS, Lauria MR, Comstock CH, et al. Transvaginal ultra-sonography for all placentas that appear to be low-lying or over the internal cervical os. Ultrasound Obstet Gynecol, 1997, 9: 22-24.

[16] Timor-Tritsch IE, Yunis RA. Confirming the safety of transvaginal sonography in patients suspected of placenta previa. Obstet Gynecol, 1993, 81(5 Pt 1):742-744.

[17] Hertzberg BS, Bowie JD, Carroll BA, et al. Diagnosis of placenta previa during the third trimester: role of transperineal sonography. AJR Am J Roentgenol, 1992, 159: 83-87.

[18] ACOG Committee on Obstetric Practice. Placenta accreta. ACOG Committee opinion. Number 266, January 2002: placenta accreta. Obstet Gynecol, 2002, 99(1): 169-170.

[19] Taipale P, Hiilesmaa V, Ylostalo P. Transvaginal ultrasonography at 18−23 weeks in predicting placenta previa at delivery. Ultrasound Obstet Gynecol, 1998, 12: 422-425.

[20] Becker RH, Vonk R, Mende BC, et al. The relevance of placental location at 20−23 gestational weeks for prediction of placenta previa at delivery: evaluation of 8650 cases. Ultrasound Obstet Gynecol, 2001, 17: 496-501.

[21] Dashe JS, McIntire DD, Ramus RVI, et al. Persistence of placenta previa according to gestational age at ultrasound detection. Obstet Gynecol, 2002, 99(5 Pt1):692-697.

[22] Crowley P. Prophylactic corticosteroids for preterm birth. Cochrane Database Syst Rev, 2000, (2): CD000065.

[23] American College of Obstetrics and Gynecology. ACOG practice bulletin. Prevention of RhD all oimmunization. Number 4, May 1999(replaces educational bulletin Number 147, 1990). Clinical management guidelines for obstetrician gynecologists. Int J Gynaecol Obstet, 1999, 66(1): 63-70.

[24] Cobo E, Conde-Agudelo A, Delgado J, et al. Cervical cerclage: an alternative for the management of placenta previa? Am J Obstet Gynecol, 1998, 179: 122-125.

[25] Neilson JP. Interventions for suspected placenta previa. Cochrane Database Syst Rev, 2003, (2): CD001998.

[26] Sharma A, Suri V, Gupta L. Tocolytic therapy in conservative management of symptomatic placenta previa. Int J Gynaecol Obstet, 2004, 84: 109-113.

[27] Wing DA, Paul RH, Millar LK. Management of the symptomatic placenta previa: a randomized, controlled trial of inpatient versus outpatient expectant management. Am J Obstet Gynecol, 1996, 175(4 Pt 1):806-811.

[28] Hayman R, Arukumaran S, Steer PJ. Uterine compression sutures: surgical management of postpartum hemorrhage. Obstet Gynecol, 2002, 99: 202-206.

[29] Comstock CH, Love JJ, Bronsteen RA, et al. Sonographic detection of placenta accreta in the second and third trimesters of pregnancy. Am J Obstet Gynecol, 2004, 190: 1135-1140.

[30] ACOG Committee on Obstetric Practice. ACOG Committee opinion. Number 266, January 2002: placenta accreta. Obstet Gynecol, 2002, 99: 169-170.

[31] Ananth C, Wilcox AJ. Placental abruption and perinatal mortality in the United States. Am J Epidemiol, 2001, 153(4): 332-337.

[32] Neilson JP. Interventions for treating placental abruption. Cochrane Database Syst Rev, 2003, (1): CD003247.

[33] Rasmussen S, Irgens LM, Bergsjo P, et al. The occurrence of placental abruption in Norway 1967－1991. Acta Obstet Gynecol Scand, 1996, 75: 222-228.

[34] Hladky K, Yankowitz J. Hansen WE Placental abruption. Obstet Gynecol Surv, 2002, 57: 299-305.

[35] Miller JM, Boudreaux MC, Regan FA. A case-control study of cocaine use in pregnancy. Am J Obstet Gynecol, 1995, 172(1 Pt 1):180-185.

[36] Kramer MS, Usher RH, Pollack R, et al. Etiologic determinants of abruptio placentae. Obstet Gynecol, 1997, 89(2): 221-226.

［37］ Fleming AD. Abruptio placentae. Crit Care Clin, 1991, 7: 865-875.

［38］ Ananth CV, Smulian JC, Demissie K, et al. Placental abruption among singleton and twin births in the United States: risk factor profiles. Am J Epidemiol, 2001, 153: 771-778.

［39］ Karegard M, Gennser G. Incidence and recurrence rate of abruptio placentae in Sweden. Obstet Gynecol, 1986, 67(4): 523-528.

［40］ Fraser R, Watson R. Bleeding during the latter half of pregnancy. In: Chalmers I, Enkin M, Keirse MJNC, editors. Effective Care in Pregnancy and Childbirth. Oxford: Oxford University Press, 1989: 594-611.

［41］ Lewis G, Drife J, Botting B, et al. Why mothers die. Report on confidential enquiries into maternal deaths in the United Kingdom 1994－1996. London: Department of Health and Her Majesty's Stationary Office, 1998: 104-114.

［42］ Prual A, Bouvier-Colle MH, de Bemis L, et al. Severe maternal morbidity from direct obstetric causes in West Africa: incidence and case fatality rates. Bull World Health Org, 2000, 78(5): 593-602.

［43］ Witlin AG, Sibai BM. Perinatal and maternal outcome following abruptio placentae. Hypertens Pregnancy, 2001, 20(2): 195-203.

［44］ Glantz C, Purnell L. Clinical utility of sonography in the diagnosis and treatment of placental abruption. J Ultrasound Med, 2002, 21: 837-840.

［45］ Knab DR. Abruptio placentae: an assessment of the time and method of delivery. Obstet Gynecol, 1978, 52: 625-629.

［46］ Abdella TN, Sibai M, Hays JM, et al. Relationship of hypertensive diseases to abruptio placentae. Obstet Gynecol, 1984, 63: 365-370.

［47］ Okonofua FE, Olatubosum A. Caesarean versus vaginal delivery in abruptio placentae associated with live fetuses. Int J Gynecol Obstet, 1985, 23: 471-474.

［48］ Rasmussen S, Irgens LM, Bergsjo P, et al. Perinatal mortality and case fatality after placental abruption in Norway 1967－1991. Acta Obstet Gynecol Scand, 1996, 75: 229-234.

［49］ Towers CV, Pircon RA, Heppard M. Is tocolysis safe in the management of third-trimester bleeding? Am J Obstet Gynecol, 1999, 180(6 Pt 1):1572-1578.

［50］ Altman D, Carroli G, Duley L, et al. Do women with pre-eclampsia, and their babies, benefit from magnesium sulphate? Lancet, 2002, 359(9321):1877-1890.

[51] Neilson IP. Antepartum haemorrhage. In: Edmonds DK, editor. Dewhursts Textbook of Obstetrics and Gynaecology for Postgraduates. 6th ed. London: Blackwell Science Publishers, 1999: 134-144.

[52] Cotton DB, Read TA, Paul RH, et al. The conservative management of placenta previa. Am J Obstet Gynecol, 1980, 137: 687-695.

[53] Oyalese KO, Turner M, Lees C, et al. Vasa previa: an avoidable obstetric tragedy. Obstet Gynecol Surv, 1999, 54: 138-145.

[54] Ananth CV, Oyelese Y, Yeo L, et al. Placental abruption in the United States, 1979 through 2001: temporal trends and potential determinants. Am J Obstet Gynecol, 2005, 192: 191-198.

[55] Nelle M, Zilow EP, Kraus M, et al. The effect of Leboyer delivery on blood viscosity and other hemorrheologic parameters in term neonates. Am J Obstet Gynecol, 1993, 169: 189-193.

[56] Apt L, Downey WS. Melena neonatorum: the swallowed blood syndrome, a simple test for the differentiation of adult and fetal hemoglobin in bloody stools. J Pediatr, 1955, 47: 6-12.

[57] Oyelese Y, Catanzarite V, Prefumo F, et al. Vasa previa: the impact of prenatal diagnosis on outcomes. Obstet Gynecol, 2004, 103(5 Pt 1): 937-942.

[58] Lee W, Lee VL, Kirk JS, et al. Vasa previa: prenatal diagnosis, natural evolution, and clinical outcome. Obstet Gynecol, 2000, 95: 572-576.

第二十八章 HELLP综合征

一、引 言

HELLP综合征以溶血、肝酶升高、血小板计数减少为特征,是孕产妇非常严重的并发症,在孕产妇中发病率为0.5%~0.9%。其中,10%~20% HELLP综合征患者可并发重度子痫前期。

Weinstein在1982年第一次描述了该疾病,HELLP是溶血(Hemolysis, H)、肝酶升高(Elevated liver enzymes, EL)和血小板计数减少(Low platelet count, LP)的英文首字母缩写的组合。HELLP综合征在高龄及白种人经产妇的发生率高。70% HELLP综合征病例在产前可以确诊(其中,10%在妊娠27周前确诊,70%在妊娠27~37周确诊,20%在妊娠37周后确诊),30%HELLP综合征的病例在产后确诊。HELLP综合征孕产妇再次妊娠后,HELLP综合征的复发率为19%~27%。

二、诊 断

HELLP综合征的临床表现多样,但缺乏特异性。30%~90%的孕产妇发生上腹部疼痛、恶心、呕吐。上腹部疼痛性质可为胀痛、绞榨性疼痛。据报道,很多孕产妇在产前几天有不适症状。30%~60%的孕产妇有头痛症状,20%的孕产妇有视觉异常症状,5%的孕产妇出现黄疸。然而,有些HELLP综合征孕产妇也可能没有特别症状,或仅具有轻微的重度子痫前期的征象,或者是病毒感染的非特殊性表现。与完全性HELLP综合征孕产妇比较,部分性HELLP综合征孕产妇的临床症状较少,并发症也较少。然而,一些部分性HELLP综合征孕产妇也可能发展成完全性HELLP综合征[1]。

(一)分 类

由于过去HELLP综合征的诊断标准不同,导致了HELLP综合征的诊断不一致。对于HELLP综合征,我们经常使用的分类方法有两种。一种是由Sibai提出的Tennessee分类法,其依据以下实验室结果:AST>70U/L,LDH>600U/L和血小板计数<100×10⁹/L。若以上三项指标全部符合,就可以诊断为完全性HELLP综合征;若上述三项指标中仅一项(任意一项)符合,则可诊断为部分性HELLP综合征[2]。另外一种是Mississippi分类法。其可分为三级:1级为存在严重的血小板计数减少(PLT≤50×10⁹/L),肝功能障碍[AST和(或)ALT≥70U/L],溶血(血清LDH水平≥600U/L);2级为中度血小板减少[PLT为(50~100)×10⁹/L],其他指标同1级;3级为轻度血小板减少

[PLT(100~150)×10⁹/L],轻度肝功能障碍[AST 和(或)ALT≥40U/L],溶血(血清 LDH 水平≥600U/L)[3-5],详见表28.1。

表28.1　HELLP综合征分类

Tennessee分类法	Mississippi分类法	
PLT<100×10⁹/L； AST>70U/L； LDH>600U/L	1级	PLT≤50×10⁹/L； AST 和(或)ALT≥70U/L； LDH ≥600U/L
	2级	50×10⁹/L<PLT≤100×10⁹/L； AST 和(或)ALT≥70U/L； LDH ≥600U/L
	3级	100×10⁹/L<PLT≤150×10⁹/L； AST 和(或)ALT≥40U/L； LDH≥600U/L

(二)诊断标准

若有以下三项表现,则可以诊断为HELLP综合征。

1. 溶血

溶血的表现包括:①血清 LDH 水平增加;②红细胞破坏导致红细胞碎片;③血红蛋白尿;④血珠蛋白水平下降;⑤血清胆红素水平上升(血清胆红素水平≥20.5mmol/L);⑥血红蛋白水平显著下降。

HELLP综合征是微血管病性溶血性贫血。红细胞碎片是红细胞快速通过受伤的血管内皮细胞造成的,红细胞被破坏导致溶血,引起血清 LDH 水平升高和血红蛋白水平下降。红细胞破坏后所释放的血红蛋白,在脾脏转化为非结合型胆红素或者与血浆中结合珠蛋白形成络合物。血红蛋白-结合珠蛋白络合物可以被肝脏快速清除,引起血浆中结合珠蛋白水平降低。但是即便在中度溶血时,血浆中的结合珠蛋白水平也无法检测到。结合珠蛋白水平降低(0.4~1.0g/L)是溶血的特异性指标。结合珠蛋白水平是可以用来诊断溶血的首选指标。

2. 肝酶升高

30%的HELLP综合征病例出现γ-谷氨酰转移酶、碱性磷酸酶和血清胆红素水平轻度升高。肝损伤造成ASL或ALT等肝酶水平升高。急性肝损伤后,血浆谷胱甘肽-S转移酶-α₁(GST或GST-α₁)升高比AST和ALT更加敏感,被发现和被识别也更早,但对GST的测定并不简单。

3. 血小板计数减少

必须先排除其他原因引起的血小板减少,如子痫前期、妊娠期血小板减少症、免疫性血小板减少性紫癜等,才能诊断HELLP综合征。HELLP综合征引起的血小板减少是由于大量血小板被消耗,血小板激活并黏附在受损的血管内皮细胞上,导致血小板寿命缩短。

三、病理生理

目前,HELLP综合征的病理生理机制仍然不明确。

HELLP综合征是由子痫前期发展而来的。理论上,两者具有共同的病理生理变化。子痫前期孕产妇在妊娠16～22周,滋养细胞再次侵入蜕膜,胎盘血管重塑缺陷,导致胎盘灌注不足。胎盘缺氧后,释放出各种胎盘因子,如可溶性血管内皮细胞生长因子受体-1(sVEGFR-1),后者使血管内皮细胞生长因子(VEGF)和胎盘生长因子(PGF)结合在一起,从而阻断了它们与内皮细胞受体的结合,造成内皮细胞和胎盘功能障碍。最终结果是造成高血压、蛋白尿、血小板活化增加和聚集[6]。

此外,凝血级联的激活可导致血小板的消耗,原因是血小板黏附在受损的活化血管内皮细胞。因此,当红细胞穿过有血小板-纤维蛋白沉积的毛细血管时被剪切破坏。多因素造成的微血管损伤和肝细胞凋亡共同促进了HELLP综合征的发病过程。肝缺血引起肝梗死、肝包膜下血肿、肝实质内出血,这可能导致肝破裂[7]。

HELLP综合征孕产妇被发现其血浆可溶性HLA抗原(sHLA-DR)水平升高。因此,该综合征被认为是胎儿作为同种异体物引起的孕产妇急性排斥反应[8]。

与正常孕产妇相较,HELLP综合征孕产妇组织纤溶酶原激活物和纤溶酶原激活抑制因子-1(PAI-1)水平均明显升高,这提示HELLP综合征的发病机制包括血小板的激活和纤维蛋白原的激活[9,10]。

四、临床表现

(一)临床症状

HELLP综合征孕产妇的临床表现多样,但缺乏特异性。30%～90%的孕产妇出现上腹部疼痛、恶心、呕吐。腹痛性质可以是胀痛或绞榨性疼痛。据报道,很多孕产妇在就诊前几天就有不适症状。30%～60%的孕产妇有头痛症状,20%的孕产妇有视觉异常症状,5%的孕产妇出现黄疸。然而,有些HELLP综合征孕产妇也可能没有特异表现,或仅具有轻微的子痫前期的征象,或者是病毒感染的非特异性表现。与完全性HELLP综合征孕产妇比较,部分性HELLP综合征孕产妇症状较少,并发症也较少。然而,一些部分性HELLP综合征孕产妇也可能发展成完全性HELLP综合征[1]。任何被诊断为HELLP综合征的孕产妇都可以被认为存在重度子痫前期。

(二) 体 征

1. 血液黏稠度增加导致皮肤黏膜轻度苍白,但有时很难看出来。

2. 脚踝部水肿。

3. 血小板减少和凝血功能障碍导致血尿。

4. 血小板减少和凝血功能障碍导致皮肤瘀点、瘀斑。

5. 肾功能恶化导致蛋白尿。

6. 蛋白尿引起低蛋白血症和血管内静水压增加,共同形成腹水。

7. 高血压导致胎儿宫内生长受限。

8. 高血压引起视乳头水肿。

9. 肺水肿引起肺湿啰音。

(三) 辅助检查

1. 血红蛋白、白细胞、血小板计数检测。

2. 肝功能(胆红素、AST、ALT、碱性磷酸酶、总蛋白、白蛋白)检查。

3. 肾功能(血肌酐、血尿素氮、电解质)检查。

4. 凝血功能(PT、INR、APTT、D-二聚体、FDPs、纤维蛋白原)检测。

5. 尿常规、尿液显微镜下检查。

6. 24h尿蛋白定量。

7. 眼底镜检查。

8. 产科超声评估胎儿体重、羊水指数及超声血流研究。

9. 腹部超声检查。

10. 肾脏超声检查。

(四) 鉴别诊断

1. 妊娠期急性脂肪肝(AFLP)。

2. 血栓性血小板减少性紫癜(TTP)。

3. 溶血性尿毒症综合征(HUS)。

4. 免疫性血小板减少性紫癜(ITP)。

5. 系统性红斑狼疮(SLE)。

6. 抗磷脂综合征(APS)。

7. 胆囊炎。

8. 暴发性病毒性肝炎。

9. 急性胰腺炎。

10. 播散性单纯疱疹。

11. 出血性疾病或脓毒症休克[11]（详见表28.2）。

表28.2　HELLP综合征、TTP/HUS和AFLP的鉴别诊断

指　标	HELLP综合征	TTP/HUS	AFLP
血氨	正常	正常	升高
贫血	有	严重	正常
抗凝血酶Ⅲ	可能下降	正常	下降
AST	升高	正常	升高
胆红素	升高（间接）	升高	升高（直接）
血肌酐	可能升高	升高	升高
纤维蛋白原	正常	正常	下降
血糖	正常	正常	下降
高血压	出现	可能	可能
LDH	升高	显著升高	升高
蛋白尿	出现	可能	可能
血小板减少	出现	出现	可能

五、治　疗

重度子痫前期或HELLP综合征一旦确诊，从孕产妇安全角度来看，最佳的治疗是终止妊娠。然而，在妊娠未足月时，我们必须权衡早产儿的风险与母胎预期处理的风险。虽然关于HELLP综合征的治疗是存在高度争议的，但我们建议一旦确诊，就要考虑及时终止妊娠。因为疾病可能进一步发展，孕产妇和胎儿有突然恶化的潜在危险，所以这些孕产妇应当住院治疗，严格卧床休息，临产分娩时应注意监护。在评估和稳定孕产妇的状态后，需要行胎心监护、胎儿超声检查、胎儿评估。这些检查能够告诉我们是否需要紧急终止妊娠或决定什么时候终止妊娠，见图28.1。如果孕周＜34周，孕产妇和胎儿状态稳定，那么处理起来就会有很大的不同。对于多数HELLP综合征孕产妇，可以在使用糖皮质激素24～48h后终止妊娠。如果孕周＞34周，或有胎儿危险的早期表现，或HELLP综合征合并多器官功能障碍、DIC、胎盘早剥、肾功能衰竭、肺水肿、肝梗死、出血等，则提示需要立即终止妊娠[1,12]。

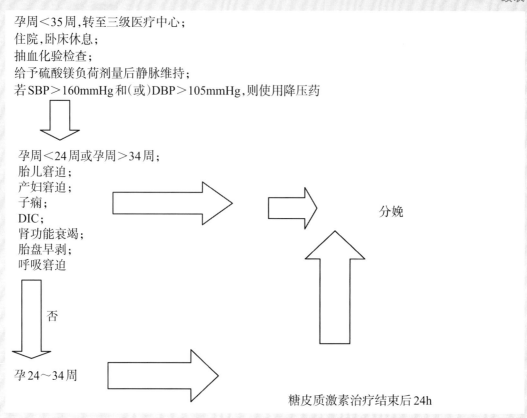

孕周<35周,转至三级医疗中心;
住院,卧床休息;
抽血化验检查;
给予硫酸镁负荷剂量后静脉维持;
若SBP>160mmHg和(或)DBP>105mmHg,则使用降压药

孕周<24周或孕周>34周;
胎儿窘迫;
产妇窘迫;
子痫;
DIC;
肾功能衰竭;
胎盘早剥;
呼吸窘迫

分娩

否

孕24~34周

糖皮质激素治疗结束后24h

图28.1 对HELLP综合征孕产妇的处理

目前,关于大剂量糖皮质激素的使用,还没有达成共识,如对1级、2级和复杂3级的HELLP综合征孕产妇使用地塞米松10mg静脉滴注,每12小时给药一次,其作用不仅是促进胎肺成熟。HELLP综合征的确诊并不意味着我们要立即行剖宫产手术终止妊娠。无论血压如何,在终止妊娠前后都应该补充硫酸镁预防癫痫发作。如重度子痫前期的孕产妇,收缩压>160mmHg或舒张压>105mmHg,建议使用抗高血压药物控制血压,以避免颅内出血。抗高血压药物优先选择肼屈嗪、拉贝洛尔、硝苯地平。间歇使用小剂量的麻醉药控制分娩的疼痛。当血小板计数<75×10⁹/L时,不适合做区域麻醉或会阴部神经阻滞,否则容易造成出血和血肿形成。应当注意的是,血小板计数低不是外阴切开或会阴撕裂修复时局部浸润麻醉的禁忌证。分娩期间,对孕产妇和胎儿的状态要持续评估。阴道分娩时,血小板计数要保持在20×10⁹/L以上;剖宫产时,血小板计数要保持在40×10⁹/L以上。若孕产妇血小板计数<40×10⁹/L,且要行气管插管,则要静脉补充血小板4~10个单位。不管采取何种方式终止妊娠,如果存在明显出血或血小板计数<20×10⁹/L,那么均建议输注血小板。HELLP综合征孕产妇如果发生低血糖,则需要想尽一切办法保证血糖水平>3.3mmol/L。获得良好支持性治

疗的大部分孕产妇能够完全恢复。非常重要的是,需持续严密地监测液体平衡、实验室检查数据和脉搏血氧饱和度,直到产后。对于存在严重并发症的HELLP综合征孕产妇,需要持续监测数日。产后24～48h,使用硫酸镁预防癫痫;部分孕产妇在产后24～48h,仍需继续静脉大剂量使用糖皮质激素。孕产妇血清LDH水平和血小板计数与HELLP综合征状态密切相关,是最理想的标志物[13-15]。

六、相关的并发症

(一)母 体

1. DIC的发生率为15%。

2. 胎盘早剥的发生率为10%～15%。

3. 显性腹水的发生率为10%～15%。

4. 伤口血肿或感染的发生率为14%。

5. 肺水肿的发生率为8%。

6. 胸腔积液的发生率为6%～10%。

7. 急性肾功能衰竭或急性肾小管坏死的发生率为3%。

8. 肝包膜下血肿、肝梗死、肝衰竭的发生率<2%。

9. 喉头水肿的发生率为1%～2%。

10. 视网膜脱落、玻璃体出血、失明的发生率为1%。

11. 死亡的发生率为1%。

12. 其他,如ARDS、脓毒症、脑卒中、胰腺炎、心肌梗死、糖尿病、尿崩等的发生率为1%[4,16-18]。

(二)胎 儿

1. HELLP综合征围生期胎儿的死亡率为10%～20%。

2. 早产率高达70%。

3. 其他并发症有胎儿呼吸窘迫、支气管肺发育不良、颅内出血、坏死性小肠结肠炎、新生儿血小板减少症等[19,20]。

七、研究进展

补充抗凝血物质可能纠正高凝状态,刺激前列环素产生,调节凝血酶诱导的血管收缩,改善胎儿状况[21]。S-亚硝基谷胱甘肽可以降低严重先兆子痫孕产妇的平均动脉压,减少血小板活化,减小子宫动脉阻力[21]。采用新鲜冰冻血浆进行血浆置换可以扭转部分晚期HELLP综合征孕产妇病情恶化的进展[22]。一些研究显示,在产前使用糖皮质激素能使胎儿和孕产妇获益,糖皮质激素可以稳定疾病和改善孕产妇的实验室指标,如血小板计数、LDH、肝酶[22]。Eculizumab是一种C5补体抑制剂,可以改善临床症状和实验室指标,延长妊娠期17d[23]。

参考文献

[1] Sibai BM. Diagnosis, controversies, and management of the syndrome of hemolysis, elevated liver enzymes, and low platelet count. Obstet Gynecol, 2004, 103: 981-991.

[2] Sibai BM. Imitators of severe pre-eclampsia/eclampsia. Clin Perinatol, 2004, 31: 835-852.

[3] Martin JN, Brewer JM, Wallace K, et al. HELLP syndrome and composite major maternal morbidity: importance of Mississippi classification system. J Matern Fetal Neonatal Med, 2013, 26(12): 1201-1206.

[4] Yıldırım G, Güngördük K, Aslan H, et al. Comparison of maternal and perinatal outcomes of severe pre-eclampsia, eclampsia and HELLP syndrome. J Turk Ger Gynecol Assoc, 2011, 12(2): 90-96.

[5] Ciantar E, Walker JJ. Pre-eclampsia, severe preeclampsia and hemolysis, elevated liver enzymes and low platelets syndrome: what is new? Womens Health, 2011, 7(5): 555-569.

[6] Steinborn A, Rebmann V, Scharf A, et al. Soluble HLA-DR levels in the maternal circulation of normal and pathologic pregnancy. Am J Obstet Gynecol, 2003, 188: 473-479.

[7] Agatisa PK, Ness RB, Roberts JM, et al. Impairment of endothelial function in women with a history of preeclampsia: an indicator of cardiovascular risk. Am J Physiol Heart Circ Physiol, 2004, 286: H1389-H1393.

[8] Araujo AC, Leao MD, Nobrega MH, et al. Characteristics and treatment of hepatic rupture caused by HELLP syndrome. Am J Obstet Gynecol, 2006, 195: 129-133.

[9] Romero R, Chaiworapongsa T. Preeclampsia: a link between trophoblast dysregulation and an antiangiogenic state. J Clin Invest, 2013, 123(7): 2775-2777.

[10] Holub M, Bodamer OA, Item C, et al. Lack of correlation between fatty acid oxidation disorders and haemolysis, elevated liver enzymes, low platelets (HELLP) syndrome? Acta Paediatr, 2005, 94: 48-52.

[11] Sibai BM. Diagnosis, controversies, and management of the syndrome of hemoly-

sis, elevated liver enzymes, and low platelet count. Obstet Gynecol, 2004, 103（5 Pt 1）: 981-991.

[12] Serdar A, Flrat E, Ark C, et al. Partial HELLP syndrome: maternal, perinatal, subsequent pregnancy and long-term maternal outcomes. J Obstet Gynaecol Res, 2014, 40（4）: 932-940.

[13] Martin JN. Milestones in the quest for best management of patients with HELLP syndrome（microangiopathic hemolytic anemia, hepatic dysfunction, thrombocytopenia）. Int J Gynaecol Obstet, 2013, 121（3）: 202-207.

[14] Qureshi NS, Tomlinson AJ. Prenatal corticosteroid therapy for elevated liver enzyme/low platelet count syndrome: a case report. J Reprod Med, 2005, 50: 64-66.

[15] Sultan P, Butwick A. Platelet counts and coagulation tests prior to neuraxial anesthesia in patients with preeclampsia: a retrospective analysis. Clin Appl Thromb Hemost, 2013, 19（5）: 529-534.

[16] Vigil-De GP. Maternal deaths due to eclampsia and HELLP syndrome. Int J Gynaecol Obstet, 2009, 104（2）: 90-94.

[17] Haram K, Svendsen E, Abildgaard U. The HELLP syndrome: clinical issues and management. A review. BMC Pregnancy Childbirth, 2009, 9: 8.

[18] Prakash J. The kidney in pregnancy: a journey of three decades. Indian J Nephrol, 2012, 22（3）: 159-167.

[19] Sibai BM. Evaluation and management of severe preeclampsia before 34 weeks' gestation. Am J Obstet Gynecol, 2011, 205（3）: 191-198.

[20] Mamouni N, Bougern H, Derkaoui A, et al. HELLP syndrome: report of 61 cases and literature review. Pan Afr Med J, 2012, 11: 30.

[21] Haram K, Svendsen E, Abildgaard U. The HELLP syndrome: clinical issues and management: a review. BMC Pregnancy Childbirth, 2009, 9: 8. doi: 10.1186/1471-2393-9-8.

[22] Martin Jr JN. Milestones in the quest for best management of patients with HELLP syndrome. Int J Gynecol Obetet, 2013, 12: 202-207.

[23] Burwick RM, Feinberg BB. Eculizumab for the treatment of preeclampsia/HELLP syndrome. Placenta, 2013, 34: 201-203.

第五部分

第二十九章　羊水栓塞和肺栓塞

一、羊水栓塞

(一) 背　景

羊水中含有不同浓度的胎儿鳞状上皮细胞、胎毛、胎脂、黏蛋白、锌卟啉、前列腺素和血小板活化因子。

羊水栓塞发病罕见但预后极差,其具体发病机制尚不确定,一般认为是由于羊水中的胎脂和其他有形物质进入母体循环导致的[1](见图29.1)。

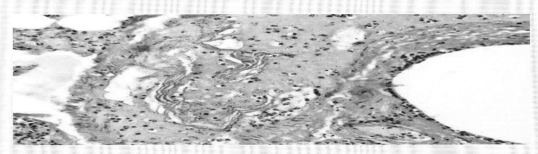

图29.1　羊水栓塞物中可见血管内鳞状细胞

(二) 定　义

羊水栓塞是指羊水和胎儿有形物质进入母体循环后,发生过敏反应引起的急性心血管事件、意识改变和DIC。

(三) 发病机制

羊水栓塞的发生需具备两个条件:①母体和胎儿微环境的物理屏障被破坏,主要是宫颈静脉、宫体创伤位置和胎盘附着部位;②存在促使子宫内羊水进入母体循环的压力梯度。

(四) 发病时间

70%的羊水栓塞发生在分娩时,19%发生在剖宫产过程中,11%发生在产后[2]。据报道,孕早期的引产、孕中期的引产、腹部外伤及羊膜腔穿刺均有发生羊水栓塞的可能[3]。

(五) 发病率

羊水栓塞的发病率不高,大约为1/1.5万[4]。在多项研究中,羊水栓塞的发病率不同,见表29.1。

表29.1 已知的羊水栓塞发病率和死亡率的报道

作　者	出版年份	发病率(/10万)	死亡率
Knight et al.[5]	2012	1.9～6.1	11%～43%
Knight et al.[6]	2010	2.0	20%
Abenhaim et al.[7]	2008	7.7	21.6%
Tuffnell[8]	2005	未报道	29.5%
Gilbert and Danielsen[9]	1999	4.8	26.4%
Clark et al.[10]	1996	未报道	61%
Burrows and Khoo[11]	1995	3.4	22%
Morgan[12]	1979	未报道	86%

（六）孕产妇、新生儿的致残率和死亡率

羊水栓塞孕产妇的死亡率和致残率都很高。在发达国家,羊水栓塞占孕产妇死因的14%,是孕产妇死亡的第二大原因。通过早期识别和即刻处理,孕产妇羊水栓塞的死亡率已从早期的80%下降至目前的22%[4]。羊水栓塞孕产妇的存活率见表29.2。

表29.2 羊水栓塞孕产妇的存活率(RCOG 2011)[13]

年份	存活率(%)	原　因
1979	14	存活率升高归因于急救技术的提高
2005	30	
2010	80	

据报道,孕产妇发生羊水栓塞的死亡率为35%[14],在英国和美国分别为37%和61%。据英国报道,有7%的幸存者发生神经功能损害[15]。在美国和英国,发生羊水栓塞的新生儿的存活率分别为79%和78%。

（七）危险因素

羊水栓塞发病率极低,目前尚未发现可用于预测发生羊水栓塞的危险因素。危险因素分析常用于回顾性研究。风险管理不应用于管理那些风险系数较低的孕产妇[7]。

而在文献中确认和提及的危险因素有:高龄产妇,前置胎盘,胎盘早剥,助产分娩,引产术,羊水过多,剖宫产分娩,子宫破裂,妊娠期高血压,宫颈裂伤等。

（八）病理生理过程

机体反应表现为:肺血管痉挛引起呼吸衰竭和心血管衰竭;进行性的DIC和出血(见图29.2和图29.3)。

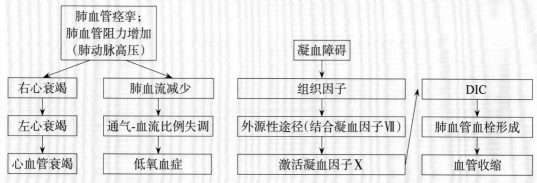

图29.2　血流动力学改变　　　　图29.3　凝血功能障碍机制

（九）临床表现

孕产妇发生羊水栓塞的情况处于临床的哪一阶段与她的生产场所(在医院还是家中)有关。转诊的病例处于阶段1还是阶段2,取决于羊水栓塞的严重程度。

不是所有的羊水栓塞都进展迅速,早期的诊断和支持治疗会使孕产妇预后良好。

阶段1:孕产妇出现呼吸急促和低血压,并迅速进展为心力衰竭,导致心脏和肺的血流灌注减少。先兆症状有寒战、咳嗽、烦躁不安、麻木、易激惹、刺痛、呕吐和口中异味感。不久,孕产妇会因为循环衰竭而出现意识丧失。80%以上的羊水栓塞孕产妇在发病后几分钟内就会出现心搏、呼吸骤停。

阶段2:即出血阶段。不仅很多发生阶段1状况的孕产妇无法幸存,而且大约40%的幸存者还会继续经历阶段2,孕产妇由于凝血功能障碍而导致失血过多,心血管系统的衰竭会导致胎儿窘迫和死亡,但迅速娩出胎儿可阻止其发生。

（十）诊　断

诊断较困难,并且只能通过排除来进行诊断。若孕产妇出现上述症状,可怀疑存在羊水栓塞。目前,在对幸存者的研究中,没有发现有效的诊断羊水栓塞的检查方法。尸检通常可发现在母体肺循环中有胎儿物质。

羊水栓塞临床表现的敏感性较低,因为在正常妇女中也可观察到(见表29.3)。

表29.3　羊水栓塞的临床表现[10]

症状或体征	发生率	症状或体征	发生率
低血压	100%	癫痫	48%
胎儿窘迫	100%	宫缩乏力	23%
肺水肿或ARDS	93%	支气管痉挛	15%
心搏、呼吸骤停	87%	暂时性高血压	11%
发绀	87%	咳嗽	7%
凝血功能障碍	83%	头痛	7%
呼吸困难	49%	胸痛	2%

若在妊娠期、临产、分娩或产后48h内,孕产妇出现以下一个(或)多个症状——低血压和(或)心搏骤停、DIC、昏迷和癫痫发作,则需怀疑羊水栓塞。

1. 辅助检查

当怀疑有羊水栓塞时,建议做以下检查。

(1) 实验室检查:血常规、凝血功能、动脉血气分析、心肌酶和电解质检测。

(2) 心电图:心动过速、ST段和T波异常、心律失常或心搏骤停。

(3) 脉搏血氧含量:测量血氧饱和度。

(4) 胸部X线摄片:双侧弥漫性均匀和非均匀的点片状浸润影。

(5) 超声心动图:可显示重度肺动脉高压、急性右心衰竭致房室间隔左移、左心室腔缩小。

2. 鉴别诊断

需与羊水栓塞鉴别诊断的有:肺栓塞(见表29.4),空气栓塞,心律失常,麻醉并发症(椎管内或硬膜外),围生期心肌病,胃内容物误吸,产后出血。

表29.4 羊水栓塞与肺栓塞的临床特点

临床项目	羊水栓塞	肺栓塞
发病时间	最有可能发生在分娩过程中	任何时间
早期症状	少见呼吸困难、烦躁、恐慌、发冷、感觉异常、疼痛	呼吸困难、咳嗽、咯血
器官衰竭	很可能发生	可能发生
DIC	很可能发生	未见
心电图	无特异性	无特异性
胸片	肺水肿、ARDS、右心房增大、肺动脉段突出	阶段性肺不张、膈肌抬高、单侧胸腔积液
动脉血气分析	无特异性	无特异性
心胸肺血管造影	阴性	阳性

(十一) 并发症

羊水栓塞的并发症包括DIC、多器官功能衰竭、死亡。

(十二) 复 发

未见关于羊水栓塞复发的文献报道。

(十三) 治 疗

1. 目标

为防治多器官功能衰竭,对羊水栓塞治疗的目标包括快速纠正缺氧、低血容量和凝血功能障碍。

2. 治疗

必要时,将严重的孕产妇转运至ICU。

羊水栓塞的治疗步骤如下。

（1）卧位:孕产妇取左侧卧位。

（2）维护氧饱和度:通过面罩、球囊面罩辅助通气,或气管插管供给合适的氧气,将氧饱和度维持在90%或更高水平。

（3）建立静脉通路:采用两个16G的静脉导管开放静脉通路。治疗低血压:优化前负荷,快速输注等渗晶体液,液体治疗应参考肺动脉导管或经食管超声心动图监测,监测中心静脉压。

（4）监测每小时尿量:插入Foley导尿管,监测并记录孕产妇每小时尿量。

（5）实验室检测:检测血型、血常规、凝血功能和肝肾功能,将采样标本送至实验室做急诊检测,并交叉配型,备血6个单位。

（6）监测生命体征:包括体温、血压、脉搏、呼吸和血氧饱和度水平,最初要每15分钟记录一次。

（7）监测血气分析:产科医师或会诊医师应要求做急诊心电图和动脉血气分析监测;若有条件,还应完善检查,做胸部X线检查和通气灌注扫描。

（8）处理心搏骤停:应立即启动心肺复苏。对复苏无效者,尽早促进子宫排空可能对产妇有治疗作用,因为妊娠子宫会阻碍下腔静脉的血液回流到心脏,并且会降低血压。

（9）对顽固性低血压的治疗:可以加用正性肌力药,如多巴酚丁胺、多巴胺和米力农。因为β肾上腺素能作用可以改善心肌收缩力,α肾上腺素能作用可以收缩血管。

（10）维持基本生命参数:见表29.5。

表29.5 治疗期间维持基本生命参数

基本参数	维持的最小值
血氧饱和度	＞90%
血压	＞90mmHg
氧分压	＞60mmHg
尿量	＞25mL/h

（11）治疗凝血功能障碍及出血:与血液科会诊医师讨论纠正羊水栓塞所致的凝血功能障碍和潜在严重出血的一线治疗方案。①输红细胞悬液(维持氧输送);②输新鲜冰冻血浆;③输血小板;④输冷沉淀(对需要限制液体的孕产妇特别有用,可代替新鲜冰冻血浆补充凝血因子。它含有纤维蛋白,有助于去除血液中与羊水相关的细胞和

微粒物质)。⑤输重组活化凝血因子Ⅶa(适用于常规输注血液制品无效的严重DIC孕产妇)。

目前,关于肝素治疗消耗性凝血功能障碍很有争议,因此不推荐应用。

(12)产后出血的治疗:根据产后出血的常见原因,寻找和发现孕产妇的具体出血原因,如宫缩乏力、胎盘组织残留、宫颈或子宫裂伤等。如果出血严重,药物干预不成功,则可能要行子宫切除术。如果情况允许,那么也可以用器械和(或)手术技术(如Bakri球囊、B-Lynch缝合术)来控制子宫出血。曾有两例报道是通过双侧子宫动脉栓塞成功控制出血的[17]。

(13)外科干预:心搏骤停后,可对复苏无反应的孕产妇行剖宫产术。在心搏骤停前,因孕产妇或胎儿的其他适应证而行剖宫产术也是合理的。

(14)其他不常见的治疗方法:用抑胰肽酶和丝氨酸蛋白酶抑制剂治疗DIC;子宫动脉栓塞治疗重度产后出血;体外循环;肺动脉血栓清除术;组织型纤溶酶原激活物的溶栓治疗;连续性血液透析滤过;动静脉血液滤过;换血疗法;ECMO;主动脉内球囊反搏术;吸入NO;应用前列环素;应用西地那非。

(15)胎儿的注意事项和治疗:在多数情况下,一直到分娩后,羊水栓塞也不会发生。若羊水栓塞发生在分娩前或分娩中,由于母体的心肺功能衰竭,胎儿可能出现危险,应采取以下步骤:进行持续监测;确保孕产妇处于左侧卧位;若母体的病情稳定,则应尽快分娩胎儿;如果分娩在即,则儿科团队应及时到场。

如果对母体复苏无效,则应立即启动1级的剖宫产手术以挽救胎儿。在母体心搏、呼吸骤停后,越早分娩,胎儿预后越好。

二、肺栓塞

(一)背 景
目前,妊娠期和产褥期是已知的DVT形成和PE发生的高危因素,这些被统称为静脉血栓栓塞性疾病,它是发展中国家孕产妇死亡的主要原因[18,19]。

(二)定 义
肺栓塞是下肢静脉内的血凝块脱落,阻塞肺动脉而引起的一种严重的状态,包括:部分肺组织因缺乏血流而受损,这种损害导致肺动脉压力升高引起肺动脉高压;造成低氧血症,缺氧导致其他器官损害。

如果血凝块很大或者有大量的小血栓,那么可能导致突然死亡。

(三)发病机制
妊娠期妇女发生肺栓塞的风险比非妊娠状态增加5~6倍[20],这是由于在妊娠期孕产妇的血液成分和血液分布发生变化。妊娠期,血液成分的变化,既有凝血因子的增加,也有抗凝物质的减少;血液分布的变化是受激素水平的影响,使得静脉扩张,血液淤积在四肢,尤其是左侧肢体。

(四) 发病率

10%~20%的深静脉血栓孕产妇发生肺栓塞。妊娠期,肺栓塞的发病率为1/3000~1/1000[21-23],35岁以上孕产妇的发病率更高。孕产妇在妊娠期和产后发生血栓栓塞的风险是非妊娠者的10倍。大约每10万名孕产妇中有1例死于肺栓塞[19]。

(五) 孕产妇、新生儿的致残率或死亡率

肺栓塞的总死亡率为15%,孕产妇死亡的风险在产前(孕早期、中期、晚期是相同的)和产后是相同的,且在不同时期是均匀分布的[19,23,24]。产褥期第1周是肺栓塞孕产妇死亡率最高的时期。

(六) 存活率

发生肺栓塞的孕产妇是否可以幸存取决于血栓的大小、肺血管闭塞百分比和孕产妇的健康状况。健康孕产妇可从肺血管床阻塞超过50%的肺栓塞中幸存,这是因为小栓子可立即开始溶解,并在数小时内消失,且不造成任何生理影响。但是,较大的栓子或许多小栓子阻塞超过50%的肺血管会导致右心室衰竭和休克,这种情况如果不及时治疗,会导致孕产妇死亡。

(七) 妊娠期血栓形成部位

下肢深静脉血栓形成、产后卵巢静脉血栓形成和感染性盆腔静脉血栓形成的发生率为0.025%~15%,与肺栓塞相关。治疗这些情况,可以降低肺栓塞的发病率和肺栓塞导致的死亡率。

(八) 危险因素

妊娠期肺栓塞的危险因素包括以下几个方面。

(1) 年龄:35岁以上孕产妇发生肺栓塞的概率是35岁以下者的2倍[22];40岁以上孕产妇发生肺栓塞的死亡率是20~25岁者的近100倍[25]。

(2) 妊娠次数:除年龄[25]、肥胖因素外,妊娠超过3次者发生肺栓塞的风险增加[26]。

(3) 手术分娩:肺栓塞的发生风险增加2~8倍,风险变化取决于是急诊手术还是择期手术。

(4) 麻醉方式:与全身麻醉相比,硬膜外麻醉可降低发生肺栓塞的风险[27]。

(5) 回奶药物:雌激素给药抑制泌乳是肺栓塞的另一个危险因素。

(6) 卧床休息:为肺栓塞的危险因素[28]。

（7）血栓形成：不管是妊娠期还是非妊娠期，血栓形成都是发生肺栓塞的重要危险因素。Hirsch等[29]发现，20%妊娠期血栓栓塞症孕产妇的莱顿基因（凝血因子相关基因）发生突变，而莱顿基因发生突变的自然发病率是5%。因为孕产妇的选择不同，所以很难精确地预测血栓形成倾向。

（8）血栓栓塞病史：有血栓栓塞病史的孕产妇的肺栓塞发病率较无此病史的孕产妇高。抗磷脂综合征、中心静脉穿刺、制动和肥胖都是发生肺栓塞的独立危险因素。

（九）临床表现

- 肺栓塞的主要临床表现有呼吸急促、呼吸困难、胸痛和咳嗽（见表29.6）。

表29.6　肺栓塞的临床表现

症状或体征	发生率	症状或体征	发生率
呼吸急促	89%	咳嗽	54%
呼吸困难	81%	心动过速	43%
胸痛	72%	咯血	34%
焦虑	59%	体温>37℃	34%

- 呼吸困难或胸痛，突然发作或在数天至数周内逐渐演变为急性肺栓塞。
- 识别深静脉血栓的症状和体征可减少诊断延误。
- 可能存在肺动脉高压的体征（如颈静脉怒张、肺动脉瓣听诊区第二心音亢进、右心奔马律和右心室扩大）。
- 若孕产妇有深静脉血栓的体征和症状，则可高度怀疑肺栓塞，但它既不敏感，也无特异性。
- 大面积肺栓塞，表现为突发晕厥、低血压、严重的低氧血症或心搏骤停。
- 应评估深静脉血栓形成的相关证据。
- 若孕产妇有胸膜炎性疼痛、胸膜摩擦音（多为周围肺动脉栓塞）和咯血，则提示肺梗死。因为肺有双重血供，所以肺栓塞孕产妇的肺梗死发生率约为10%。

1. 肺栓塞的发生率

肺栓塞的发生率见表29.7。

表29.7　肺栓塞的临床治疗依赖于肺栓塞的发生率

临床情况	发生率		
	高	中	低
症状（呼吸困难和呼吸急促）	+	+	+
识别这些症状的原因	-	-	+
存在危险因素	+	-	-

2. 辅助检查

应根据肺栓塞的发生率,对孕产妇做以下检查(见图29.4)。

(1) 动脉血气分析。

(2) 心电图:结果无特异性,可表现为心动过速、肺性P波、电轴右偏和S_1Q_3。

(3) 胸部X线片检查:一般无法确诊。

(4) 通气或灌注扫描:如果条件允许,在允许范围内的辐射剂量,可以进行肺通气或灌注扫描[30]。哺乳期产妇在肺扫描后15h内不应哺乳[31]。但关于通气或灌注扫描是否可以提高肺栓塞诊断的正确性是有争议的[31,32]。

(5) 超声心动图:因其无辐射,所以在妊娠期更具有实用性。中央肺栓塞孕产妇的超声心动图会显示各种异常情况[33],也可排除其他原因引起的循环衰竭,特别是主动脉夹层。

(6) 血浆D-二聚体检测:在肺栓塞诊断方面,血浆D-二聚体检测作用是有限的。对于肺栓塞发生率低的孕产妇而言,如果D-二聚体检测呈阴性,则无须进一步检查[18-52]。D-二聚体水平升高是由于纤维蛋白降解的激活。但是,由于纤维蛋白降解是正常妊娠的一部分,所以如果怀孕后做这个检测,则需要不同的标准。

(7) 磁共振成像:最近研究表明,磁共振成像对肺栓塞的诊断是有价值的,且因为磁共振成像无辐射,所以如果初步结果得到证实,则磁共振成像可能成为妊娠期进行肺部成像的首选技术。

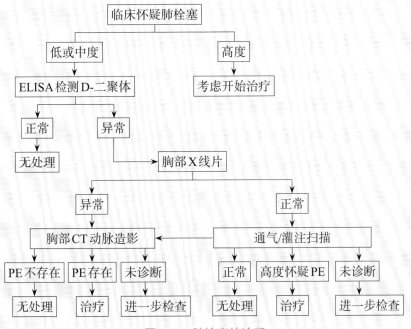

图29.4　肺栓塞的诊断

（8）肺动脉造影：因为辐射超出允许范围，所以其在孕产妇中的作用是有限的。

（9）下肢静脉成像：检测下肢静脉血栓首选超声。对高危孕产妇，在孕20周后，可以取左侧卧位检测下肢静脉血栓。避免由于妊娠子宫造成静脉血流阻塞而出现假阳性结果[50]。

（10）易栓倾向测试：在非妊娠状态，血栓形成倾向与不良预后和复发风险有关，可用于辅助决定治疗时间的长短。易栓倾向也是产科管理的重点，有易栓倾向的孕产妇妊娠结局较差。不幸的是，妊娠和抗凝治疗均会影响许多与血栓形成相关的检测结果。

（11）抗心磷脂抗体：由于抗心磷脂抗体不受妊娠的影响，所以对妊娠期有肺栓塞的所有妇女均应检测抗心磷脂抗体。

3. 妊娠特异性的鉴别诊断

（1）对于羊水栓塞，请参考羊水栓塞的章节。

（2）对于疑似肺栓塞的病例，应排除绒毛膜癌的可能性。

（十）治　疗

对妊娠期肺栓塞的治疗很困难，因为很少有内科医师有治疗孕产妇肺栓塞的丰富经验，也很少有产科医师有治疗肺栓塞的相关经验。此外，关于对孕产妇进行检查是否影响胎儿的安全，仍存在争议。初始在ICU中进行监护治疗。

1. 肝素、低分子肝素和华法林

在妊娠期肺栓塞的治疗中，相比肝素与华法林，优先选择肝素。

肝素包括低分子肝素[46]和普通肝素[38]。由于其不通过胎盘和乳房，因此，对胎儿和哺乳期婴儿是安全的。

而华法林与肝素不同，华法林可通过胎盘。此外，由于胎儿的凝血系统相对不成熟，故给予母体治疗剂量的华法林就可能造成胎儿过度凝血。

如果孕产妇在分娩时接受华法林的充分抗凝治疗，那么会有胎盘早剥和胎儿颅内出血的风险[41]。

（1）剂量和疗程：如下。①普通肝素：1万U静脉注射，2次/d，连续10d（目标是使活化部分凝血活酶时间达到正常值的1.5～2.5倍）。②低分子肝素：如依诺肝素，1mg/kg，2次/d（译者注：2014年欧洲心脏病学会急性肺栓塞诊断和治疗的指南未提出对孕产妇采用小剂量抗凝治疗，常规剂量为1mg/kg，2次/d）。

（2）实验室监测：一般认为，肝素抗凝水平低于华法林（目标INR 2.0～3.0）。虽然有人建议，在皮下给药时，普通肝素应给予2次/d（可能超过1万U），以保持部分凝血活酶时间在标准的治疗范围[42,50]，但这在实践中通常较难实现，并且容易在注射部位给孕产妇造成不可接受的瘀血。同时,也没有对照研究表明这种水平的抗凝是必要的。

（3）高风险孕产妇(有进一步发生栓塞的风险)：皮下注射高剂量低分子肝素,例如依诺肝素1mg/kg,每12小时一次,连用6周。低强度抗凝的治疗效果在目前的临床实践中是令人满意的,高剂量低分子肝素不被推荐用于治疗妊娠期急性肺栓塞,原因不明。(译者注：2014年欧洲心脏病学会急性肺栓塞诊断和治疗的指南未提出对孕产妇采用小剂量抗凝治疗,常规剂量为1mg/kg,2次/d)。

（4）副作用：如下。①骨脱矿质：在抗凝剂使用超过2年后,会发生骨脱矿质。在停止治疗或停止母乳喂养1年后,会发生反转变化[35]。在妊娠期应用肝素3个月或更长时间的所有孕产妇中,约2%由于骨脱矿质进而发生骨折。这种症状可能少见于应用低分子肝素的孕产妇。对骨密度的测定研究可获得脱矿质的具体情况。②血小板减少症：即使长期应用肝素,孕产妇也很少会发生血小板减少症。③过敏反应：与静脉内使用肝素有关。如果需要,肝素可以联合皮质类固醇静脉使用,以降低风险[45]。

（5）分娩期治疗：如果凝血酶时间、活化部分凝血活酶时间和血小板计数均正常,则分娩、手术和硬膜外阻滞是安全的。只要凝血酶时间和活化部分凝血活酶时间延长不超过5s,孕产妇就不会出现过度出血,也不易发生硬膜外血肿[44]。

皮下注射普通肝素的剂量可以减少到7500U,2次/d,以预防循环血量的减少,并可对抗任何出血的风险。在使用低分子肝素时,这种减量不是必需的[44]。

（6）产褥期治疗：在分娩后,与妊娠相关的血栓栓塞的发生风险增加,但发生风险持续的时间不等,大多数临床医师认为不超过6周。因此,与妊娠有关的肺栓塞的治疗应持续到分娩后6周或持续到肺栓塞初始发作的3个月后。由于华法林在母乳中不会大量分泌,因此即使是母乳喂养,孕产妇也可在分娩后转用华法林[47]。对进行母乳喂养的母体应用普通肝素或低分子肝素也没有问题。

（7）华法林用药指征：对有人工心脏瓣膜、肝素过敏或非常活跃的抗磷脂综合征的孕产妇,尽管有母胎风险,但是可能仍需要使用华法林治疗。

2. 溶栓治疗

由于溶栓治疗存在出血的风险,所以除非孕产妇发生死亡的风险大,否则不应在分娩时使用溶栓治疗。链激酶是最常使用的溶栓药物。由于链激酶或其他溶栓药物相对分子质量高,所以不能穿过胎盘。然而对于母体,溶栓药物的主要副作用是出血,尤以生殖道出血多见,且一旦发生出血通常比较严重,出血的总发病率约为8%[51]。

3. 手术治疗

手术治疗(如取栓术)很少应用于孕产妇。特殊情况下,如产后出现大面积肺栓塞,不适合溶栓术。在大多数产科,溶栓术较导管内溶栓术或取栓术[27]更常见。

4. 腔静脉滤器

腔静脉滤器只能应用于尽管有足够的抗凝治疗,但仍发生肺栓塞的孕产妇,或者不能接受常规抗凝治疗的孕产妇[34,37,40]。

5. 预防

在曾患过血栓栓塞的女性中,无论原始血栓的情况和独立的危险因素(如血栓栓塞情况)如何,其在怀孕后的肺栓塞复发风险约为12%[53]。对低复发和高复发病例的预防见表29.8。

表29.8　低复发和高复发病例的预防

低复发风险	高复发风险[27]
有血栓栓塞病史(肺栓塞或深静脉血栓形成),不管原先的情况如何,现在无其他高危因素	有超过一次的栓塞史,或有血栓形成倾向,或有血栓栓塞的家族史,上述情况表明孕产妇可能存在易栓倾向
从确认妊娠直到分娩,服用低剂量的阿司匹林(75mg),1次/d[51,54]	在确认怀孕后,立即皮下注射上述建议剂量的肝素
分娩时,孕产妇应皮下注射肝素[46]。普通肝素7500U, 2次/d;或低分子肝素(如依诺肝素)40mg,1次/d,至少到分娩后第1周。然后,继续给予肝素5周或转为使用华法林[49]	分娩时和分娩后的治疗与低风险孕产妇一致[44]

参考文献

[1] South Australian perinatal practice guidelines. Department of Health, Government of South Africa. Available from http://www.sahealth.sa.gov.au/.

[2] Clark SL, Hankins GDV, Dudley DA, et al. Amniotic fluid embolism: analysis of the national registry. Am J Obstet Gynecol, 1995, 172: 1158-1169.

[3] Moore LE, Smith CV. Amniotic fluid embolism treatment and management. Emedicine Medscape [serial online]2009 Dec [cited 2011 May 17].

[4] acog May 28 2014 draft guideline.

[5] Knight M, Berg C, Brocklehurst P, et al. Amniotic fluid embolism incidence, risk factors and outcomes: a review and recommendations. BMC Pregnancy Childbirth, 2012, 12: 7.

[6] Knight M, Tuffnell D, Brocklehurst P, et al. Incidence and risk factors for amnioticfluid embolism. Obstet Gynecol, 2010, 115(5): 910-917.

［7］ Abenhaim HA, Azoulay L, Kramer MS, et al. Incidence and risk factors of amniotic fluid embolisms: a population-based study on 3 million births in the United States. Am J Obstet Gynecol, 2008, 199(1): 49 e1-e8.

［8］ Tuffnell DJ. United Kingdom amniotic fluid embolism register. BJOG, 2005, 112 (12): 1625-1629.

［9］ Gilbert WM, Danielsen B. Amniotic fluid embolism: decreased mortality in a population-based study. Obstet Gynecol, 1999, 93(6): 973-977.

［10］ Clark SL, Hankins GD, Dudley DA, et al. Amniotic fluid embolism: analysis of the national registry. Am J Obstet Gynecol, 1995, 172(4 Pt1): 1158-1167.

［11］ Burrows A, Khoo SK. The amniotic fluid embolism syndrome: 10 years' experience at a major teaching hospital. Aust N Z J Obstet Gynaecol, 1995, 35(3): 245-250.

［12］ Morgan M. Amniotic fluid embolism. Anaesthesia, 1979, 34(1): 20-32.

［13］ RCOG 2011 guidelines. Available from https://www.rcog.org.uk/guidelines

［14］ Roberts CL, Algert CS, Knight M, et al. Amniotic fluid embolism in an Australian population-based cohort. BJOG, 2010, 117: 1417-1421.

［15］ Centre for Maternal and Child Enquiries(CMACE). Saving mothers' lives: reviewing maternal deaths to make motherhood safer: 2006－08. The Eighth Report on Confidential Enquiries into Maternal Deaths in the United Kingdom. BJOG, 2011, 118 (Suppl 1): 1-203. Available from URL: http://onlinelibrary.wiley.com/doi/10.1111/j.1471-0528.2010.02847.x/pdf.

［16］ Perozzi KJ, Englert NC. Amniotic fluid embolism: an obstetric emergency. Crit Care Nurse, 2004, 24: 54.

［17］ Goldszmidt E, Davies S. Two cases of hemorrhage secondary to amniotic fluid embolus managed with uterine artery embolization. Can J Anaesth, 2003, 50(9): 917-921.

［18］ Koonin LM, Atrash HK, Lawson HW, et al. Maternal mortality surveillance, United States, 1979－1986. MMWR CDC Surveill Summ, 1991, 40(SS-2): 1-13.

［19］ Lewis G, Drife J, Botting B, et al. Report on confidential enquiries into maternal deaths in the United Kingdom 1994－96. HMSO. 1998.

［20］ NIH. Prevention of venous thrombosis and pulmonary embolism. NIH Consensus Development. JAMA, 1986, 256: 744-749.

［21］ de Swiet M, Fidler J, Howell R, et al. Thromboembolism in pregnancy. In: Jewell D, editor. Advanced Medicine, vol. 80. London: Pitman Medical, 1981: 309-317.

［22］ Macklon NS, Greer IA. Venous thromboembolic disease in obstetrics and gynaecology: the Scottish experience. Scott Med J, 1996, 41: 83-86.

［23］ Rutherford S, Montoro M, McGehee W, et al. Thromboembolic disease associated with pregnancy: an 11 year review. Am J Obstet Gynecol, 1991, 164(Suppl): 286.

［24］ Ginsberg JS, Brill-Edwards P, Burrows RF, et al. Venous thrombosis during pregnancy: leg and trimester of presentation. Thromb Haemost, 1992, 67: 519-520.

［25］ Department of Health and Social Security. Report on Confidential Enquiries into Maternal Deaths in England and Wales 1973－5. London: HMSO, 1979.

［26］ Department of Health. Report on Confidential Enquiries into Maternal Deaths in the United Kingdom 1988－90. London: HMSO, 1994.

［27］ de Swiet M. Thromboembolism. In: de Swiet M, editor. Medical Disorders in Obstetric Practice. 3rd ed. Oxford: Blackwell Scientific Publications, 1995: 116-142.

［28］ Carr MH, Towers CV, Eastenson AR, et al. Prolonged bed rest during pregnancy: does the risk of deep vein thrombosis warrant the use of routine heparin prophylaxis? J Matern Fetal Med, 1997, 6: 264-267.

［29］ Hirsch DR, Mikkola KM, Marks PW, et al. Pulmonary embolism and deep vein thrombosis during pregnancy or oral contraceptive use: prevalence of factor V Leiden. Am Heart J, 1996, 131: 1145-1148.

［30］ Ginsberg JS, Hirsh J, Rainbow AJ, et al. Risks to the fetus of radiologic procedures used in the diagnosis of maternal venous thromboembolic disease. Thromb Haemost, 1989, 61: 189-196.

［31］ British Thoracic Society Standards of Care Committee. Thorax, 1997, 52(Suppl 4): S1-S24.

［32］ Miniati M, Pistolesi M, Marini C, et al. Value of perfusion lung scan in the diagnosis of pulmonary embolism: results of the prospective investigative study of acute pulmonary embolism diagnosis (PISA-PED). Am J Respir Crit Care Med, 1996, 154: 1387-1393.

［33］ Miniati M, Monti S, Pratali L, et al. Value of transthoracic echocardiography in the diagnosis of pulmonary embolism: results of a prospective study in unselected patients. Am J Med, 2001, 110: 528-535.

［34］ Chuu WM, Wang NY, Perry D. Vena caval filters for the prevention of pulmonary embolism. N Engl J Med, 1998, 339: 46-48.

［35］ Dahlman T, Lindvall N, Hellgren M. Osteopenia in pregnancy during long-term heparin treatment: a radiological study post partum. Br J Obstet Gynaecol, 1990, 97: 221-228.

［36］ Dahlman TC, Hellgren MS, Blomback M. Thrombosis prophylaxis in pregnancy with use of subcutaneous heparin adjusted by monitoring heparin concentration in plasma. Am J Obstet Gynecol, 1989, 161: 420-425.

［37］ Decousus H, Leizorovicz A, Parent F, et al. A clinical trial of vena caval filters in the prevention of pulmonary embolism in patients with proximal deep-vein thrombosis. N Engl J Med, 1998, 338: 409-415.

［38］ Ginsberg JS, Hirsh J. Use of antithrombotic agents during pregnancy. Chest, 1995, 108(Suppl): 305S-311S.

［39］ Greenfi eld J, Proctor MC. Role of catheter embolectomy in treating pulmonary embolism. Semin Respir Crit Care Med, 1996, 17: 71-85.

［40］ Greenfi eld LJ, Cho KJ, Proctor MC, et al. Late results of suprarenal Greenfi eld vena cava filter placement. Arch Surg, 1992, 127: 969-973.

［41］ Hall JG, Pauli RM, Wilson KM. Maternal and fetal sequelae of anticoagulation during pregnancy. Am J Med, 1980, 68: 122-140.

［42］ Hirsh J, Hoak J. Management of deep vein thrombosis and pulmonary embolism. Circulation, 1996, 93: 2212-2245.

［43］ Maternal and Neonatal Haemostasis Working Party of the Haemostasis and Thrombosis Task. Guidelines on the prevention, investigation and management of thrombosis associated with pregnancy. J Clin Pathol, 1993, 46: 489-496.

［44］ Nelson Piercy C, Letsky EA, de Swiet M. Low molecular weight heparin for obstetric thromboprophylaxis: experience of 69 pregnancies in 61 women at high risk. Am J Obstet Gynecol, 1997, 176: 1062-1068.

［45］ Ojukwu C, Jenkinson SD, Obeid D. Deep vein thrombosis in pregnancy and heparin hypersensitivity. Br J Obstet Gynaecol, 1996, 103: 934-936.

［46］ Omri A, Delaloye JF, Andersen H, et al. Low molecular weight heparin Novo(LHN-1) does not cross the placenta during the second trimester of pregnancy. Thromb Haemost, 1989, 61: 55-56.

［47］ Orme ML, Lewis PJ, de Swiet M, et al. May mothers given warfarin breast-feed their infants? BMJ, 1997, 1: 1564-1565.

［48］ Savage P, Roddie M, Seckl. A 28-year-old woman with pulmonary embolus. Lancet, 1998, 352: 30-31.

［49］ Tan J, de Swiet M. Use of aspirin for obstetric thromboprophylaxis in low risk women. J Obstet Gynaecol, 1998, 18(Suppl 1): S46-S47.

［50］ Toglia MR, Weg JG. Venous thromboembolism during pregnancy. N Engl J Med, 1996, 335: 108-114.

［51］ Turrentine MA, Braems G, Ramirez MM. Use of thrombolytics for the treatment of thromboembolic disease during pregnancy. Obstet Gynecol Surv, 1995, 50: 534-541.

［52］ Wells PS, Anderson DR, Bormanis J, et al. SimpliRED D-Dimer can reduce the diagnostic tests in suspected deep vein thrombosis. Lancet, 1998, 351: 1405-1406.

［53］ Baddarraco MA, Vessey MP. Recurrence of venous thromboembolic disease and use of oral contraceptives. Br Med J, 1974, 1: 215-217.

［54］ Antiplatelet Trialists' Collaboration. Collaborative overview of randomised trials of antiplatelet therapy－111: reduction in venous thrombosis and pulmonary embolism by antiplatelet prophylaxis among surgical and medical patients. Br Med J, 1994, 308: 235-246.

第三十章　脐带危急事件处理

一、引　言

　　脐带危急事件是产科急症,需要迅速判断及处理。因为它是偶发事件,所以建议每个分娩室都应该打印粘贴出流程,以便及时救治孕产妇。

二、脐带危急事件的解剖病理学[1]

（一）脐带脱垂

　　脐带脱垂是指裸露的脐带脱垂至阴道,有时可脱出至阴道口,脐带受压,严重的可致胎儿窘迫,甚至死亡(见图30.1)。

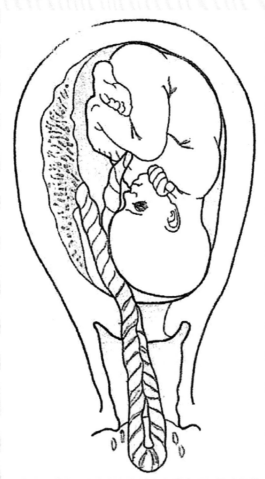

图30.1　脐带脱垂:胎膜破裂,脐带脱垂,悬吊于宫颈口

(二) 脐带先露

脐带先露是指脐带脱垂至阴道,但胎膜依然是完整的。在这种情况下,脐带受压的概率是比较低的,因为其中的液体可以缓冲压力。但是也并不能大意,因为胎膜随时有可能破裂,进而导致严重的脐带受压(见图30.2)。

(三) 隐性脐带脱垂

隐性脐带脱垂(见图30.3)只是一种推断性的诊断或者说是一种假设。大抵情况如下:对于分娩中的孕产妇,通过胎儿镜或超声听诊检查,发现突发的、反复的、严重的胎心率(FHR)异常,如严重的心动过缓或不齐,从而提出这种假设。对变异减速的描述,如胎心监护(CTG)出现典型的"M"形曲线[3]。特别是在进行阴道检查时,未发现脐带脱垂,也没有其他原因导致的胎儿窘迫,如出现图30.4和图30.5中类似曲线就几乎可以证明发生了脐带受压。其中,有些是脐带旁置,而不是前置。但是,不应尝试指检,因为有可能造成真正的脐带脱垂。

注意:要及时行超声检查以明确是否存在隐性脐带脱垂(见图30.3),尽早解除胎儿窘迫,及时处理。

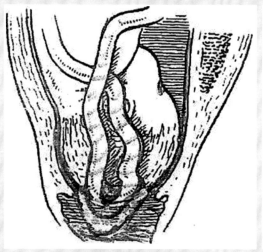

图30.2　脐带先露:脐带先于头,但仍在羊膜囊中

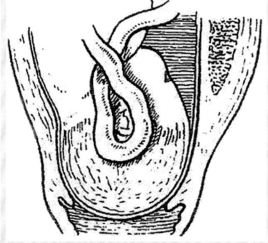

图30.3　隐性脐带脱垂:脐带未先于先露部位脱出,它悬吊于胎儿耳部,所以常规检查难以发现。只是在出现严重的胎儿窘迫而无法解释时,才需要考虑。CTG会显示典型的"M"形曲线

三、脐带脱垂的常见原因[1,2,4,5]

先露部位与宫颈部位不相称,导致"球阀活动的不协调"。

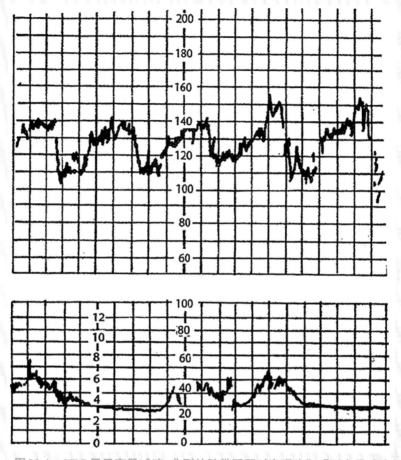

图30.4　CTG显示变异减速，典型的脐带受压时表现为"M"形变异减速

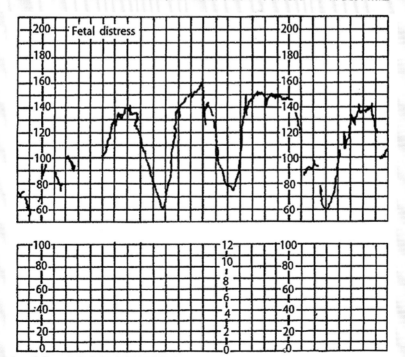

图30.5　脐带脱垂的CTG显示变异减速，CTG显示典型的"M"形减速

（一） 妊娠相关因素干扰"球阀活动"

1. 先露异常,如横位、臀位、混合先露。

2. 多胎。

3. 羊水过多。

4. 早产(胎儿过小及相对羊水过多)。

5. 低置胎盘或脐带附着于胎盘边缘或脐带过长。

（二） 产科操作(医源性)干扰"球阀活动"

1. 在人工破膜(ARM)中,特别是当先露部位不能紧贴宫颈时。

2. 胎头枕后位,手转胎位时。

3. 内转胎位术。

4. 羊水过多,羊膜穿刺放液术。

5. 羊膜腔液体灌注术。

四、脐带危急事件的发病率

脐带危急事件的发病率为1/300,大部分与横位、不稳定胎位、臀位有关,但发病率在持续下降,因为越来越多的孕产妇行择期剖宫产术。在上述情况出现前,提早行剖宫产手术。因此,脐带脱垂更多见于经产妇[2]。

五、脐带危急事件的预防

- 阴道指检应该在胎膜破裂致使脐带脱垂之前完成。
- 在ARM前、中、后评估脐带先露与先露部位的位置关系。
- 当孕产妇有脐带脱垂的高危因素时,阴道指检要格外小心。

（一） 脐带脱垂的预测

脐带脱垂的预测方法是对有脐带脱垂诱因的孕产妇行超声检查,明确脐带的位置。但是证据往往并不充分[2]。

（二） 脐带脱垂的预防[2]

1. 让孕37周横位或斜位的孕产妇住院,以便快速处置,防止脐带脱垂的发生。

2. 对孕产妇选择性行剖宫产术(包括臀位)。

3. 在行ARM时,特别是胎头未衔接时,需感受宫底压力。

六、脐带危急事件的诊断

（一）诊断要点

1. 在处理第三产程行脐带牵拉时，注意感受典型脐带的感觉。

2. 注意脐带搏动。应轻柔操作，因为处理脐带可致血管痉挛。脐带搏动的出现证实胎儿存活。在宫缩时，若感觉不到脐带搏动，则到宫缩结束时再检查。

3. CTG（若可行的话）是最客观且实时的。在连接传感器时，要很谨慎，避免给子宫过大的压力，以防止胎膜破水。

4. 应用数字超声。其优点是计数FHR不需要过高的技能，并且能清晰地显示在界面上。

5. 应用普通音频超声（FHS），可以通过声音判断，但FHR需要手工计数。

6. 不推荐应用Pinards胎儿镜，因为它不客观。另外，该检查要反复推压或刺激子宫，可能导致胎膜破水甚至脐带脱垂受压。

（二）鉴别诊断

脐带需与宫颈前、后唇或胎儿的耳相鉴别。因为这两个结构在阴道指检时都能滚动，好像是脐带一样。

七、脐带危急事件的处理

（一）迅速执行的原则

迅速执行的原则包括：即刻停用催产素；立即予以面罩吸氧；使用特布他林0.25mg皮下注射，抑制宫缩；如果宫缩剧烈频繁，则快速静滴补充500mL乳酸林格氏液[2]。

（二）处理根据

处理根据包括胎儿是否存活、宫口是否扩张、胎儿是否成熟三个要点。

1. 胎儿是否存活

- 若胎儿已经死亡：可经阴道分娩。有几种不适合阴道分娩的情况，如前置胎盘、横位或巨大儿。孕产妇身体及心理准备对于阴道分娩也是必需的。
- 若胎儿还存活：根据宫口扩张程度及胎儿成熟情况，选择合适的分娩方式。

当发现脐带脱垂，胎儿还存活时，值班人员有效处理工作流程[4]和责任分配如下。

（1）当发现脐带脱垂时，医务人员的职责如下。

保持检查的手指仍然在阴道中。

对于已经发生脐带脱垂的孕产妇，指检的手指要向上顶住先露部位，以避免脐带受压。

对于脐带先露但胎膜完整的孕产妇，手指可以拿出来，避免胎膜破裂。垫好无菌护垫,随时检查垫子是否浸湿。也要告诉孕产妇,如果感觉到破水了,要及时告知医护人员。

当发现脐带脱垂时,要大声地说出诊断,并指导分娩室的其他人员实施标准流程。

(2)助手1职责(由医师或护士执行)如下。

沟通:通知高年资的产科值班医师、麻醉科医师、新生儿科医师、血库及其他医护人员帮忙。

告知与知情同意:与孕产妇及其家属沟通,决定采取剖宫产还是阴道分娩,并取得他们的同意。

病程记录:在笔者单位,一般是实时进行电子录入,即可避免歧义,也可节约时间。而对于这种紧急情况,只需要简单地开启手机录音模式,大声地说出每次新情况出现的时间、变化以及处理的时间和方式。

(3)助手2职责(辅助临床工作)如下。

术前准备:抽血,送交叉配血和血常规检查,了解Hb的情况。

摆好孕产妇体位:为了减轻宫颈与脐带之间的压力,可以采取以下体位。

- 将床尾抬高,使孕产妇脚抬高。
- 采取过度左侧卧位(见图30.6),该体位可使子宫受重力影响而脱离盆腔。
- 采取胸膝卧位(见图30.7),该体位可使胎儿有效脱离盆腔,但这个姿势对于孕产妇很难做到。

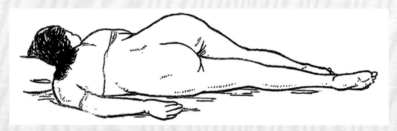

图30.6　过度左侧卧位

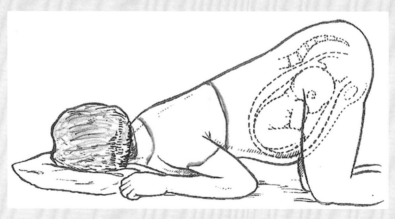

图30.7　胸膝卧位

- 放进一个Foley's导管,扩张球囊500～700mL[2]。
- 在剖宫产术前,使用"胎儿枕",可抬高受挤压的低位胎头。
- 在行子宫切开前,取出Foley's导管和"胎儿枕"。

胎儿监测:应该连续用数字超声,最好用CTG。

2. 宫口(OS)是否扩张

- 宫口没有开全:要马上实施剖宫产术,除非是有阴道分娩史的经产妇。

对于宫口开到8cm以上的孕产妇,可能要用真空吸引器,因为在像印度这样的发展中国家,大多数单位安排剖宫产手术至少需要30～60min。

- 宫口完全开全:争取经阴道分娩。

产钳可以快速实现阴道分娩。

对于臀位,行臀位牵拉。

对于双胎妊娠的第二个横位,则应由熟练的产科医师行内转胎位术并经臀位牵拉。

对于所有的阴道分娩,应尽早行会阴侧切,有助于阴道分娩。

3. 胎儿是否成熟

主要问题是胎儿是否足够成熟,能否在产后存活。

对于极低体重早产儿(体重低于1500g),因脐带脱垂行急诊CS不一定合适,因为后续发生围生儿的死亡率和发病率很高。这种情况须让孕产妇家属知情再决定。

类似这样的早产CS,只能在拥有很好的NICU设备的单位实施。

(1) 脐带脱垂剖宫产的实施要点如下。[2]

- 时间目标:如果有胎儿窘迫征象,则应在30min内完成分娩;对于其他情况,在60min内完成即可。

手术前,要用超声证实胎儿还是存活的。

- CS麻醉:通常,全身麻醉有时间优势,可以被诱导。如果没有胎儿窘迫情况,那么需要斟酌麻醉[2]。

(2) 脐带脱垂的院外管理如下[2]。

- 孕产妇的体位维持过度左侧卧位。
- 马上呼叫急救车。
- 将孕产妇送到最近的能进行剖宫产手术的医院。
- 通知可接收剖宫产孕产妇的医院立即准备手术。

(3) 据报道,围生儿死亡率为12‰～36‰[2]。

(4) 紧急处理的技巧与流程如下。

- 胎儿死亡:允许经阴道分娩。
- 胎儿存活:遵照下面流程执行。避免脐带受压,用手指顶住先露部位,孕产妇采用胸膝卧位或左侧卧位。对于脐带先露的孕产妇,要避免胎膜破裂。对于脐带脱垂的孕产妇,要避免处理脐带,因为可能引起血管痉挛。启动紧急流程,如果宫口未开全,则安排急诊CS;如果宫口已经开全,则使用产钳。
- 用CTG或数字超声持续监测FHR。
- 使用鼻导管或面罩吸氧。
- 停用缩宫素,避免脐带受压。
- 若子宫收缩过强,可使用特布他林0.25mg皮下注射,抑制子宫收缩。
- 关于CS:尽量在30~45min内完成手术;如果存在胎儿窘迫,则可行全身麻醉;术前用超声听诊,明确胎儿是否存活;对于体重小于1500g的早产儿,须告知监护人可能的预后。
- 必须有一位新生儿专家到场。
- 要及时告知孕产妇及其家属,并取得知情同意。

参考文献 》》》

[1] Coates T. In: Fraser DM, Cooper MA, editors. Myles Textbook for Midwives. 14th ed. Edinburgh: Churchill Livingstone, 2009: 625-629.

[2] Crofts J, Draycott T, Denbow M. Cord prolapse and shoulder dystocia. In: Warren R, Arulkumaran S, editors. Best Practice in Labor and Delivery. New Delhi: Cambridge University Press, 2009: 131-134.

[3] Debdas AK. Practical Cardiography. 3rd ed. New Delhi: Jaypee Brothers, 2013: 140-143.

[4] Debdas AK. Practical Obstetrics-intranatal. 2nd ed. New Delhi: Jaypee Brothers, 2015.

[5] Magwan B, Owen, Drife J. Clinical Obstetrics & Gynaecology. 2nd ed. New Delhi: Saunders Elsevier Ltd, 2009: 368-369.

第三十一章　急性子宫内翻

一、引　言

急性子宫内翻是一种罕见但严重的产科并发症,多见于第三产程。它的定义是子宫底部向宫腔内陷入,甚至自宫颈翻出。子宫内翻可使孕产妇陷入严重的休克,导致危重症孕产妇的发病率和死亡率明显升高,而及时地诊断和处理可以降低孕产妇的死亡率。

二、发生率

子宫内翻的发生率根据地区的不同而不同,为1/5万～1/2000不等[1]。也有文献报道,在剖宫产过程中可发生子宫内翻,但是发生率不高。曾有报道,子宫内翻的产妇死亡率为15%[2]。如果积极正确地处理好第三产程,则可以有效地降低急性子宫内翻的发生率,甚至可降低4倍[3]。院内分娩增加是减少子宫内翻发生的另一原因。

三、分　类

临床上,根据发生的时间,子宫内翻可以分为急性子宫内翻(分娩后24h内)、亚急性子宫内翻(产后24h～4周)和慢性子宫内翻(分娩4周后)。一般来说,急性子宫内翻的发病率超过亚急性和慢性子宫内翻。根据严重程度,子宫内翻可以分为不完全性子宫内翻和完全性子宫内翻。Ⅰ度为子宫底往宫腔内陷,但未通过宫颈;Ⅱ度为宫底内翻通过子宫颈,但仍在阴道内;Ⅲ度为完全性子宫内翻,子宫、子宫颈、阴道完全内翻,并脱出于阴道口外。

四、病因和发病诱因

一般认为,第三产程处理不当(如过早地牵拉脐带和胎盘剥离前用力按压宫底)是发生急性子宫内翻的最常见原因。在一些发展中国家或遇未经训练的助产士,可能多发这些情况,这就可以解释为什么在印度子宫内翻的发病率高于英国和美国[4]。在大多数情况下,通过技能熟练的阴道助产,特别是对第三产程的正规处理,急性子宫内翻也是可以预防的。急性子宫内翻的其他危险因素有子宫收缩乏力、宫底部胎盘植入、人工剥离胎盘、急产、脐带过短、结缔组织疾病(马凡氏综合征、埃勒斯综合征)等。然而,50%的急性子宫内翻没有明确或特定的危险因素。因此,这种情况可能是不可预测的。

五、临床表现

临床症状的变化取决于子宫内翻的严重程度。早期子宫内翻的症状表现为严重的下腹绞痛、心动过速和血压下降。但94％孕产妇发生的典型临床表现是产科出血和休克。应该注意的是,最初的休克可能是由于牵拉子宫韧带引起副交感神经兴奋导致的。因此,当产后出血量与孕产妇发生休克的表现不相符时,应高度怀疑是否有子宫内翻的可能。早期诊断能避免严重的产后出血。在腹部检查时,不完全子宫内翻表现为子宫底部呈杯状。完全子宫内翻的腹部体征不明显,在阴道检查时,可以发现在阴道或阴道口有红色的球形物。

通常,体格检查即可明确临床诊断,但是如果条件允许,可以做超声检查。

六、处　理

一旦明确诊断,应立即采取复苏措施,并对子宫进行复位。

(一) 治疗复苏

1. 呼救,紧急动员所有可用人员。

2. 呼叫高年资产科医师和麻醉医师。

3. 监测生命体征(脉搏、血压、呼吸、体温)。

4. 开通大静脉并静脉留置,根据产妇的具体情况调节生理盐水或乳酸林格氏液的输注量。

5. 留置导尿。

6. 备血。

7. 用面罩或鼻导管吸氧,流量为6～8L/min。

8. 适当使用抗生素预防感染。

(二) 子宫复位术

1. 如果子宫内翻,胎盘未剥离,那么不要试图手取胎盘。

2. 戴上消毒手套,抓住子宫通过宫颈,向孕产妇脐部方向用力,使子宫归位。

3. 一手在腹部固定子宫。

4. 在成功进行子宫复位后,再行人工剥离胎盘。

5. 剥离胎盘后,保持手在子宫内,并要求助手立即静滴催产素以促进子宫收缩。

6. 一旦子宫收缩好转,放在阴道里的手就以锥形的方式撤出阴道。

（三）O'Sullivan 水压复位技术

如果手动复位不成功,那么可以采用 O'Sullivan 水压复位技术[5]。O'Sullivan 水压复位技术最早发表在 1945 年的英国医学杂志上。直到今天,它仍是一种非常有效的治疗手段。通过往阴道内注入温生理盐水来达到子宫复位的目的,该操作最好在孕产妇镇静的状态下进行。在使用水压复位时,应先排除子宫破裂。

1. 采用头低脚高位或截石位。

2. 将 2 袋 1L 的温生理盐水冲洗液(0.9％氯化钠溶液)连接到一个很宽的输液器(膀胱镜冲洗装置)。

3. 用手把管子开口的一端插进阴道,放在阴道后穹窿附近。然后,用另一只手的前臂或手腕堵住阴道口,助手必须将手覆盖在医师的手上,以防止液体泄漏。

4. 注入温生理盐水,使其在重力作用下流向阴道。这可能需要 3～4L 液体。

5. 随着液体的注入,阴道和宫颈逐渐膨胀,牵引圆韧带,使子宫内翻复位。

6. 立即开始静滴催产素,以促进子宫收缩。

7. 子宫复位后应剥离胎盘,避免休克和大出血的发生。

8. 仔细地进行阴道检查,排除可能的生殖道裂伤。

9. 使用合适的抗生素防止感染。

（四）Ogueh-Ayida 技术

如果不使用 O'Sullivan 水压复位技术,可以尝试 Ogueh-Ayida 技术[6]。1997 年,该技术首先由 Ogueh 博士和 Ayida 博士在伦敦提出。它类似于 O'Sullivan 水压复位技术,唯一的区别是他们使用吸杯以保持充分的水密封。他们建议将吸杯放入阴道下段,杯底连接一根塑胶输液管,使之密封更严实[6],更有效地堵住阴道口防止液体漏出。因此,可以产生足够的静水压力,从而治疗子宫内翻。

（五）全身麻醉作用

如果水压复位不成功,那么可以在全身麻醉下重复一遍。如果孕产妇情况稳定,出血不多,生命体征稳定,则可以进行椎管内麻醉[7]。在麻醉下,手法复位或水压复位的成功率是非常高的。

（六）宫缩抑制剂的作用

为了促进子宫复位,可以使用宫缩抑制剂,如静脉注射硫酸镁(4g)、静脉注射特布他林(0.25mg)或静脉注射硝酸甘油(50μg)[8]。宫缩抑制剂主要用于血流动力学稳定的孕产妇。

（七）手术干预

急性子宫内翻很少需要手术干预。只有在水压复位失败、初始校正后复发或转诊延误治疗的情况下,才需手术干预。在这些情况下,需要给孕产妇注射抗生素、局部冲洗和阴道消毒。一小部分子宫内翻可以自行复位,但大部分仍需进一步手术治疗。

(八) Huntington 操作

Huntington操作[9]是指在开腹手术中,子宫内翻部位暴露在外,杯状的内翻子宫底部较易识别,在内翻的子宫底部距内翻边缘2cm处,用两把Allis钳钳夹宫体组织后轻轻地向上牵引;并在新的边缘2cm处,钳夹两把新的Allis钳,慢慢牵引,轻轻地将子宫底部拉回。重复钳夹和牵引完成整个复位过程。

(九) Haultain 操作

Haultain操作是指在开腹手术中,在宫颈环后方纵行切开5~6cm,类似于Huntington操作[7],从里往外拉出子宫底部。子宫复位后,子宫切口间断缝合,然后将40U催产素加入500mL生理盐水中静滴,以促进宫缩。

(十) 腹腔镜的应用

Vijayaraghavan和Sujatha[10]报道了一例在腹腔镜下处理急性子宫内翻的病例。不过,在腹腔镜操作前,必须保证孕产妇血流动力学稳定。

七、结 论

急性子宫内翻是危及生命的一种产科并发症。早期诊断和即刻处理可最大限度地降低其发病率和死亡率。严格遵守AMTSAL制度,可以最大限度地防止子宫内翻的发生。

参考文献

[1] Baskett TF. Acute uterine inversion: a review of 40 cases. J Obstet Gynaecol Can, 2002, 24: 953-956.

[2] Lewin JS, Bryan PJ. MR imaging of uterine inversion. J Comput Assist Tomogr, 1989, 13: 357-359.

[3] You WB, Zahn CM. Postpartum haemorrhage: abnormally adherent placenta, uterine inversion and puerperal haematomas. Clin Obstet Gynaecol, 2006, 49(1): 184-197.

[4] Mirza FG, Gaddipati S. Obstetrics emergencies. Semin Perinatol, 2009, 33: 97-103.

[5] O'Sullivan JV. Acute inversion of uterus. BMJ, 1945, 2: 282-284.

[6] Ogueh Lecturer O, Ayida G. Acute uterine inversion: a new technique of hydrostatic replacement. BJOG, 1997, 104: 951-952.

[7] Haultain FWN. Treatment of chronic inversion by abdominal hysterotomy, with a suc-

cessful case. BMJ, 1901, 2: 74-76.

［8］ Down RH, Michael F, Bosworth, et al. Uterine inversion: a life-threatening obstetric emergency. J Am Board Fam Med, 2000, 13（2）: 120-123.

［9］ Huntington JL. Acute inversion of uterus. Boston Med J, 1921, 184: 376-380.

［10］ Vijayaraghavan R, Sujatha Y. Postpartum uterine inversion with haemorrhagic shock: laparoscopic reduction. BJOG, 2006, 113: 1100-1102.

第三十二章 妊娠子宫破裂

一、引　言

　　妊娠子宫破裂是严重的甚至致死性的一种产科并发症,特别是在发展中国家,可导致孕产妇和新生儿死亡率显著升高。在发达国家,广泛普及的严格的妊娠期检查和产时监护能明显降低发生子宫破裂的风险。

　　临床上,肌层断裂比较常见,但很少会引起母体及胎儿并发症。根据定义,子宫瘢痕裂开包括原先瘢痕处或肌层薄弱区裂开,但子宫浆膜层完整,没有明显的出血。胎儿、胎盘、脐带仍在宫腔内,且没有胎儿宫内窘迫的发生。

　　相比之下,子宫破裂是指子宫壁全层断裂,包括子宫浆膜层,临床上常伴有明显的子宫出血、胎儿窘迫,胎儿和胎盘可突向或排出至腹腔(见图32.1)。对此需要及时行剖宫产,同时进行子宫修复或子宫切除术。

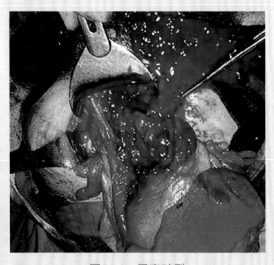

图32.1　子宫破裂

二、流行病学

　　关于子宫破裂的大部分研究是以单个医疗机构为基础的,不能准确地反映群体中真实的发生率。最近,WHO通过回顾既往报道,总结出子宫破裂的发生率。

　　1976－2012年,有25个相关刊物报道了一项相同的研究,即在2951297名孕产妇中,有2084名孕产妇发生子宫破裂,相当于1461名孕产妇中有1名发生子宫破裂,发生率约为0.07%[1]。

从诊断到分娩,至多只有10～37min。若超过这个时限,由于大量子宫出血、胎儿缺氧或两者兼有,就会造成胎儿不良结局的发生。

从欠发达国家的报道中发现,超过75%的子宫破裂发生在完整子宫上,而这种情况极少发生在发达国家。这种子宫破裂可导致孕产妇的高死亡率(1%～13%)和围生儿非常高的死亡率(高达92%)。

非瘢痕子宫发生子宫破裂的概率极低。在爱尔兰,Gardeil等[2]一项长达10年的研究显示,妊娠期非瘢痕子宫发生子宫破裂的概率为0.0033%(在130764例病例中,仅有1例发生子宫破裂),在21998名初产妇中无1名发生子宫破裂,在39529名无子宫瘢痕的经产妇中只有2名发生子宫破裂(0.0051%)。

一项由7个发达国家开展的Meta分析(1976－1998年)显示,在1108660名产妇中有149名发生子宫破裂。这一发现表明,妊娠期非瘢痕子宫的子宫破裂发生率为0.013%。其中,自发性子宫破裂的发生时期在过去40年里并没有明显变化,大多数发生在妊娠晚期、分娩期。在发达国家,大多数的子宫破裂是由瘢痕子宫引起的(发生率为1%),而无瘢痕子宫孕产妇发生子宫破裂的概率极低(1/1万)。

目前在发展中国家,子宫破裂的发生率升高了8倍,大约为0.11%(1/920)。子宫破裂发生率升高的主要原因是对梗阻性分娩不够重视,其根本原因主要是医疗资源匮乏。

WHO的系统性回顾分析发现,子宫破裂在欠发达国家的发生率比发达国家高很多[3]。

三、子宫破裂分类

1. 原有瘢痕破裂。造成原有瘢痕的原因有子宫肌瘤剔除术、子宫切开术、剖宫产等。

2. 创伤性非瘢痕子宫破裂。创伤的原因有外倒转术、钝伤等。

3. 自发性非瘢痕子宫破裂。自发性非瘢痕子宫破裂的病理原因有子宫畸形,经产或多胎,黏连胎盘的人工剥离,刮宫术导致穿孔或无穿孔。

4. 自发的非瘢痕正常子宫破裂。

四、病 因

子宫破裂的病因有子宫瘢痕破裂、梗阻性难产、子宫过度刺激、医源性及其他因素。

1. 子宫破裂更可能发生在以下情况。

（1）非瘢痕子宫：①多胎孕产妇；②人工流产或感染性流产；③子宫畸形；④创伤，如钝性外伤、外倒转术；⑤产科病史，如产程延长、梗阻性分娩或人工剥离胎盘。

（2）瘢痕子宫：①开腹或腹腔镜子宫肌瘤剔除术；②子宫切开术；③有剖宫产史。

2. 子宫破裂因素。在发展中国家，大多数非瘢痕子宫破裂是由梗阻性分娩导致的。其他高危因素有多次分娩、不恰当使用促宫缩药、器械助产、瘢痕裂开等。

五、子宫破裂的预测

1. 子宫破裂的预测：①原有子宫下段剖宫产史，如梗阻性难产、倒"T"形切口、子宫切口侧裂伤；②有古典式剖宫产术的瘢痕；③曾行过子宫切开术；④子宫肌瘤剔除术穿透宫腔；⑤多胎分娩的梗阻性难产。

2. 子宫破裂监测时期：①妊娠期；②产时；③产后。

古典式剖宫产术瘢痕和子宫手术瘢痕只有在妊娠期会引起子宫破裂。若出现以下任何特征，需引起重视和怀疑：钝性腹痛、少量阴道出血、脉搏增快、瘢痕处压痛和胎心消失。

六、症状和体征

1. 症状和体征

（1）一方面，剖宫产术后恢复正常有赖于瘢痕组织间形成良好的对接，并加强此处的连接，这个过程一般需要18～24个月。另一方面，手术后的高热、局部感染和压痛阻碍切口成功愈合，这就导致了在下一次妊娠时这里形成肌层薄弱区。

（2）瘢痕压痛。在原子宫下段瘢痕处的触诊能反映瘢痕的重要信息。如果瘢痕触诊无压痛，柔软有弹性，则表明瘢痕愈合良好。

（3）胎膜早破是子宫不协调宫缩的征象。

（4）若能清楚扪及胎儿肢体，则绝大部分能诊断妊娠子宫破裂。因为子宫破裂，失去子宫轮廓，胎儿在多数情况下被排出宫腔。

（5）隐形子宫破裂：一半以上的病例是在再次剖宫产时才诊断子宫破裂。

2. 梗阻性分娩特征

（1）在大多数情况下，孕产妇能感觉到子宫破裂。

（2）子宫收缩停止。因为子宫破裂导致子宫壁连续性缺失。

（3）失血性休克。子宫破裂可能导致腹腔内大量出血。

3. 产后指征

无明显阴道出血的休克是探查子宫破裂的指征之一。

七、鉴别诊断

1. 重度胎盘早剥

（1）难以忍受的腹痛和子宫压痛。

（2）出血量与贫血程度不成比例。

（3）超声显示，胎盘后出血且胎儿位于宫内。

（4）通常与妊娠期高血压和外伤有关。

2. 宫内感染

（1）通常多见于未足月胎膜早破、产程延长、多次阴道检查。

（2）可能有腹痛、子宫压痛等。

（3）体温上升。

（4）腹部检查胎儿位于宫内。

（5）白细胞和中性粒细胞计数上升。

八、治疗方案的选择

- 子宫破裂修补加输卵管切除术：孕产妇没有生育要求，但较年轻，要求保留子宫，且满足子宫破裂修补的条件。子宫破裂修补是为将来还有生育要求的孕产妇做的，保证其再次生育的可行性和安全性。只有在子宫的破口是整齐的、清洁的、血管较少的情况下，才可以行修补术。
- 子宫次全切除术：在大多数情况下，子宫破裂需快速行子宫次全切除以挽救孕产妇的生命。手术越快，出血越少，恢复越快。
- 全子宫切除术：考虑到理论上有发展为残端癌的风险，许多妇产科医师更喜欢全子宫切除术而不是简单的子宫次全切除术。这当然是一个理想的手术治疗，但手术必须在孕产妇血流动力学稳定且没有大量失血的情况下实施。

几乎所有子宫破裂孕产妇都曾行子宫肌瘤剔除术，其瘢痕破裂发生在妊娠晚期或分娩期。印度曾有报道称，在妊娠20周前少数自发性子宫破裂的情况也有发生[4]。

妊娠子宫破裂的风险与腹腔镜下子宫肌瘤剔除术的相关性为1%（95%可信区间[CI]，0.5%～5%）[5]。不同作者的4个病例报道，320位孕产妇曾接受腹腔镜下子宫肌瘤剔除术，未发生妊娠相关子宫破裂。最晚发生的子宫破裂是在行腹腔镜下子宫肌瘤剔除术后8年。该发现表明，对腹腔镜下行子宫肌瘤剔除术孕产妇进行术后专门的调查及长期的随访研究是有必要的。

1. 急救措施

(1) 在一般的急救措施中,保持血流动力学稳定是最重要的。

早期目标导向治疗(EGDT):①快速静滴晶体液,使孕产妇的平均动脉压保持在65mmHg,尿量在30mL/h以上。②输血。③插入中心静脉导管、肺动脉导管,最理想的中心静脉压应维持在12mmHg。④应用升压药物,如多巴胺、去甲肾上腺素和多巴酚丁胺。⑤通过吸氧维持组织氧合,维持氧饱和度>70%。⑥如果血细胞比容<30%,则可通过输血改善组织氧合。⑦在急性呼吸窘迫综合征(ARDS)时,机械通气是必要的,且必须大量使用抗炎药物,如氢化可的松或地塞米松。

(2) 急诊剖宫产。如果在子宫破裂后10~15min内剖出胎儿,那么围生儿的结局是最好的。

(3) 及时诊断。最大限度地缩短从症状和体征的出现到诊断性手术治疗开始的时间。

(4) 立即稳定孕产妇的病情。

(5) 立即对孕产妇进行手术治疗。

2. 手术治疗的决定因素

(1) 子宫破裂的类型。如果子宫破口参差不齐,且伴有广泛渗血,就没必要行子宫修复,此时行子宫切除术通常可以挽救孕产妇的生命。

(2) 子宫破裂口向左侧的延伸更常见,巨大阔韧带血肿很难控制,看不到明确的出血点,在这种情况下,选择双侧髂内动脉结扎术是明智的。

(3) 出血程度。大量腹腔内出血可造成血流动力学的急剧恶化。

(4) 根据产妇的一般情况决定麻醉方式、切口选择和手术范围。

(5) 产妇对再生育的愿望是选择保留子宫的非常重要的决定因素。

3. 保守性手术(子宫修复)

可以行保守手术(子宫修复)的情况如下。

(1) 子宫下段瘢痕横向破裂。

(2) 破口没有向阔韧带、宫颈或阴道侧边延伸。

(3) 瘢痕边缘相对光滑。

(4) 子宫出血易于控制。

(5) 孕产妇的一般状况良好。

(6) 孕产妇有生育要求。

(7) 没有临床或实验室证据表明孕产妇有凝血功能障碍。

在任何情况下,如果不能满足上述条件,则需要采取更激进的手术方法,特别是当孕产妇已经丢失了大量的血液且一般情况很差时,通常需行快速子宫次全切除术。

在大多数情况下,孕产妇情况往往非常紧急,因此,几乎没有任何准备或检查的时间。必须快速检查血红蛋白、血型分型、血清学。迅速开通静脉,快速静滴3~4瓶晶体液。

在这些紧急情况下,有经验的高年资医师可以发挥非常重要的作用。并且必须告知家属,手术是为了挽救生命。在孕产妇麻醉前必须做到完全知情同意。

九、再次剖宫产:改变趋势

在美国,20世纪80年代之前,人们坚信"若经历了一次剖宫产,就需要每次都行剖宫产"。但1988—1999年,美国妇产科医师学会在发达国家进行的一项研究发现,前次有剖宫产史、再次分娩选择经阴道分娩的孕产妇,发生子宫破裂的概率低于1%。

剖宫产术后再次分娩导致子宫破裂的影响因素[6]如下。

- 母亲的年龄。年龄>35岁的高龄产妇发生子宫破裂的概率相对较大。
- 前次剖宫产的情况。急诊剖宫产的孕产妇较择期剖宫产的孕产妇更容易发生子宫破裂。
- 剖宫产的次数。两次或两次以上的剖宫产的孕产妇比单次剖宫产的孕产妇更容易发生子宫破裂。
- 胎心监护不满意而入院的情况。
- 孕周与胎儿成熟度。
- 自然临产与引产。
- 超声估计的胎儿大小。

曾行剖宫产术后再经阴道分娩,常与严重的并发症相关,包括尿路损伤、感染、需要输血和住院时间延长。这些都增加了新生儿的死亡率和发病率。当试产过程出现危险信号时,产科医师必须在20min内行紧急剖宫产,避免造成永久性损伤或新生儿死亡[7]。

十、子宫破裂的预防

1. 子宫破裂的预测

(1)胎心监护不满意(55%~87%)。正常的胎心监护出现四个特征才可满意。如果胎心监护只有一个特征,则是不安全的,可与其他临床特征一起作为子宫破裂发生的预测指标。

（2）持续性腹痛。其不同于有节律的分娩阵痛。分娩阵痛是间歇性的、典型的宫缩痛。

（3）阴道出血。与子宫压痛或腹壁下扪及胎体相比，阴道出血能更好地预测子宫破裂与否。

（4）宫缩的紊乱，被称为不协调宫缩，提示正常子宫收缩极性改变。

（5）突然的晕厥，表明可能有快速的腹腔内出血和休克。

（6）不管在妊娠期还是在分娩期，如果超声检查发现瘢痕组织极度菲薄，则可以有效地预示子宫破裂。

（7）如果有古典式剖宫产瘢痕子宫，则几乎可以肯定子宫破裂。大部分子宫破裂发生在产时，并且其发生是不可避免的。因为古典式剖宫产后的子宫瘢痕是比较粗糙的，所以它迟早会引起子宫破裂。

2. 减少子宫破裂发生的策略

产前小心警惕可以预防大多数子宫破裂的发生。

（1）检测高风险的情况。

（2）在所有分娩中绘制产程图。

（3）早期转诊政策。

（4）应严格控制不恰当使用催产素和滥用前列腺素。

（5）应优先提供孕产妇的转运服务。

（6）医师陪护孕产妇到上级医疗中心可以挽救生命。

（7）剖宫产后的孕产妇需谨慎选择阴道分娩。

（8）通过媒体宣传教育。

3. 子宫破裂的预防

（1）具有高危因素的孕产妇必须强制住院分娩，如骨盆狭窄、既往有剖宫产史、子宫肌瘤剔除史的孕产妇。在外转胎位术时，避免行全身麻醉。

（2）合理筛选剖宫产术后阴道分娩的孕产妇，并且合理使用催产素引产。

（3）在梗阻性分娩时，禁止行内转胎位术。

（4）禁止在宫口未开全时行产钳助产或臀位牵引。

（5）在胎盘黏连时，应由高年资医师行胎盘人工剥离及清宫术。

4. 我们是否应该坚守"一旦剖宫产，就永远剖宫产"的想法？

（1）据估计，每行370例再次剖宫产，只能预防1例子宫破裂的发生[8]。

（2）选择再次剖宫产不能保证防止子宫破裂的发生。

十一、总 结

1. 子宫破裂是妊娠期和分娩期的一种罕见且严重危及母婴生命的并发症。

2. 虽然没有可靠的预测子宫破裂的方法，但高度警惕可以帮助早期诊断。

3. 早期诊断和处理改善母婴预后。

4. 剖宫产术后阴道分娩（VBAC）是一种合理的、正确的分娩方式。

5. 只要有可能，应尽量尝试修复破裂的子宫。因为这既能满足孕产妇的心理需求，又能保留其生育功能。

6. 一般来说，子宫破裂修补后，再次妊娠对母婴均是安全的，但分娩方式选择剖宫产。

参考文献

[1] Nahum GG, Pham KQ, Talavera F. Uterine rupture in pregnancy. Medscape 2015. Up dated Jan 2015.

[2] Gardeil F, Daly S, Turner MJ. Uterine rupture in pregnancy reviewed. Eur J Obstet Gynecol Reprod Biol, 1994, 56(2): 107-110.

[3] Hofmeyr GJ, Say L,Gülmezoglu AM, et al. WHO systematic review of maternal mortality and morbidity: the prevalence of uterine rupture. BJOG, 2005, 112: 1221-1228.

[4] Sunanda N, Sudha R, Vineetha R. Second trimester spontaneous uterine rupture in a woman with uterine anomaly: a case report. Int J Sci Stud, 2014, 2(8): 229-231.

[5] Dubuisson JB, Fauconnier A, Deffarges JV, et al. Pregnancy outcome and deliveries following laparoscopic myomectomy. Chapron C Hum Reprod, 2000, 15(4): 869-873.

[6] Chauhan SP, Martin JN, Henrichs CE, et al. Maternal and perinatal complications with uterine rupture in 1,42,075 patients who attempted vaginal birth after caesarean delivery: a review of the literature. Am J Obstet Gynecol, 2003, 189: 408-417.

[7] Leung AS, Leung EK, Paul RH. Uterine rupture after previous caesarean delivery: maternal and fetal consequences. Am J Obstet Gynecol, 1993, 169(4): 945-950.

[8] Guise JM, Mcdonagh MS, Osterweil P, et al. Systematic review of the incidence and consequences of uterine rupture in women with previous caesarean section. BMJ, 2004, 329: 19.

第三十三章　肩难产

肩难产是分娩时的一种急症。它是指胎头娩出后,胎儿肩膀嵌顿在母体耻骨联合处而不能娩出的情况。其公认的定义是胎头正常娩出后,胎肩不能自然娩出,需要辅助手法协助娩出一个或两个胎肩[5]。从胎头到胎体娩出的时间间隔>60s,也被认为是肩难产的诊断标准。肩难产不可预测,也难以预防,易发于某些特定情况。

一、发生率

肩难产的发生率大概为0.2%~1.75%。在大多数情况下,发生率的相关数据来源于产房的记录。由于遗漏了某些难产病例,所以该结果可能偏低;或者过度记录某些不确定病例而使发生率结果偏高。近年来,随着胎儿出生体重的增加,肩难产的发生率也逐年增高,所以应该提高对肩难产发生的关注[7]。胎儿出生体重为3.0~3.5kg,肩难产的发生率为0.6%;而胎儿出生体重为4.0~4.5kg,肩难产的发生率为10.5%[1]。

为了获得准确的肩难产的发生率,推荐使用统一的诊断标准。

二、诊断标准

1. 根据超声估计胎儿体重>4.0kg。
2. 胎肩的娩出需要辅助手法协助。
3. 从胎头到胎体娩出的时间间隔>60s。
4. "乌龟征",即在分娩过程中胎头回缩至阴道。

三、风险评估

1. 产前因素

（1）孕产妇肥胖和BMI增加:体重在90kg以内的孕产妇,肩难产发生率为0.6%;而体重超过113kg的孕产妇,发生率则为5%[6]。

（2）巨大儿:胎儿出生体重为4.0~4.5kg,肩难产的发生率为8.6%;而胎儿出生体重>4.5kg,肩难产的发生率则为35.7%[5]。Spellacy等学者[9]的一项研究认为,胎儿出生体重为4.0~4.5kg,肩难产的发生率为10.3%;体重>4.5kg,则为14.6%。超声估计的胎儿体重>4.0kg是肩难产发生的一个高危因素,该误差在±12%。对于糖尿病孕产妇更是如此,但并不是所有巨大儿都会发生肩难产。巨大儿在糖尿病孕产妇中的发生率比非糖尿病孕产妇高5.2%。在有代谢异常的妊娠期糖尿病孕产妇中,由于高血糖或高胰岛素血症可作用于胎儿腹部发育过程,故胎肩和胎体的径线要大于胎头,巨大儿的发生率为7%。过度成熟是另一个高危因素。在孕40周时,胎儿肩难产的发生率为12%;而在孕42周时,因巨大儿引起的肩难产的发生率为21%。

肩难产曾被认为是一个独立的可变因素,但肩难产其实也与其他因素有关,如巨大儿、孕周、糖耐量异常和既往有新生儿损伤史。

胎肩大小正常的无脑儿有时也可引起肩难产,但是目前极少会有在孕中期前没有被诊断出来的无脑儿病例。

2. 分娩因素

分娩因素包括:第一产程后期,宫口扩张到8cm的时间延长;第二产程延长且需要助产分娩;第二产程胎头下降阻滞。

四、原　理

正常情况下,当胎头通过骨盆出口时,虽然双肩距大于双顶径,但是胎肩以斜径进入骨盆入口。当胎儿前肩处于闭孔处时,后肩可通过骶骨凹或坐骨小切迹。当双肩距明显大于双顶径或存在骨盆边缘的改变时,如果后肩在骶骨凹处而前肩在耻骨联合下受挤压,就会发生肩难产。若双肩都阻于骨盆边缘之上,也会造成肩难产。产道中脐带受压造成紧急情况。

五、疑似诊断

1. 胎头娩出而无法引起自发的外旋转,而是回缩到会阴部,即"乌龟征"。

2. 使用正常力度向下牵引无法使胎肩娩出。

3. 后肩在骶骨凹,前肩嵌顿在耻骨联合处(见图33.1),即为单侧肩难产。

4. 后肩不在骶骨凹处,则为双侧肩难产。

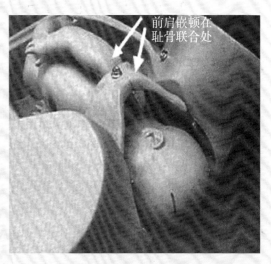

图33.1　肩难产

六、处理目标

1. 缩短胎头与胎体娩出的时间间隔,以尽早缓解脐带压迫。
2. 避免操作给胎儿及母体造成损伤。

七、处理步骤

1. 警惕产程延长。
2. 呼叫儿科医师、麻醉科医师以寻求帮助。
3. 首先尝试轻轻地向下牵引胎头,助手以适度的力量压迫耻骨联合处,在产妇产力作用下可以解除前肩的嵌顿。如果不成功,则应避免进一步用力牵拉或扭转胎头。
4. 采取规范的产科应急预案。
5. 快速采取成功有效的急救方法。

八、急救方法

(一) 耻骨上加压法

胎肩外展径线比内收径线大,耻骨上加压使胎儿肩胛骨回缩,侧向下推至较大的骨盆入口斜径(见图33.2)。

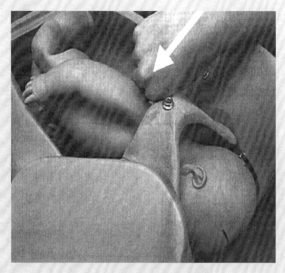

图33.2 耻骨上加压法

(二) McRoberts法

需要做一个较大的会阴侧切切口。极度屈曲外展孕产妇髋部,使大腿贴近腹部,使孕产妇脊柱伸直以减小腰骶部角度,向头侧旋转母体骨盆,使倾斜角度从25%减小到10%。通过手掌在耻骨上加压，侧向压迫胎儿前肩使其贴近胎儿胸部。这可减小双肩距，有助于前肩在骨盆斜径内旋转，通过向下牵引使前肩在耻骨联合后方松解。该操作不是太复杂且成功率高达90%[4]（见图33.3）。

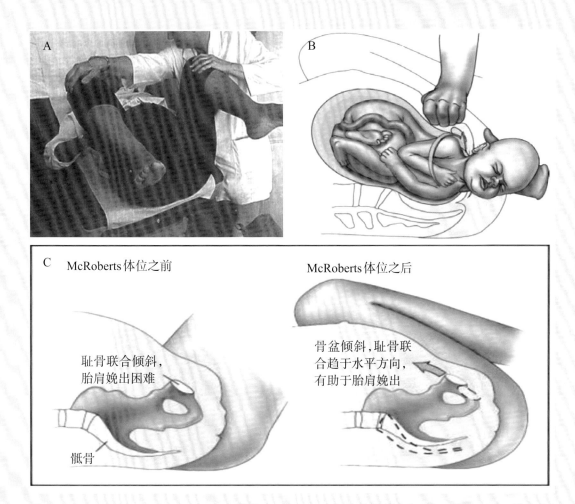

图33.3 McRoberts法。A：McRoberts体位；B：McRoberts体位耻骨上加压；C：McRoberts体位前后对比

（三）娩后肩法

把手深入阴道骶骨凹处，确认胎儿肱骨，沿着肱骨向下至肘部；然后弯曲手肘，抓住胎儿上肢和手，沿胎儿胸前滑过（见图33.4）；通过牵引手臂并支撑胎肩，180°旋转后肩向前，然后反向娩出。

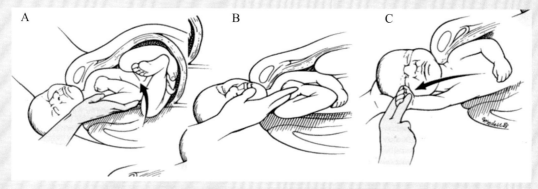

图33.4　娩后肩法。A:沿着肱骨至肘部;B:弯曲手肘;C:抓住胎儿上肢和手,滑过胸前

(四) Woodscrew 法

胎儿背部在母体右侧,插入右手的两个手指在后肩前方,施加压力旋转胎儿180°至后肩保持内收,然后在骨盆下方耻骨弓水平以相反位置娩出,与Lovset臀位类似。或者前肩旋转180°,通过向后肩后方施压,使其解除嵌顿从骨盆娩出[10](见图33.5)。

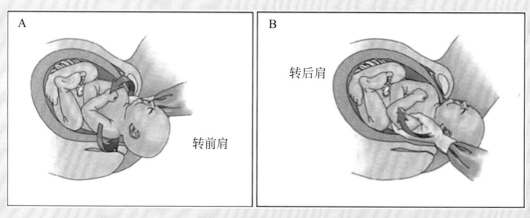

图33.5　Woodscrew 法。A:转前肩;B:转后肩

(五) 四肢着地法

孕产妇重摆体位,双手双膝着地,以解除胎肩嵌顿状态。由于骶髂关节的灵活性,使得骨盆入口矢状径可增加1～2cm,通过重力作用在骶岬下推动后肩向前移位。

(六) Zavanelli 法

后肩在骨盆缘难以触及,在胎儿存活的情况下,让胎头回到阴道内,给予子宫松弛剂特布他林并行剖宫产,但不能排除胎儿损伤的可能。

(七) 产　钳

利用产钳抓住胎儿胸部、腹部旋转胎肩,以适应骨盆入口径线。

（八）锁骨切开术

目前，对于锁骨切开术的临床经验是有限的。有意地离断锁骨以减小双肩距离是不可取的。该方法可适用于死胎。若是活胎，损伤锁骨表皮部分是可行的。它可以愈合而且不会有后遗症，但这存在损伤锁骨下血管的风险。

（九）耻骨联合切开术

耻骨联合切开术需要由经验丰富的医师施行，通常只用于胎儿存活时，但这有导致胎儿损伤的可能，且有损伤母体膀胱的风险，甚至可能给产妇造成终身残疾。

九、母婴风险

（一）母体的风险

母体的风险取决于是否有产道损伤、会阴侧切口的扩大和子宫破裂。在子宫收缩乏力、产程延长、巨大儿、会阴撕裂出血的情况下，会发生产后出血。

（二）新生儿损伤

新生儿神经、肌肉、骨骼的损伤可致新生儿发病或死亡。新生儿发生严重损伤的概率为11%。

（三）新生儿神经系统损伤

臂丛神经损伤占新生儿的5%～15%。有研究报道，在205例难产病例中，臂丛神经损伤的发生率为17%[8]。臂丛神经损伤致永久麻痹的占4%～32%。Erb麻痹源于C_5、C_6神经根撕裂伤所致的三角肌、冈上肌、冈下肌、肱二头肌、肱桡肌瘫痪。临床上可以看到肩的内旋、内收，手肘外展旋前，腕关节功能减弱。C_4神经根损伤致使膈神经瘫痪和单侧膈肌瘫痪。C_8-T_1损伤引起Klumpke瘫痪，使手的内部肌群功能减弱，包括手指弯曲、外展致爪形手和知觉减弱。颈交感神经受累结合同侧的Horner综合征和最终虹膜色素沉着减少。

骨骼损伤中，锁骨损伤的发生率为2%。肱骨损伤少见，通常能自然愈合。脊柱骨折较少见，但在胎头旋转时可发生脊柱脱臼[2]。

当脐血 pH 下降速度为 0.04U/mL 时，缺氧性脑损伤在胎头娩出后的发生率为17%。若本身不存在缺氧，则胎头娩出4～6min 内娩出胎肩，也不会引起缺氧性损伤。大约1.5%的新生儿需要进行心肺复苏或可能发展成缺血缺氧性脑病。若分娩延迟3min，则新生儿窒息明显增加。

时刻做好应急准备，定期在模型上进行技术训练。产房团队合作需要有统一的流程。需要权衡松解胎肩的要求和不适当牵拉可能引起的潜在损伤。

十、肩难产处理标准 »

1. 识别危险因素。

2. 识别胎肩分娩时产程延长。

3. 会阴侧切口较大。

4. 在孕产妇产力作用下,轻柔向下牵拉,联合助手耻骨上加压。

5. McRobert法联合耻骨上加压适用于轻、中度肩难产病例。

6. 如上述方法失败了,可使用Woodscrew法助娩后肩。

7. 如果上述方法都失败了,那么可以联用4种方法。

8. Zavanelli法对于存活的胎儿是可行的。

9. 耻骨联合切开实际上不可行。

10. 对死胎,可行锁骨切开术。

11. 需要专业的产科医师、儿科医师、麻醉医师的有效配合。

十一、结　论 »

1. 大多数肩难产不能被正确预测或预防。

2. 选择性引产或剖宫产并不适用于所有巨大儿。

3. 选择性剖宫产适用于估计胎儿体重＞5.0kg(在印度为4.5kg)的非糖尿病孕产妇和胎儿体重＞4.5kg(在印度为4.0kg)的糖尿病孕产妇。

4. 在避免胎肩嵌顿和减少分娩损伤方面,没有任何一种方法比其他方法占优势。

5. 诊断明确后,对肩难产的操作是推荐的。

6. McRobert法配合耻骨上加压是比较受欢迎的首选方案。

7. 与孕产妇及家属及时协商和详细记录病程可减少医疗纠纷。

十二、美国妇产科医师学会[3]推荐 »

1. 大多数病例不能被正确预测或理想预防。

2. 可以根据对胎儿体重、孕周、孕产妇糖耐量、既往分娩损伤的评估,来制定分娩方式。

3. 选择性引产或选择性剖宫产并不适用于所有巨大儿。

4. 对于非糖尿病孕产妇,胎儿体重＞5.0kg;对于糖尿病孕产妇,胎儿体重＞4.5kg,则可考虑计划性剖宫产。

5. 对住院医师和产房人员进行周期性肩难产演练,这将有助于肩难产的处理。

参考文献))

［1］ Acker DB. Risk factors for shoulder dystocia in the average weight infant. Obstet Gynecol, 1986, 67: 614.

［2］ ACOG 1997. Shoulder dystocia ACOG practice bulletin Washington DC.1997.

［3］ American College of Obstetricians and Gynaecologists. Shoulder dystocia practice bulletin No. 40. 2002. Reaffirmed 2012b.

［4］ Gherman RB. Analysis of McRobert's maneuver by x-ray pelvimetry. Obstet Gynecol, 2000, 95: 43.

［5］ Gross SJ, Shime J, Farine D. Shoulder dystocia: predictors and outcome: a five year review. Am J Obstet Gynecol, 1987, 156(2): 334.

［6］ Gross SJ. Shoulder Dystocia. Am J Obstet Gynaecol, 1987, 156(2): 441.

［7］ Mackenzie IZ. Management of shoulder dystocia: trends in incidence and maternal and neonatal morbidity. Obstet Gynaecol, 2007, 110(5): 1059.

［8］ Mehta MH. Shoulder dystocia and the next delivery: outcomes and management. J Matern-Fetal Neonatal Med, 2007, 20(10): 729.

［9］ Spellacy et al. Macrosomia-maternal characteristics and infant complications. Obstetrics Gynaecology, 1985, 66: 158.

［10］ Woods CE. A principle of physics is applicable to shoulder delivery. Am J Obstet Gynecol, 1943, 45: 796.

［11］ Wood C, Ng KH, Hounslow D, et al. Time an important variable in normal delivery. J Obstet Gynaecol Br Commonw, 1973, 80: 295.

第三十四章　子宫下段剖宫产的相关处理

一、引言

　　过去30年,全球的剖宫产率逐步上升[1]。臀位妊娠、早产以及各种妊娠情况(如糖尿病、高血压、免疫问题、试管婴儿、高龄产妇、孕产妇过度肥胖),导致初次剖宫产,进而促使再次剖宫产率升高(见图34.1)。近年来对剖宫产指征的研究表明,瘢痕子宫是第一位的剖宫产指征,占40%～50%。美国数据表明,近15年该比例从21%上升至32%[2]。瘢痕子宫、孕产妇过度肥胖、早产的择期剖宫产等因素,在剖宫产时给分娩胎儿造成困难。基于循证医学的观点,我们试着讨论剖宫产中胎儿娩出的各种困难和减少母婴损伤的各种方法,并总结一些有助于胎儿娩出的理念和建议。在剖宫产中,胎儿娩出困难的比例约为1/10,早产、择期和过期剖宫产中胎儿娩出困难所占的比例更高。

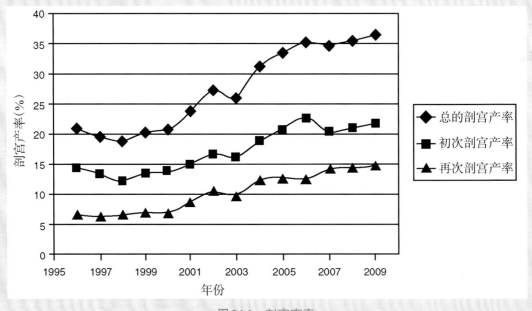

图34.1　剖宫产率

　　2003－2004年,在我们医院(译者注:原作者所在医院)的剖宫产术调查中发现,瘢痕子宫占28%,胎儿窘迫占25.3%,臀位占10.7%,头盆不称占10.7%。

　　胎儿娩出时所碰到的各种困难如下。

　　1. 产妇的腹壁组织问题,如既往有瘢痕、黏连、身体残疾。

2. 以下因素可能给经子宫下段手术造成困难:原有手术史造成子宫下段黏连,子宫下段肌瘤,原有宫颈癌因宫颈创伤导致癌症分级上升。另外,子宫畸形、子宫扭转、临产前剖宫产使得子宫下段形成不完全,也会给手术带来困难。

3. 胎位不正、胎头高浮、胎头位置低都可能使分娩遇到问题。前置胎盘,特别是位于子宫前壁的前置胎盘可能给分娩造成极大的考验。

二、腹　壁

1. 腹壁瘢痕。既往剖宫产或经腹手术的瘢痕可能造成广泛黏连,给进入腹腔造成困难。坚韧的瘢痕组织可能需要一个相对更大的切口。如果切口大小合适,那么胎儿娩出可能不会有太大影响。

2. 通常,纵切口暴露子宫上段更容易,但暴露子宫下段困难,特别是对肥胖孕产妇;横切口则暴露子宫下段容易,暴露子宫上段困难。医师可根据孕产妇个体情况选择合适的切口。

3. 黏连。既往手术史、子宫内膜异位症、广泛的盆腔炎引起腹腔黏连,使子宫下段暴露困难。

WHO 近年来的数据表明,肥胖有全球化趋势,这为大家敲响了警钟。据统计,2014年,6亿以上的成年人(18岁以上)为肥胖者。2014年,全球成年人约占总人口的13%,其中15%的女性为肥胖症孕产妇,而40%的女性超重。相比于1980年,2014年肥胖症孕产妇数量已高出2倍[3]。

与普通孕产妇相比,肥胖孕产妇的手术和术后并发症的发生风险更高,包括出血量增多、手术时间＞2h、切口裂开、感染、子宫内膜炎等。睡眠呼吸暂停也易发生在肥胖孕产妇中,可能需要进一步的麻醉管理和术后护理[4]。

对于需要剖宫产分娩的肥胖孕产妇,术前预防感染的抗生素用量需大于正常体重的孕产妇。为了降低切口裂开和感染,可尝试缝合皮下层和放置皮下引流管。虽然在肥胖孕产妇,剖宫产后缝合皮下层可显著减少术后切口裂开,但是关于术后放置皮下引流管在减少术后并发症中的作用的说法并不一致。肥胖孕产妇术后发生静脉血栓的风险高,预防很重要。气压治疗、弹性绷带、普通肝素或低分子肝素等都可以用于预防。对于急诊剖宫产,可用物理预防,但也不应该推迟药物预防。对于有静脉血栓高风险的孕产妇,推荐产后药物预防。由于急诊剖宫产率和相关并发症的增加,所以对肥胖孕产妇需要做一系列准备,如术前备血、选择大的手术台、分娩时额外的人员配备。皮肤切口的类型与位置不同于常规低位横切口,有时需要考虑采用脂膜上切口。

对于过度肥胖的孕产妇,分娩延迟和手术时间延长的风险显著上升。过度肥胖孕产妇与正常孕产妇的急诊剖宫产率为32.6% vs. 9.3%,延长分娩时间为25.6% vs. 4.6%,总的手术时间延长概率为48.8% vs. 9.3%,失血量>100mL的比例为34.9% vs. 9.3%,硬膜外置管失败率为14.0% vs.0%,术后子宫内膜炎发生率为32.6% vs. 4.9%,延长住院时间为34.9% vs. 2.3%[5]。

避免脂膜下腹壁切口,可以减少术后切口感染。脐上切口更容易暴露子宫,但这种切口会影响美观。另一种方法是用Montgomery带向上拉伸脂膜(见图34.2),使切口刚好选在耻骨联合上。然而,这虽然美观,但会造成暴露子宫困难[6,7]。

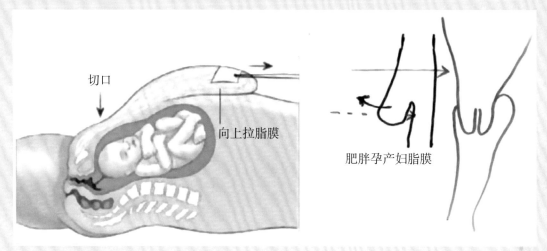

切口

向上拉脂膜

肥胖孕产妇脂膜

图34.2　拉伸脂膜

传统的方法采用常规低位横切口,用各种方法拉起脂膜完成剖宫产术。如果这种切口无法完成,则可以采用直切口。这两种方法的术后感染发病率均升高,低位横切口可能使经腹胎儿娩出的操作空间不够,从而引起术后感染风险升高(由于脂膜覆盖皮肤,减少通气,不能保持干燥,所以皮肤间摩擦易受损)。由于直切口不利于暴露子宫下段,这就增加了切口裂开和发生疝的风险。近年研究表明,行脂膜上横切口,如图34.2所示向下拉,可能更适合于肥胖孕产妇。在子宫下段还未形成,早产剖宫产时,选择脐上或脐下横切口,从宫底分娩胎儿可能更为合适。切口选择的位置更低,并且胎儿经子宫下段娩出,这样的损伤会更大,切口裂开的风险轻度上升2%～3%。近来一些研究表明,如果脂膜太厚难以暴露子宫下段,则手术时应该选择一个较高的横切口经宫底分娩,这可能对围生结局更有利[8-10]。

三、子宫下段

1. 黏连

黏连子宫下段被覆盖,大网膜覆盖子宫底,膀胱黏连附着于子宫上段,这就造成子宫下段切口困难。清晰的组织分层对于安全手术很重要。在某些情况下,既往有低位横切口剖宫产史者,可以发现在子宫和腹壁间存在大片黏连。这种黏连需要锐性分离,这样有时就会损伤膀胱。

2. 子宫下段的肿瘤

子宫下段肌壁间的肿瘤(如纤维瘤、宫颈癌)随着血管增生,也增加了手术难度。选择在肿瘤上方做切口可以更好地进入宫腔,也为分娩后行子宫肌瘤剥除提供了机会。对于妊娠合并宫颈癌的孕产妇,在行子宫下段剖宫产时需要轻柔操作,以避免肿瘤扩散,防止损伤肿瘤而造成大出血。对于无再生育要求的孕产妇,经宫底剖宫产可能是最合适的。

3. 扭转

通常子宫存在右旋现象,过度的旋转(见图34.3)使子宫及其血管一起向前扭转。如果做切口时不能纠正扭转,可能在无意中损伤子宫血管。虽然这很罕见,但以正确的方向纠正扭转非常重要。

4. 位于子宫前壁的前置胎盘

在手术过程中,位于子宫下段前壁的前置胎盘(见图34.4)是一个很大的难题。应避免做经胎盘切口,因为这会导致胎儿失血。胎儿胎盘内有450mL血液,因此50mL

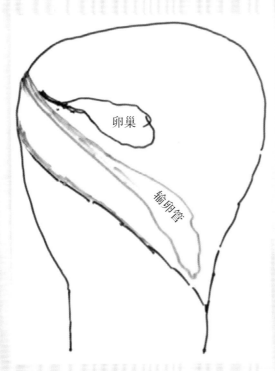

图34.3 扭转

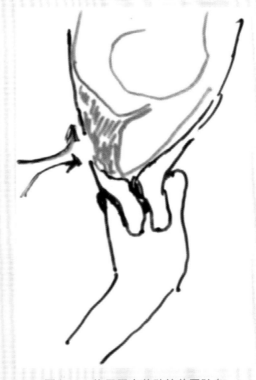

图34.4 位于子宫前壁的前置胎盘

的少量失血就有可能显著影响胎儿健康。处理前置胎盘的目标是通过分离最少的胎盘组织,尽快到达羊膜囊。胎盘剥离会阻断胎儿的氧供,因此应尽可能沿着胎盘边缘到达羊膜囊。术前超声胎盘定位对于切口位置的选择至关重要。一般来说,如果胎盘覆盖宫颈内口,那么就选择子宫下段切口,这样羊膜囊破口应偏上(朝向子宫上段)。如果胎盘在子宫下段,但不到宫颈内口,那么做切口后,羊膜囊破口选择可朝向宫颈方向。子宫下段菲薄且蜕膜化后容易撕裂,需轻柔操作。

5. 横位

横位(见图34.5)先露缺乏时,会有子宫下段狭窄。切口选择在狭窄的子宫下段,不利于胎儿娩出。在切口一侧向上延伸成"J"字形,或从切口两侧向上延伸成"U"字形,使切口足够大,这样有利于胎儿娩出。但横切口中间纵向延伸(倒"T"字形)的做法是错误的,这样会造成瘢痕薄弱,应尽量避免。

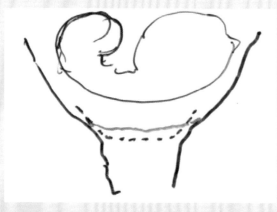

图34.5 横产式

6. 脊髓灰质炎和骨盆创伤

脊髓灰质炎和意外骨盆创伤会破坏正常的骨盆结构,使得难以分娩胎儿。因此,要根据骨盆的变化选择合适的切口,使胎儿顺利娩出。

四、胎头低位分娩

1. ERR顺序

Andrew[11]指出,ERR顺序(见图34.6)对于胎头已入盆的安全娩出是有用的。虽然这看起来很复杂,但值得学习。

(1)抬起(Elevate):手指并拢顺着头顶弧形插入,通过手和上肢将胎头牵拉出骨盆。

(2)旋转(Rotate):将胎头握于拇指和其他四指之间,旋转胎头使枕骨面向切口。

（3）复位（Reduce）：下推子宫切口下缘，直至暴露胎头。

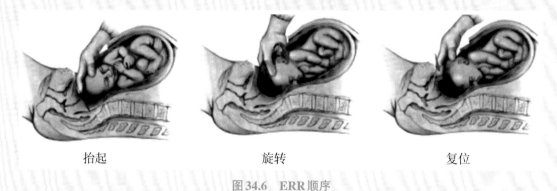

| 抬起 | 旋转 | 复位 |

图34.6 ERR顺序

2. 试产时间过长

长时间临产、阴道试产失败都会使胎头位置低，特别是发生深入横向嵌顿。在这种情况下，当剖宫产胎儿娩出时，术者难以将手指插到胎头下方以解除压迫并向上牵拉娩出。强制将手指和手掌插入胎头下方，可能使切口侧向撕裂或垂直撕裂而损伤膀胱。

3. 从阴道向上推胎头

这需要有助手在阴道口协助。Whitmore体位可增加入口径线长度，使入盆挤压的胎头容易分娩。如图34.7所示，Whitmore体位是一个改良的膀胱截石位，大腿适度外展，使髋臼受压，与躯干成接近135°角度，打开骨盆入口。大腿适度外展压迫两侧髋臼，使骨盆腔打开，从而能从下往上推低位胎头（见图34.8），以便娩出胎儿。阴道内的手将胎头向上推出骨盆，从而可以从腹部娩出胎头。

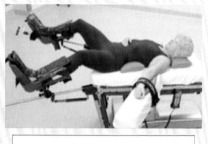
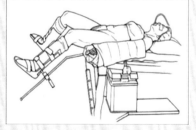

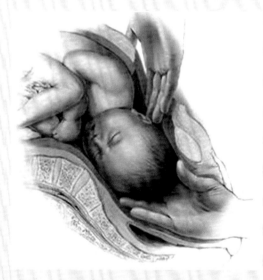

图34.7 Whitmore体位　　　　　　　　　　图34.8 从下往上推胎头

4. 静脉注射硝酸甘油

推注硝酸甘油可以有效地使子宫出现暂时性松弛。在子宫平滑肌稍松弛后,就可以成功地将手指插入胎头下方使其顺利娩出。推注硝酸甘油(0.25~0.50mg)可使子宫松弛的时间约达20s,足够将手指插入胎头下方。此时,麻醉医师需要控制短暂又急剧变化的血压。硝酸甘油会减少子宫血液供应,但推注的剂量只有短暂的药效,不会引起胎儿缺氧。剖宫产术中,静脉推注硝酸甘油不会给孕32周内或者体重在500~1500g的新生儿带来不利影响,也不会使术中产妇失血量>1000mL的发生率升高。虽然硝酸甘油给药和断脐之间的时间间隔不同,但是这对于Apgar评分或者脐动脉血pH值的具体情况无临床意义[13,14]。

5. 从上牵拉

Patwardhan等描述了(见图34.9)两种不同情况下从上牵拉的方法[15]。

(1)胎背朝前:若胎背朝前且胎头低位入盆,则术者需要使胎儿的一只手和肩先娩出切口,再娩出另一只手和肩;然后,对胎儿腹部进行牵拉,这样能更快地娩出胎儿;随后娩出腰、臀和腿;最后牵拉娩出胎头。

(2)胎背朝后(反向臀位分娩或足牵引法):若胎背朝后且胎头低位入盆,胎足在前,则手伸向胎儿腹部牵拉胎足,然后是臀部,最后是胎头。

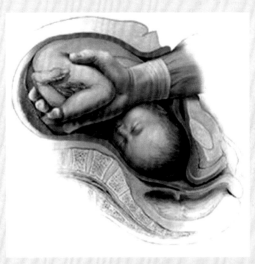

图34.9　从上牵拉

6. 胎背在侧

术者的手伸到另一边抓住胎足向下牵拉娩出,随后娩出胎臀、躯干和胎头。

7. 拉和推

已经有一些研究证明了,若从阴道里上推胎儿,其对胎儿的损伤大于对生殖道的损伤[16-20];但若从上方牵拉胎足(反向臀位分娩),则对母婴双方都更安全。

五、小的Simpson产钳

(一)小的Simpson产钳

1. Vectis产钳

Vectis产钳(见图34.10)用器械助勉胎头已被应用多年。器械的薄金属叶片比手指要节省空间。勺形器械,也被称为产钳,有很大的助勉作用。产钳经过胎头和子宫下段之间,直到手柄达到耻骨联合处;进一步滑行,使产钳支点作用在耻骨处,向上向前抬升胎头;同时受宫底的压力,促使胎头娩出。为了方便插入,带着铰链关节的装置也是必要的。产钳的叶片可以避免组织嵌入。Murless胎头牵引器(见图34.11)也是产钳的一个创新设计[21]。Simpson产钳没有其他特殊装置,叶片短小而直,但也能发挥有效作用。

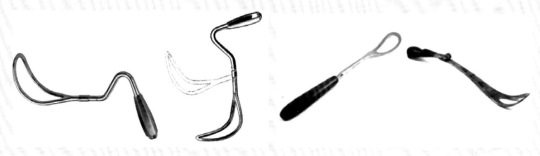

图34.10　Vectis产钳　　　　　　　　　　图34.11　Murless胎头牵引器

2. 胎头松解装置

为了从阴道松解高度挤压的胎头,英国有人发明了一种新的装置——胎头松解装置或"胎儿解压系统"(见图34.12)。该装置被应用于阴道,将未充气的装置对折后放置于骨盆,之后向其中注射100mL生理盐水(范围为60～120mL)使之膨胀。研究表明,用这个装置可以将胎头提升3cm[22]。

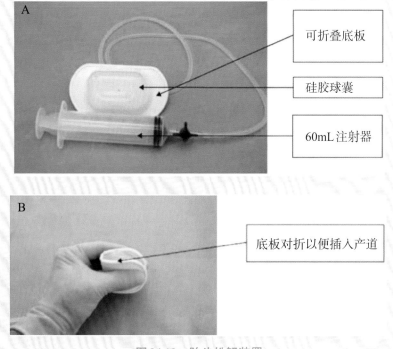

图34.12　胎头松解装置

一个简单但有创意的装置——Snorkel(见图34.13)可用于松解低位胎头。这个装置带有一个多孔的平板,可以连接一根用于注入空气的管子。利用这个平板沿着产道后壁插入阴道,将其放置在胎头和生殖道之间。当将空气注入管腔时,可在胎头下方形成一个空气包,这样就可以在剖宫产时帮助手指轻松插入胎头下方[23]。

处理低位胎头或第二产程时的剖宫产都是相当困难的。英国对住院医师的调查发现,大多数住院医师对这种情况的处理是不自信的。RCOG报告建议,当宫口开全行剖宫产时,需要有经验的医师在场。换而言之,对住院医师需要适当进行关于入盆低位胎头分娩的培训。这意味着在住院医师培训项目中需要加强对这项技能的训练[24]。

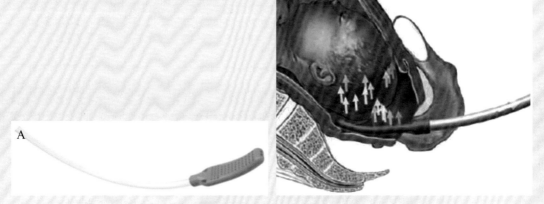

图34.13　Snorkel

3. 胎头高浮

胎头高浮可发生在择期的临产前剖宫产,如胎头过大、早产儿、羊水过多、前置胎盘等。

为了顺利娩出胎头,第一选择是诱导子宫收缩,促使胎头下降并娩出。术者应该打开羊膜囊使羊水流出。宫腔内体积的缩小可促使子宫收缩。同时应用缩宫素可加强宫缩。产前注入稀释的缩宫素也能起到同样的作用,但需要注意避免子宫过度刺激导致胎儿损伤。术中,术者戴手套的手很难抓住或牵拉胎头,需要准备真空吸引器或产钳,或采用臀位反向分娩中的双足牵拉。足位牵拉时,术者动作应迅速,避免羊水过多流失,以便于胎儿在分娩过程中翻转。

4. 产钳和真空吸引器

胎头高浮分娩时,可能用到产钳和真空吸引器。

(1) Simpson产钳(见图34.14):短柄Simpson产钳没有骨盆曲线,是助娩胎头的最合适装置。通常,胎头是横位的,产钳或朝后或朝前。产钳朝前有时是困难的。

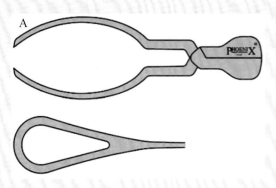
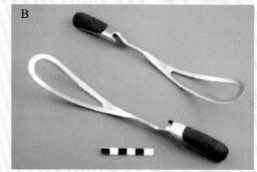

图34.14 产钳

（2）Barton产钳（见图34.15）：是剖宫产分娩时的一种有效工具。该器械用于剖宫产中高浮枕横位胎头分娩，其有效且符合人体力学[25]。Barton产钳有一个铰链向前的叶片，这是较好用的一种工具。Barton产钳柄的角度也比Simpson产钳的直柄更方便。插入叶片后，术者通过旋转胎儿脸部向前（枕部向后）以缩短横向径线，然后朝向产妇胸部弧形旋转牵拉胎儿。有些产科医师先将胎儿脸旋转至前方，将一根手指插入胎儿嘴巴以固定，然后利用胎儿两边的产钳叶片的作用直接牵引出胎儿。对于胎头枕横位，直接牵拉娩出也是可用的，因为剖宫产胎头常规也是枕横位娩出。

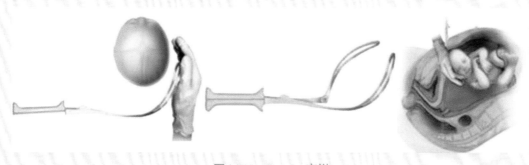

图34.15 Barton产钳

（3）真空吸引器（见图34.16和图34.17）：胎头吸引器可以帮助高浮胎头娩出。对该器械的正确运用至关重要，否则它可能损伤胎儿而不是助娩胎儿。正确应用的关键可能是在俯屈点上，这个点在枕额径上跨过矢状缝，可使胎儿颈部俯屈。这样一来，胎儿娩出时需要的牵引力更少了。吸杯放置不当是引起各种并发症的原因。大多数用于阴道的真空杯，设计出来的牵拉方向是垂直于吸引杯的。当真空吸引器用于剖宫产时，若牵拉方向与胎头呈相切关系，则无效；若吸引杯滑过头皮或与牵拉方向形成角度，则会脱落。为了实现方向正确的有效牵拉，用于剖宫产的特殊真空杯被设计出来。

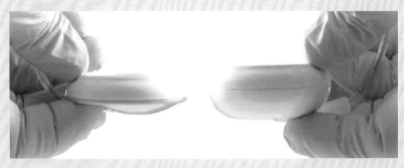

图34.16　阴道式与剖宫产式真空吸引杯的比较

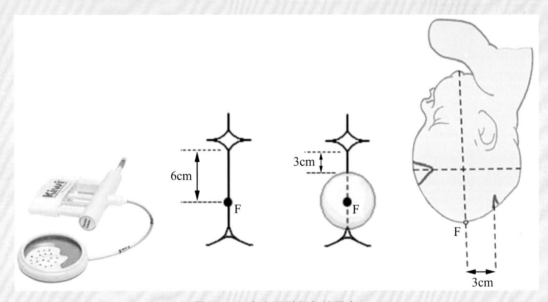

图34.17　真空吸引杯与俯屈点

　　Kiwi Omni C就是这样的一种特殊真空杯。操作的手指能有明显的感觉。当真空杯放在胎儿头皮时，羊水流出过程时间很长，这将会很考验术者的耐心[26]。Kiwi Omni C杯(见图34.18)是一种坚固的"后置杯"，可用于剖宫产孕产妇。

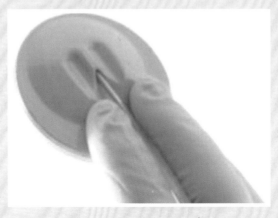

图34.18　Kiwi Omni C杯

六、先露异常

横位(1/300)：胎儿脊柱有个向上的弯曲(背朝上)，胎儿四肢等小部位就会位于宫颈；或胎儿脊柱向下弯曲(背朝下)，胎儿肩部位于宫颈。背朝上的分娩较容易，因为胎儿双足位于宫颈附近，直接牵拉一只脚娩出胎儿较容易。背朝下的分娩较困难。如果手术医师已确定胎产式，那么他应该在给子宫作切口之前向宫底部上推胎头。如果有助手向上推胎头，臀部更靠近宫颈，则便于握住胎足或在腹股沟处伸入手指。有时，足位娩出(反向臀位分娩)是最好的选择。有时，如果子宫下段太狭窄，可选择在子宫下段行直切口。

臀先露是剖宫产中最容易分娩的一种，甚至比头先露还简单。术者可以从臀部牵拉胎足，从而使胎儿娩出。若双胎胎头交锁合并臀先露，且一足在阴道内，就需要格外当心，避免造成胎儿损伤或产妇撕裂伤。

1. 子宫畸形通常没有可见的表象。因此，需要非常细致的检查以明确胎产式，以及胎背、胎足的位置，这对处理分娩至关重要。经验认为，顺着胎足娩出胎儿是对胎儿和子宫损伤最小的方式。

2. 双胎或多胎妊娠时，仔细检查第一胎儿的胎产式和胎方位，有助于判断是否会与第二胎儿发生交锁。"第一个臀位、第二个头位"的双胎更容易发生交锁，对此需要进行预判[27]。一般来说，在分娩第二个胎儿时，羊膜囊破裂迅速，可以牵拉胎足娩出胎儿。因为分娩第一个胎儿已消耗了较多时间，第一个胎儿娩出后子宫收缩，从而减少了胎盘灌注，任何拖延都可能造成胎儿缺氧损伤，不利于第二个胎儿，因此要迅速娩出第二个胎儿。第一个胎儿娩出后，立即注入缩宫素以帮助快速分娩并可以减少产后出血。

七、子宫下段过度牵拉

子宫下段过度牵拉的情况极为罕见，且会给剖宫产分娩胎儿造成困难。产程延长、破膜时间延长、子宫上段收缩和增厚，可导致子宫下段被过度牵拉。子宫厚度存在差别的情况被称为Bandl环(见图34.19)。子宫不均衡收缩导致Bandl环上方的胎儿部位在分娩时被卡住。如果强行通过Bandl环分娩，有可能导致子宫破裂。为了减少Bandl环发生，可给予子宫松弛剂(如硝酸甘油)；或为了安全分娩，可以切开子宫前壁的Bandl环。因此，延长子宫下段纵切口或直接切开Bandl环是剖宫产过程中最合适的方法。

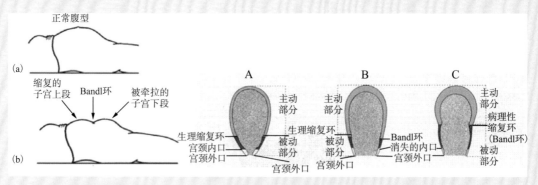

图 34.19　Bandl环

八、总　结

由于剖宫产率在逐渐增加,剖宫产分娩胎儿也不断考验手术者的能力。约10%的手术者在剖宫产分娩胎儿时遇到困难。初次分娩剖宫产率的增加会导致再次剖宫产率增加。再次剖宫产与早产、择期或临产后剖宫产使得胎儿娩出的困难也随之增加。

1. 对于腹壁切口的选择,应事先与孕产妇沟通好。

2. 难以暴露子宫下段不是最困难的情况,因此高位剖宫产是一个有效的选择。尤其,如果子宫下段剖宫产会造成严重损伤,那么需要考虑高位剖宫产。

3. 应用催产素促进子宫收缩,帮助羊水流出,从而使高浮胎头下降。牵拉胎足或让胎足先分娩,胎头吸引器或产钳均会有所帮助。

4. 对于胎头低位入盆,半膀胱截石位、反向臀位分娩、静脉应用硝酸甘油、胎头松解装置的使用都是比较安全的分娩方法。

5. 对于肥胖孕产妇,脂膜上横切口,有时候脐上切口有助于分娩。也可以考虑经宫底分娩胎儿。

6. 对于位于子宫前壁的前置胎盘,需要仔细定位胎盘边缘,以利于术中选择胎膜切口,这样可以最大限度地避免切开胎盘或剥离胎盘。

7. 对住院医师的培养重点是训练临产后剖宫产术,以增加他们术中的自信和能力。

参考文献

[1] WHO Statement on Caesarean Section Rates WHO/RHR/15.02(www.who.int)& Ghosh S, James K. Levels and trends in caesarean births: cause for concern? Economics and Political Weekly, 2010, 45(5).

[2] Barber EL, Lundsberg L, Belanger K, et al. Contributing indications to the rising ce-

sarean delivery rate. Obstet Gynecol, 2011, 118（1）: 29-38.

［3］ WHO Media Centre Obesity and Overweight Fact sheet No. 311, Jan 2015. http://www.who.int/mediacentre/factsheets/fs311/en/.

［4］ Obesity in Pregnancy, Committee Opinion, No. 549, American College of Obstetrics and Gynecology. Obstet Gynecol, 2013, 121: 213-217.

［5］ Perlow JH, Morgan MA. Massive maternal obesity and perioperative cesarean morbidity. Am J Obstet Gynecol, 1994, 170（2）: 560-565.

［6］ Machado LS. Cesarean section in morbidly obese parturients: practical implications and complications. N Am J Med Sci, 2012, 4（1）: 13-18.

［7］ Alanis MC, Villers MS, Law TL, et al. Complications of cesarean delivery in the massively obese parturient. Am J Obstet Gynecol, 2010, 203: 271.

［8］ Kingdom JC, Baud D, Grabowska K, et al. Delivery by caesarean section in super-obese women: beyond pfannenstiel. J Obstet Gynaecol Can, 2012, 34（5）: 472-474.

［9］ Tixier H, Thouvenot S, Coulange L, et al. Cesarean section in morbidly obese women: supra or subumbilical transverse incision? Acta Obstet Gynecol Scand, 2009, 88（9）: 1049-1052.

［10］ Wall PD, Deucy EE, Glantz JC, et al. Vertical skin incisions and wound complications in the obese parturient. Obstet Gynecol, 2003, 102（5 Pt 1）: 952-956.

［11］ Chao A. Safe delivery of the fetal head during cesarean section. OBG Manag, 2003, 15（1）: 16-28.

［12］ Landesman R, Graber EA. Abdominovaginal delivery: modification of the cesarean section operation to facilitate delivery of the impacted head. Am J Obstet Gynecol, 1984, 148（6）: 707-710.

［13］ David M, Nierhaus M, Schauss B, et al. Preventive intravenous nitroglycerin administration in cesarean section to facilitate fetal extraction of infants between 500 and 1500g－are there negative effects on the newborn infant? Z Geburtshilfe Neonatol, 2001, 205（4）: 137-142.

［14］ Mohamad O, Abd-Manaf M, Soliman M, et al. The correlation between the duration of fetal extraction during elective cesarean section and low apgar score. Med J Cairo Univ, 2012, 80（1）: 175-180.

［15］ Patwardhan BD, Motashaw ND. Cesarean section. J Obstet Gynecol India, 1957, 8: 1-15.

［16］ Saleh HS, Kassem GA, Mohamed MES, et al. Pull breech out versus push impacted head up in emergency cesarean section: a comparative study. Open J Obstet Gynecol, 2014, 4: 260-265.

［17］ Chopra S, Bagga R, Keepanasseril A, et al. Disengagement of the deeply engaged fetal head during cesarean section in advanced labor: 34 difficulty in the delivery of a baby during LSCS 368 conventional method versus reverse breech extraction. Acta Obstet Gynecol Scand, 2009, 88(10): 1163-1166.

［18］ Bastani P, Pourabolghasem S, Abbasalizadeh F, et al. Comparison of neonatal and maternal outcomes associated with head-pushing and head-pulling methods for impacted fetal head extraction during cesarean delivery. Int J Gynaecol Obstet, 2012, 118(1): 1-3.

［19］ Levy R, Chernomoretz T, Appelman Z, et al. Head pushing versus reverse breech extraction in cases of impacted fetal head during Cesarean section. Eur J Obstet Gynecol Reprod Biol, 2005, 121(1): 24-26.

［20］ Frass KA, Al Eryani A, Al-Harazi AH. Reverse breech extraction versus head pushing in cesarean section for obstructed labor. Saudi Med J, 2011, 32(12): 1261-1266.

［21］ Murless BC. Lower-segment caesarean section: a new head extractor. BMJ, 1948, 1 (4564): 1234-1235.

［22］ Singh M, Varma R. Reducing complications associated with a deeply engaged head at caesarean section: a simple instrument. Obstet Gynaecol, 2008, 10: 38-41. Head disengaging device.

［23］ Shahzarul F, Aqmar S, Nor-Azlin MI, et al. Disengagement of impacted fetal head during caesarean section in advanced labour using C-snorkel device versus the conventional method: a randomised control trial. J Surg Acad, 2014, 4(1): 80.

［24］ Sethuram R, Jamjute P. Kevelighan delivery of the deeply engaged head: a lacuna in training. J Obstet Gynaecol, 2010, 30(6): 545-549.

［25］ Larsen JW Jr, Brunner M, Obican SG. Barton's forceps: an effective aid in cesarean deliveries. Contemp Obstet Gynecol, 2011, 56(9): 40-42.

［26］ McQuivey RW, LaPorte V, Vacca A. Vacuum-assisted delivery of the fetal head at cesarean section. 1st Beijing international conference on Obstetrics and Gynecology, Beijing, 7－10 Oct 2005.

［27］ Hogle KL, Hutton EK, McBrien KA, et al. Cesarean delivery for twins: a systematic review and meta-analysis. Am J Obstet Gynecol, 2003, 188(1): 220-227.

缩略词表
（以英文缩写字母顺序排序）

英文缩写	英文全称	中文全称
AAAAI	American Academy of Allergy Asthma & Immunology	美国过敏性哮喘与免疫学学会
ABG	Arterial blood gas	动脉血气
ACLS	Advanced cardiac life support	高级心脏生命支持
AED	Automated external defibrillator	自动体外除颤
AFE	Amniotic fluid embolism	羊水栓塞
AFLP	Acute fatty liver of pregnancy	妊娠期急性脂肪肝
ALS	Advanced life support	高级生命支持
ANP	Atrial natriuretic peptide	心房钠尿肽
APS	Antiphospholipid syndrome	抗磷脂综合征
APH	Antepartum hemorrhage	产前出血
ARDS	Acute respiratory distress syndrome	急性呼吸窘迫综合征
ARF	Acute renal failure	急性肾功能衰竭
ARM	Artificial rupture of fetal membrane	人工破膜
AST	Glutamic oxaloacetic transaminase	谷草转氨酶
ATP	Autoimmune thrombocytopenic purpura	自身免疫性血小板减少性紫癜
BCLS	Basic cardiac life support	基础心脏生命支持
BLS	Basic life support	基础生命支持
BP	Blood pressure	血压
BUN	Blood urea nitrogen	血浆尿素氮
CCF	Congestive cardiac failure	充血性心力衰竭
CI	Cardiac index	心脏指数
CIPP	Critically ill pregnant patient	危重孕产妇
CKD	Chronic kidney disease	慢性肾脏疾病
COP	Colloid osmotic pressure	胶体渗透压
COPD	Chronic obstructive pulmonary disease	慢性阻塞性肺疾病
CPAP	Continuous positive airway pressure	持续气道正压通气
CS	Cardiogenic shock	心源性休克
CSSD	Center sterilization supply department	中心灭菌供应部

英文缩写	英文全称	中文全称
CTPA	Helical CT pulmonary angiogram	螺旋CT肺动脉造影
CVA	Cerebral vascular accident	脑血管意外
CVP	Central venous pressure	中心静脉压
DIC	Disseminated intravascular coagulating	弥散性血管内凝血
DLCO	Carbon monoxide diffusing capacity	一氧化碳弥散量
DVT	Deep venous thrombosis	深静脉血栓
ECG	Electrocardiograph	心电图
EmOC	Emergency obsteric care	产科急诊
ELISA	Enzyme-linked immunosorbent assay	酶联免疫吸附测定
EN	Enteral nutrition	肠内营养
ETCO$_2$	End Tidal CO$_2$	呼吸末二氧化碳浓度
EWS	Early warning system	早期预警系统
FDA	Food and Drug Administration	美国食品药品监督管理局
FDPs	Fibrinogen degradation products	纤维蛋白原降解产物
FEV$_1$	Forced expiratory volume in 1s	第一秒用力呼气量
FFP	Fresh frozen plasma	新鲜冰冻血浆
FGR	Fetal growth restriction	胎儿生长受限
FHR	Fetal heart rate	胎心率
FIGO	International Federation of Gynaecology and Obstetrics	国际妇产科联盟
FVC	Forced vital capacity	用力肺活量
GEDV	Global end-diastolic volume	全心舒张末期容积
GT	Gestational thrombocytopenia	妊娠期血小板减少症
GTG	Cardiotocography	胎心监护
HAI	Healthcare-assiciated infaction	医院感染
HCG	Human chorionic gonadotropin	人绒毛膜促性腺激素
HCT	Haematocrit	血细胞比容
HDU	High dependency unit	产科高依赖病房
HELLP	Hemolysis, elevated liver enzymes, low pratelet count	溶血、肝酶升高和血小板减少
HEPA	High efficiency air filter	高效空气滤过器
HGB	Hemoglobin	血红蛋白
HIV	Human immunodeficiency virus	人类免疫缺陷病毒

续表

英文缩写	英文全称	中文全称
HR	Heart rate	心率
HUS	Haemolytic uraemic syndrome	溶血性尿毒症综合征
HVAC	Heating ventilation and air-conditioning	加热、通风和空调
IABP	Intra-aortic balloon pump	主动脉球囊反搏术
IBD	Inflammatory bowel disease	炎症性肠病
IBP	Invasive blood pressure	有创血压
IBW	Ideal body weight	理想体重
ICD	International Classfication of Diseases	国际疾病分类
ICH	Intracranial hemorrhage	颅内出血
ICU	Intensive care unit	重症监护病房
ISCCM	Indian Society of Critical Care Medicine	印度关键护理医学学会
ITP	Immune thrombocytopenic purpura	免疫性血小板减少性紫癜
IUGR	Intrauterine growth retardation	胎儿宫内生长受限
IVC	Inferior vena cava	下腔静脉
JVP	Jugular venous pressure	颈内静脉压
LAMA	Leave against medical advice	非医嘱离院
LDH	Lactic dehydrogenase	乳酸脱氢酶
LR	Labour room	产房
LVEDV	Left ventricular end-diastolic volume	左心室舒张末期容积
MAP	Mean arterial pressure	平均动脉压
MCHC	Mean corpuscular hemoglobin concentration	平均红细胞血红蛋白浓度
MEOWS	Modified early obstetric warning score	早期产科预警评分
MICU	Medical intensive care unit	内科重症监护室
MLT	Minimal leak test	最小漏气技术
MMR	Maternal mortality rate	孕产妇死亡率
MRI	Magnetic resonance imaging	磁共振成像
MRSA	Methicillin-resistant Staphylococcus aureus	耐甲氧西林金黄色葡萄球菌
MODS	Multiple organ dysfunction score	多器官功能障碍
MOF	Multiple organ failure	多器官功能衰竭
NASG	Non-pneumatic antishock garment	非充气的抗休克服装
NIBP	Non-invasive blood pressure	无创血压
NICU	Neonatal intensive care unit	新生儿重症监护室
NSAIDS	Non-steroidal anti-inflammatory drug	非甾体抗炎药

英文缩写	英文全称	中文全称
NST	Nonstress testing	无负荷试验
OHSS	Ovarian hyperstimulation syndrome	妊娠期合并卵巢过度刺激综合征
OR	Odds ratio	比值比
PaO_2	Arterial partial pressure of oxygen	动脉血氧分压
PAC	Pulmonary artery catheter	肺动脉导管
PAF	Platelet-activating factor	血小板活化因子
PAH	Pulmonary arterial hypertension	肺动脉高压
PAI-1	Plasminogen activator inhibitor-1	纤溶酶原激活抑制因子-1
PAIP	Pulmonary artery incarceration pressure	肺动脉嵌顿压力
PAWP	Pulmonary artery wedge pressure	肺动脉嵌顿压
PAOP	Pulmonary artery occlusion pressure	肺动脉嵌顿压力
PC	Platelet concentrate	浓缩血小板
PCWP	Pulmonary capillary wedge pressure	肺毛细血管楔压
PE	Pulmonary embolism	肺栓塞
PEEP	Positive end-expiratory pressure	呼气末正压
PET	Positron emission tomography	正电子发射断层扫描
$P_{ET}CO_2$	End-tidal carbon dioxide partial pressure	呼气末二氧化碳分压
PGF	Placental growth factor	胎盘生长因子
PIH	Pregnancy-induced hypertension	妊娠期高血压
PIP	Peak airway pressure	气道峰值压
PLT	Platelets	血小板
PPCM	Peripartum cardiomyopathy	围生期心肌病
PPH	Postpartum hemorrhage	产后出血
PPV	Pulse pressure change	脉搏压力变化
PRES	Posterior reversible encephalopathy syndrome	后部可逆性脑病综合征
PT	Prothrombin time	凝血酶原时间
PTT	Partial thromboplastin time	部分凝血活酶时间
RBC	Red blood cell	红细胞
RCOG	Royal College of Gynaecologists	皇家妇产科医师学会
RDP	Random-donor platelet	随机供体血小板
REE	Resting energy expenditure	静息能量消耗
ROSC	Return of spontaneous circulation	自主循环

英文缩写	英文全称	中文全称
RR	Respiratory rate	呼吸频率
RRT	Renal replacement therapy	肾脏替代治疗
RSBI	Rapid shallow breathingindex	浅快呼吸指数
RVEDA	Right ventricular end-diastolic volume	右心室舒张末期容积
SAMM	Severe acute maternal morbidity	急危重症孕产妇疾病
SARS	Severe acute respiratory syndrome	严重急性呼吸综合征
SBOC	Sengstaken-Blakemore oesophageal catheter	三腔二囊管
ScvO$_2$	Central venous oxygen saturation	中心静脉血氧饱和度
SDAP	Single-donor apheresis platelets	单供体单采血小板
SIRS	Systemic inflammatory response syndrome	全身炎症反应综合征
SLE	Systemic lupus erythematosus	系统性红斑狼疮
SO$_2$	Oxygen saturation	氧饱和度
SOP	Standard operating procedure	标准操作流程
SpO$_2$	Saturation of pulse oximetry	脉搏血氧饱和度
SPV	Systolic pressure variation	收缩压变化
SSC	Surviving sepsis campaign	拯救脓毒症运动
SV	Stroke vulume	每搏输出量
SVC	Superior vena cava	上腔静脉
sVEGFR-1	Soluble Vascular endothelial growth factor receptor-1	可溶性血管内皮细胞生长因子受体-1
SVR	Systemic vascular resistance	全身血管阻力
SVV	Stroke volume variation	每搏变异度
TAS	Transabdominal sonography	经腹部超声
TEE	Total energy expenditure	总能量消耗
TI	Inspiratory time	吸气相时间
TPN	Total parenteral nutrition	全肠外营养
TRALI	Transfusion related acute lung injury	输血相关急性肺损伤
TTE	Transthoracic echocardiography	经胸超声心动图
TTP	Thrombotic thrombocytopenic purpura	血栓性血小板减少性紫癜
TVS	Transvaginal sonography	阴道超声
WAO	World Allergy Organization	世界过敏组织
WBC	White blood cell	白细胞
VAD	Ventricular assist device	心室辅助装置

续表

英文缩写	英文全称	中文全称
VBAC	Vaginal delivery after caesarean section	剖宫产术后阴道分娩
VEGF	Vascular endothelial growth factor	血管内皮细胞生长因子
VT	Tidal volume	潮气量

索　引
（按拼音字母排序）